100세 근력

한 그루의 나무가 모여 푸른 숲을 이루듯이
청림의 책들은 삶을 풍요롭게 합니다.

100세 라이프 시리즈

기적의 저속노화 근력운동 프로그램

100세 근력

이금호 지음

청림Life

프롤로그

"100세까지 건강하게 살 수 있을까?"
"꼭 100세여야만 할까?"
"얼마나 건강해야 하는 걸까?"

이 질문들은 오랫동안 제 안에서 맴돌았습니다. 저는 한국체육대학교 노인체육복지학과를 졸업하고, 헬스 트레이너로 그리고 정형외과 스포츠재활센터의 운동지도자로 일했습니다. 그리고 자기 계발 겸 취미로 보디빌딩과 마라톤을 즐겼습니다. 그 당시 운동은 제 삶 그 자체였고, 강도 높은 운동을 하는 매 순간이 흥미롭고 즐거웠습니다. 그런데 어느 순간, 제가 '입상을 목표로 하는 운동'을 하고 있다는 사실을 깨달았습니다. 그때부터 조금씩 운동이 재미가 없어지기 시작했습니다. '이렇게 흥미 없이 운동을 계속하면, 과연 평생 이어갈 수 있을까?'라는 걱정도 들었습니다.

마침 그 시점에 대형 스포츠센터로 이직하게 됐고, 오랫동안 운동해 온 회원님들을 만나게 되며 다시 한번 생각이 많아졌습니다. 그곳은 1980년대 서울 서초동에서 문을 연, 고액의 회비를 내야만 이용할 수 있는 회원제 시설이었습니다. 그곳에는 몇천 명의 회원들이 있었는데, 대다수의 회원들이 20년, 30년씩 한결같이 운동하는 분들이었습니다. 그중에서도 유독 눈에 띄는 60~70대 회원님들 몇 분이 계셨습니다. 그분들의 모습은 멋진 몸과 함께 무엇보다 '꾸준함'이 빛나는 분들이셨습니다. 거기에 운동에 대한 질문도 끝이 없었죠. 운동에 대한 탐구심과 삶에 대한 애정이 그 안에 담겨 있었습니다.

그런 분들과 함께 오랜 시간을 보내다 보니 저도 다시 자극을 받기 시작했습니다. 저는 그 당시 막 30대에 접어드는 나이였는데, '내가 과연 60대, 70대가 되어서도 저분들처럼 운동을 꾸준히 즐겁게 할 수 있을까? 건강하고 멋진 몸을 유지할 수 있을까?'라는 고민이 깊었습니다. 그래서 그 가능성을 진심으로 탐구하고 싶었습니다.

운동을 업으로 삼고 살아가는 저에게도 '나이 드는 것'에 대한 막연한 두려움이 있었습니다. 하지만 현장에서 수많은 어르신을 만나 뵙고, 그분들의 불안한 눈빛과 약해지는 몸을 마주할 때마다 저도 함께 진심을 다해 고민했습니다. '어떤 운동이 이분에게 진짜 도움이 되는 걸까?', '어떻게 해야 이분이 포기하지 않고 운동을 이어 가실 수 있을까?' 이런 본질적인 질문에 계속 답을 찾아가는 시간이었습니다. 이 책은 그 질문들에 대한 저의 오랜 고민의 여정이며, 현장에서 직접 부딪히며 배운 실전의 기록들입니다.

그 스포츠센터에서 88세의 어르신이 저에게 데드리프트를 배우러 오셨던 날이 잊히지 않습니다. 그분은 30년 넘게 운동을 꾸준히 해오셨다고 했습니다. 평소 헬스장에 오셔서 늘 걷고, 자전거를 타고, 익숙한 특정 기구들로 근력운동도 하셨다고 했습니다. 중간중간 물도 마시면서, 어떤 운동을 더 해볼지 고민했지만, 다시 이전의 운동을 반복하다가 귀가하시는 패턴이 이어지다 보니 결국 근력이 약해졌습니다. 근감소증으로 허리 통증이 심해져서 병원에 갔고, 의사 선생님께서 운동 처방을 내리셨다고 합니다. "이제는 데드리프트를 해야 합니다"라는 의사 선생님의 말에 드디어 '근력운동'에 입문하시며, 저를 만나게 된 것입니다. 오랜 운동 경력자조차 '일정한 운동 패턴'만으로는 '근력 저하'를 피하기가 힘들었던 것이죠.

저와 10년 가까이 운동을 하신 약사분이 계십니다. 그분은 어릴 때 소아마비를 앓아 걷는 것이 불편하셨으나, 꾸준한 운동으로 움직임이 좋아지셔서 2년 전쯤 가볍게 뛰는 것을 권해드렸습니다. 헬스장 트레드밀에서 처음 뛰기까지 적어도 50번은 말씀드린 것 같습니다. 트레드밀에서 뛰는 즐거움을 알게 되신 이후에는 아파트 지하 주차장에서 반년을 달리셨습니다. 저는 답답한 주차장보다는 탁 트인 한강 산책로에서 꼭 뛰어보라고 또 50번을 넘게 말씀드렸습니다. 그 뒤에 그 회원분은 어떻게 되었을까요? 한강을 한 번 달려본 이후, 이제 다시는 주차장을 뛰지 않으십니다. 그리고 지금은 스스로 마라톤도 도전하시고, 비가 올 때도 달리는 '우중런'을 하기도 합니다. 저와 함께 근력운동 수업을 하면서도 수업이 끝나면 한강에 가서 뛰고 싶은 생각이 든다고 합니다. 이처럼 꾸준히 운동하시는 분 중에도 어려워하시는 것 중 하나가 바로 '변화'하는 것입니다.

이 외에도 교통사고로 다리를 다치고 5~6차례의 수술을 받으신 분, 스키를 타다가 어깨를 다치신 분, 무릎을 다치신 분, 낙상으로 고관절을 다치신 분…. 제가 마주한 사례들은 수도 없이 많습니다. 수술로 인해 움직임이 적어지다 보니 몸은 더 약해지고, 근육은 줄어들고, 체중은 늘어나고, 신진대사는 떨어지고, 운동의 필요성을 느끼지만 쉽사리 근력운동을 시작하기 어려워합니다. 하지만 결국 운동을 해서 다시 건강을 되찾고, 이를 유지하기 위해 많은 분들이 꾸준히 운동을 하고 있습니다.

나이가 들수록 필요한 것은 '강한 몸'이 아니라, 일상을 건강하게 보내기 위한 '지속 가능한 힘'입니다. 한 번의 격렬한 운동보다는 스낵 운동, 틈새 운동으로 하루 5분씩이라도 움직임을 꾸준히 쌓아가는 것이 더 큰 변화를 만들어낼 수 있습니다. 이 책은 그 작고 꾸준한 노력이 쌓여, 운동이 재미있어지고, 일상에 자신감이 생기며 스스로 운동 동기부여를 하게 되는 과정을 담고 있습니다.

'100세 시대'라는 말이 처음 나왔을 때는 신기했습니다. 하지만 지금은 익숙한 단어이고, 당연한 말처럼 느껴지기도 합니다. 2023년 통계청 기준에 따르면, 한국인의 기대수명은 83.5세이지만, 건강수명은 72.5세에 그칩니다. 이 말은 평균적으로 11년은 질병이나 장애로 인해 건강하지 못한 삶을 산다는 의미입니다. 이 책은 그 11년을 줄이고, 건강하게 살아가는 시간을 늘리기 위한 작은 움직임에서 출발합니다.

'시니어'란 누구일까요? 행정적으로는 65세 이상으로 연금을 받거나, 장기요양보험의 대상자를 말합니다. 사회적으로는 은퇴 전후, 자녀를 독립시킨 세대를 말하기도 합니다. 하지만 건강의 관점에서 보면, 근력, 균형감각, 심폐지구력, 유연성 등의 기능이 저하되기 시작하는 시기나, 갱년기 등이 시니어로 전환되는 시점이라고 할 수 있습니다. 이처럼 50세 전후부터 누구나 '시니어 운동'의 대상이 될 수 있습니다.

저는 '시니어 운동'을 알리고 싶어서 2020년 봄부터 유튜브 채널 '헬로시니어Hello Senior, 헬시TV'를 운영하고 있습니다. 요즘은 '시니어', '시니어 모델'이라는 단어가 익숙해졌지만, 채널을 만들던 당시에는 '시니어'라는 명칭이 확립되기도 전이었습니다. 저는 유튜브를 통해 쉽지만 운동 효과가 확실한 동작들, 운동을 한 뒤 피곤한 것이 아니라 개운해지는 동작들을 소개했습니다. 모두가 건강해지고, 하루를 힘차고 긍정적으로 시작하실 수 있길 바라는 마음이었습니다.

2006년 한국체육대학교에서 노인체육복지학과가 신설되고, 많은 전공자가 배출되었지만, 아직 사회에서 시니어 운동의 가치는 여전히 저평가되고 있습니다. 저는 '이 중요한 부분을 왜 다들 소홀히 할까?' 답답한 마음이 들 때가 많습니다. 2023년 11월, 한국체육대학교 세미나에 참석해서 졸업

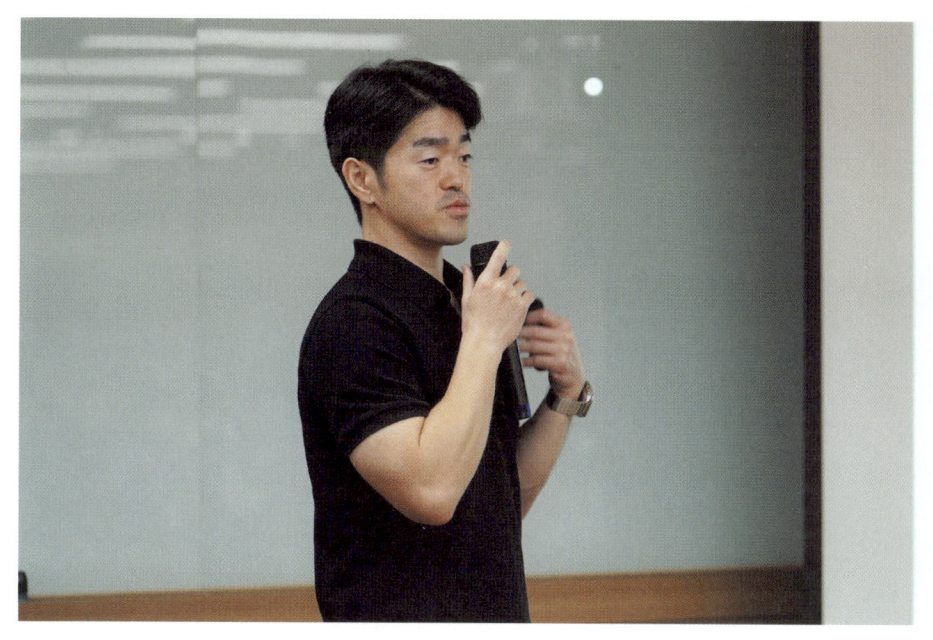
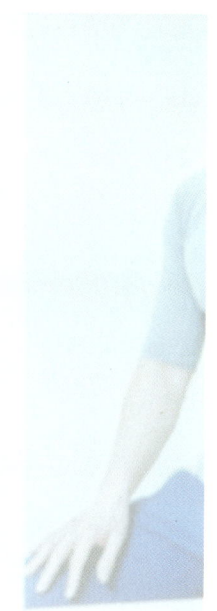

생 대표로 후배들에게 노인체육에 대한 강연을 하고 왔을 때도 같은 고민을 함께 나누고 왔습니다.

제가 노인체육복지학과를 졸업했을 때부터 20여 년이 지난 지금까지도 저는 '시니어 운동'의 중요성을 계속 알려야 한다고 믿고, 제 길을 걸어왔습니다. 그런데 그 길은 방송, 기업 강연, 그리고 책 집필까지 생각보다 많은 기회를 열어주었습니다. '시니어 운동 전문가'라는 수식어가 붙고, 저를 필요로 하는 많은 곳에서 다양한 연락을 받았습니다. 이 일을 꾸준히 하고, 열심히 공부하면 언젠가는 하나씩 이룰 수 있다고 생각했던 일들이 현실이 되어 참 기분이 좋습니다. 그리고 제가 차곡차곡 걸어온 발자국들이 노인체육을 전공하는 후배들과 시니어 운동을 고민하는 동료들에게도 길을 넓혀 가는 토대가 될 것으로 생각하니, 더 소중하게 느껴집니다.

차의과대학교 스포츠의학대학원에서 선수트레이닝 석사를 졸업했습니다. 대학원 입학 전, 면접을 볼 때 홍정기 교수님께 "시니어 올림픽을 만들고 싶습니다"라고 얘기했던 기억이 떠오릅니다. 선수트레이닝 전공을 선택한 이유 중 하나가 저의 버킷리스트 중 하나인 '시니어 올림픽 개최' 때문입니다. 단순한 순위 경쟁이 아니라, 시니어 분들의 도전 정신과 열정을 불러일으키며 희망의 메시지도 전달하는 따뜻한 이벤트… 그 꿈은 지금도 제 마음 한가운데에 있고, 언젠가는 현실로 이룰 수 있을 것이라고 확신합니다.

그리고 이 여정들 속에서도 '건강'은 언제나 예측할 수 없음을 절감합니다. 저는 매일 현장에서 건강을 강조하며, 바른 자세와 좋은 습관을 이야기합니다. 20년 넘게 운동하고, 공부하며, 건강을 잘 유지해 왔기 때문에 당당하게 이야기할 수 있었습니다. 하지만 출판 계약 후 얼마 지나지 않아, 인생 첫 부상을 경험했습니다. 집에 있는 소파를 분리하다가 왼쪽 팔 이두건이 파열되었습니다. 그 순간 '내가 왜 이렇게 불안정한 자세에서 이런 동작을 했을까?'라는 후회를 곱씹어 봤지만, 그전으로 돌아갈 수는 없었습니다. '건강을 잃었다'라는 생각에 지배당해 나약해지는 저 자신을 발견하기도 했습니다.

그 뒤로 수술과 재활의 긴 시간을 보내야 했습니다. 몇 달 뒤에는 오랜 시간 기다렸던 '2024 시카고 마라톤'의 출전도 예정되어 있어서 수술 직후부터 마라톤 준비도 병행해야 했습니다. 하지만 이 부상과 재활의 경험 덕분에, 운동이 단지 '기술'이 아니라 공감의 언어가 되어야 한다는 것을 더 깊이 깨닫게 되었습니다. 그동안 재활운동을 지도할 때는 이론과 실기로만 접근했다면 이제는 '후회, 좌절, 극복, 용기'의 과정을 진심으로 공감할 수 있게 되었습니다. 그리고 오히려 부상의 경험 덕분에 먼저 부상, 수술, 재활을 경험하신 '옥동핏'의 강창동 대표님, 김선옥 이사님과 인연이 닿게 되었습니다. 그리고 두 분의 운동을 지도해 드리며, 이 책의 집필에 대해 함께 회의하고 책에 담을 운동을 같이 선택하는 등 현실적인 도움을 많이 받게 되었습니다. 또 바쁘신 시간을 쪼개어 하루 12시간 이상, 이틀에 걸쳐 흔쾌히 이 책의 모델이 되어 주

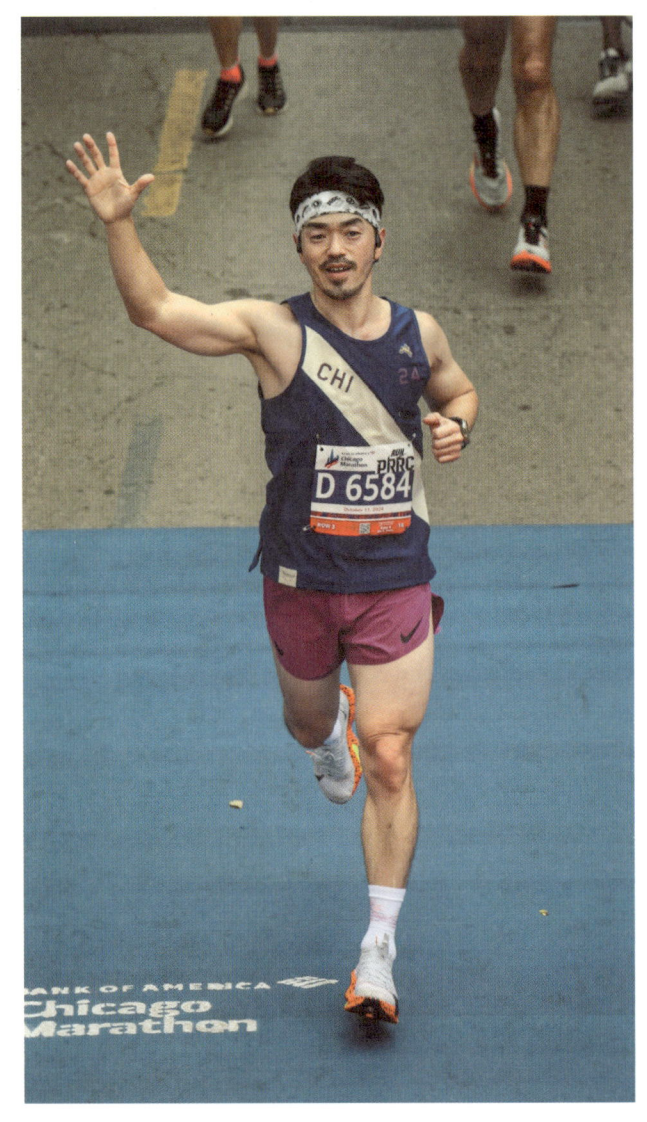

셨습니다. 두 분의 출연 덕분에 많은 시니어 분들께서 더 용기 내고, 도전하며 운동을 하실 수 있을 것이라 기대가 됩니다.

이 책을 쓰면서 70대이신 저희 어머니, 60대 중반의 장인, 장모님을 떠올리며 저희 가족이 할 수 있는, 쉬운 운동부터 차근히 담으려고 노력했습니다. 최대한 쉽게 풀어서 썼지만 글과 사진만으로는 설명에 한계가 있을 수 있어서 QR코드를 통해 동영상으로 바로 연결되도록 해두었습니다. 책을 통해 만나 뵙는 모든 분들에게 1:1로 설명해 드리는 느낌을 받으실 수 있도록 하고 싶었던 제 마음을 담았으니, 잘 활용하시기를 바랍니다.

이 책이 본인뿐 아니라 사랑하는 가족과 지인들에게도 건강을 선물해 줄 수 있는 책이 되기를 바랍니다. 그리고 저의 솔직한 고백들이, 제가 이 책을 왜 썼는지에 대한 설명이 되었기를 바라며, 독자분들로 하여금 '나도 이 길을 함께 걸어보고 싶다'라는 마음을 품게 되길 바랍니다. 또 이 책이 여러분의 일상에 '좋은 변화를 만드는 도구'가 되고, 다시 한번 내 몸을 믿고 가꾸고 싶어지는 따뜻하고, 활기찬 출발점이 되길 소망합니다. 독자분들도 운동하면서도 절대 다치지 마시고, 운동을 통해서 일상 생활도 잘 꾸려가며, 건강을 유지하시길 바라는 마음으로 글을 마무리합니다.

책을 쓰고 싶었던 제 꿈을 현실로 만들어주신 청림라이프 권민성 편집팀장님과 출판사 관계자 분들, 항상 영감을 주시고 적극적으로 도움을 주신 '옥동핏' 강창동 대표님, 김선옥 이사님, 함께 팀을 꾸려 영상과 사진 작업을 해주시고 앞으로 더 많은 재미있는 일들을 함께 하게 될 G.O.T60(갓육십)팀의 원철홍 감독님, 김종민 감독님, 헬스장 기구운동의 촬영을 흔쾌히 허락해 주신 렉스코 관계자 분들, 짐홀릭을 함께 꾸려가며 나의 모든 일들을 진심으로 응원하고 도와주는 희돈이, 그리고 가족들에게 깊은 감사를 전합니다. 마지막으로 제 인생에 가장 큰 동기부여가 되어 주는 소중한 아들 강빈, 나의 모든 일들을 항상 세심하게 챙겨주고, 나를 더 강하고 멋진 사람으로 만들어주는 현명한 아내이자, 최고의 업무 파트너인 희영에게 이 책을 바칩니다.

시니어 피트니스 전문가
이금호 드림

추천사

100세 근력, 함께 만든 이야기

옥동핏 @okdong_fit

누구나 나이가 듭니다. 하지만 누구나 멋지게 나이 드는 것은 아닙니다.

60세. 많은 사람이 은퇴를 이야기하고, 건강검진 결과에 더 민감해지고, 자연스러운 노화를 당연하게 받아들이는 나이입니다. 그런데 저희 부부는 그 나이에 바디프로필을 찍기로 결심했습니다. 이유는 단순했습니다. 인생 60세에 새로운 도전을 하고 싶었기 때문입니다. 저희는 닭가슴살 도시락을 싸고, 20대처럼 운동 루틴을 짜고, 거울 앞에서 스스로를 마주 보며 전보다 더 많이 웃기 시작했습니다. 그게 바로 '옥동핏'의 시작이었습니다. 이 책 《100세 근력》은 단순히 운동 방법을 담은 책이 아닙니다. 무엇보다 "지금 시작해도 늦지 않다"는 이야기입니다. 저희는 이 책의 모델이었지만, 단지 동작만 보여준 것이 아닙니다. 어떻게 움직이면 무리가 덜 가는지, 어떤 자세가 더 정확한지, 직접 몸으로 하나하나 시연했습니다. 그리고 무엇보다, "우리가 했으니, 당신도 할 수 있어요"라는 조용하지만 강한 메시지를 남기고자 하였습니다.

● **강창동의 이야기**

경희대학교 경영대학원 EMBA 학과장으로 있으면서 어느 날, 학생 인터뷰가 있었습니다. 인생의 버킷리스트에 관한 인터뷰 중 그 당시 젊은 친구들 사이에 유행이었던 '바디프로필'을 찍겠다고 했습니다. 그리고 혼자보다는 아내와 함께하면 좋겠다는 생각이 들어 제안했고, 아내는 흔쾌히 받아주었습니다. 60이라는 숫자를 앞에 두고 새로운 도전을 하고 싶었습니다. 목적이 있는 삶이 나 자신을 더 열정적으로 만든다는 생각에 바로 운동을 시작했습니다. 바디프로필 찍기를 목표로 시작하면서 쉽지는 않았지만, 하루하루 몸이 바뀌고 마음도 한결 가벼워졌습니다. 나를 대하는 태도가 바뀌자, 삶을 바라보는 시선도 달라졌습니다. 10개월 간의 준비 끝에 드디어 바디프로필을 촬영하고, 우리는 미국에 있는 아들딸을 만나러 갔습니다. 그곳에서 딸이 가족의 아침 운동 모습을 틱톡에 올렸고, 그 짧은 영상 하나가 놀라운 반응을 일으켰습니다. SNS를 통해 더 많은 사람

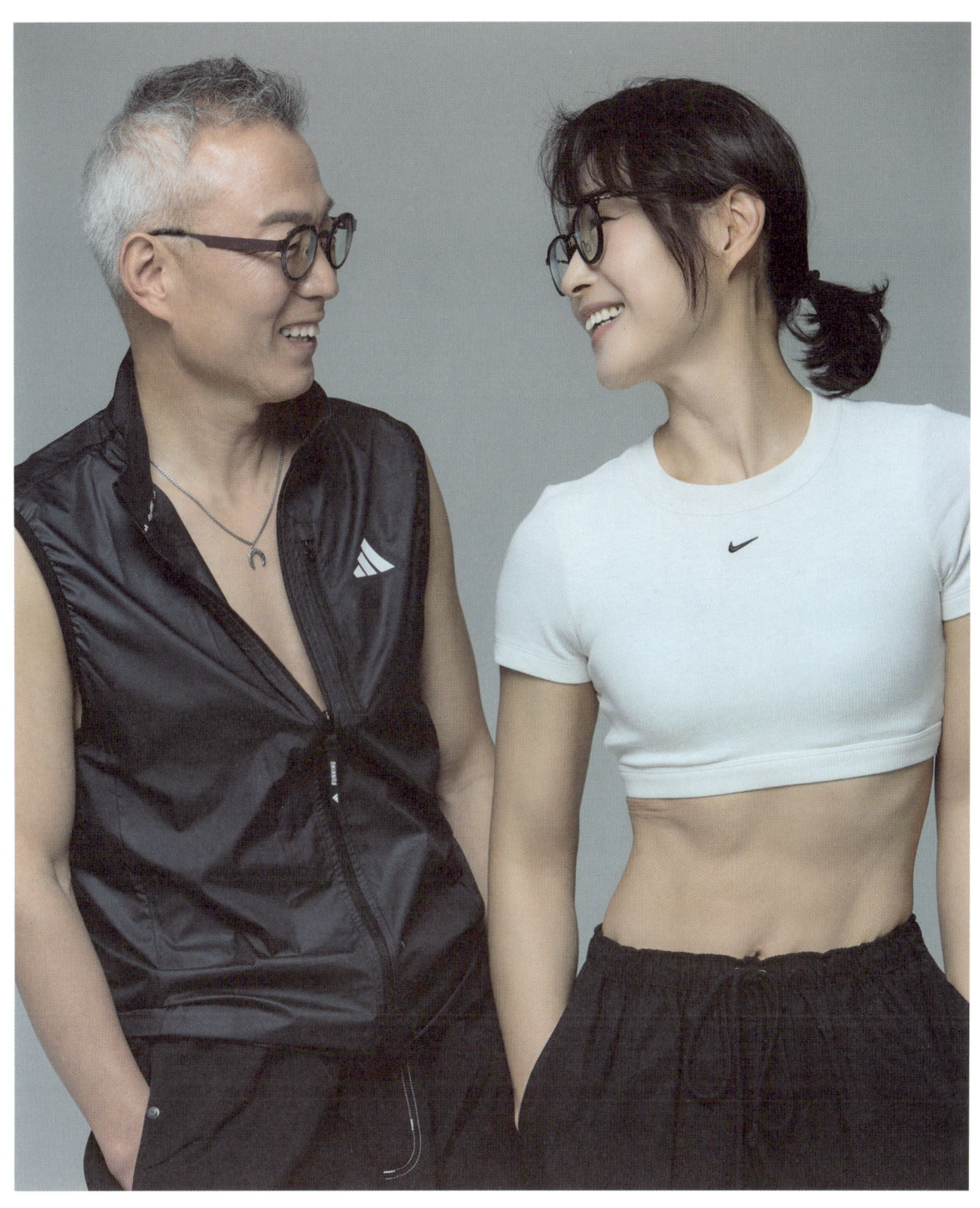

들과 소통하게 되었고, 팔로워도 빠르게 늘어났습니다.

처음엔 우리의 일상을 공유하는 게 불편했지만, 젊은 세대가 보내준 응원과 존경의 메시지를 통해 알게 되었습니다. 이 시작은 단지 우리 건강만을 위한 것이 아니라, 누군가에게 또 다른 도전

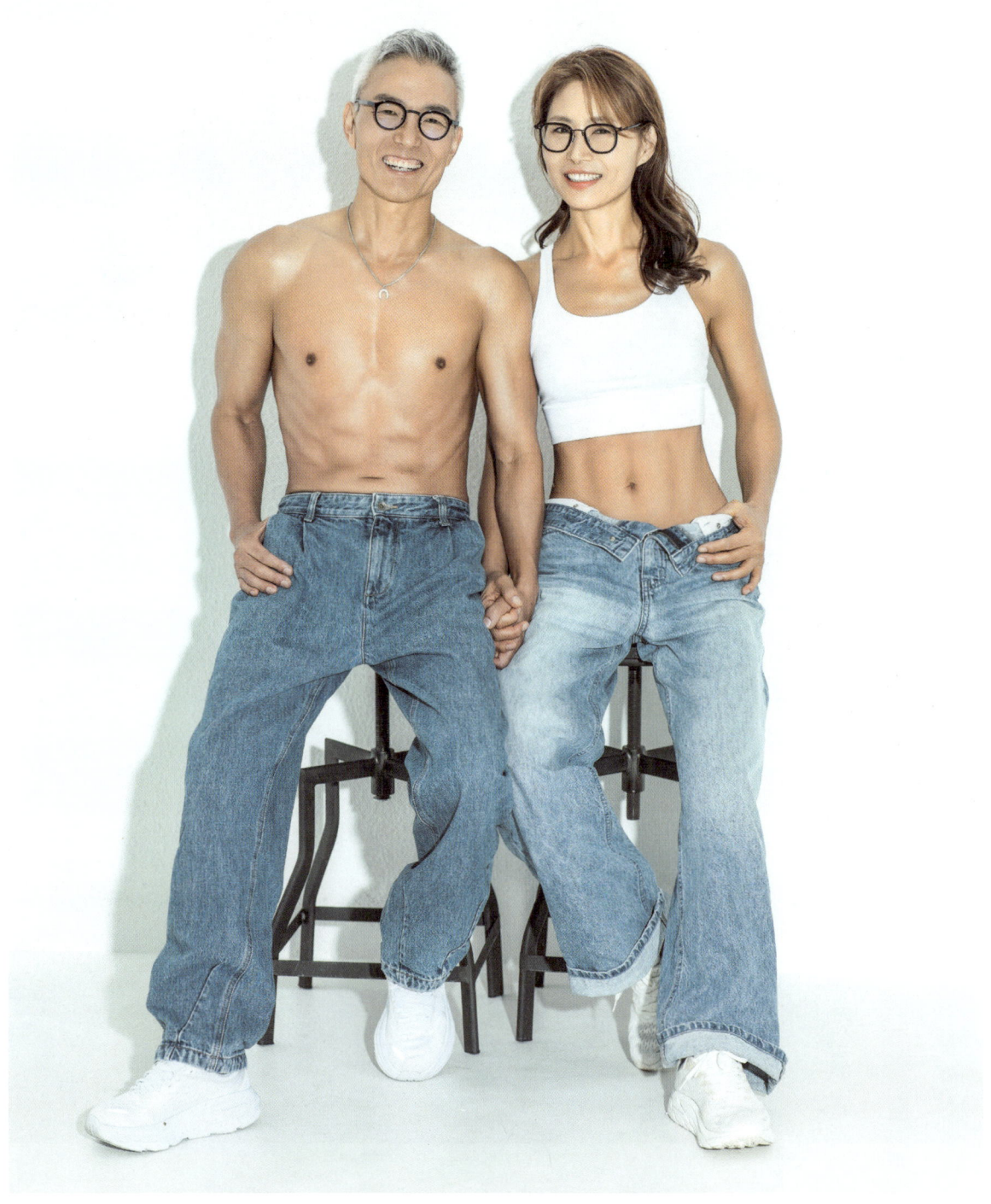

과 용기가 될 수 있다는 것을. 그리고 가장 가까운 자리에서 함께 걸어준 사람이 있었습니다. 나의 아내, 김선옥.

● 김선옥의 이야기

50대에 접어들면서 몸에 변화가 오기 시작했습니다. 중년 여성이라면 겪는 갱년기 증상들…. 몸에 변화를 느끼며 어느새 나도 나이를 먹고 있다는 생각이 들었습니다. 엄마로, 아내로, 직장인으로 바쁘게 살아왔지만, 나 자신을 온전히 들여다볼 수 있는 시간은 많지 않았습니다. 그러던 어느 날, 남편의 한마디, "우리 같이 바디프로필 찍자!" 고민도 없이 대답했습니다. "그래요!" 그렇게 우리의 도전은 시작되었습니다.

운동을 시작하면서 몸의 변화가 생겼고 갱년기 증상도 어느 순간 잊게 되었습니다. 거울 앞에 선 나를 보며 당당하게 미소 짓는 날이 늘어났습니다. 새로운 '나'를 찾는 시간이 참 좋았습니다. 처음엔 그냥 남편을 따라 한다는 생각이었지만 점점 주도적으로 나를 돌보게 되었고, 이제까지 몰랐던 새로운 나를 발견하게 되었습니다. 몸의 변화가 곧 마음의 에너지로 이어졌고, 무엇보다 남편과 함께 같은 목표를 바라보며 걷는 과정 속에서 우리는 더 많이 이야기하고, 더 자주 웃었습니다.

도전은 단순히 몸을 바꾸는 일이 아니었습니다. 내 인생에서 다시 '나'라는 존재를 발견하는 일이었습니다. 새로움에 대한 설렘과 기대감을 갖고 하루를 시작하는 용기, 그것이 가장 큰 선물이었습니다.

● 우리 둘의 이야기

부부가 함께 나이 드는 것도 소중하지만, 함께 건강해지는 일은 더욱 멋진 일이라는 걸 알게 되었습니다. 운동을 함께하며 서로에게 더 관심을 갖고 깊이 이해하게 되었고, 나눌 이야기도 더 많아졌습니다. 무엇보다 우리는 우리의 '우리다움'을 찾아가면서 행복해졌습니다.

우리의 시작은 특별하지 않았습니다. 그저 작은 결심 하나에서 출발했습니다. 함께 운동하면서 시작된 우리의 도전과 변화는 계속해서 또 다른 기회로 이어지고 있습니다. 이제, 여러분도 천천히, 당신의 속도로 시작해 보세요. 그 길을, 함께 걷고 싶습니다. 우리는 지금도 함께 걷고, 서로를 바라보며, 앞으로 무엇을 함께 할지 상상합니다. 그리고 매일 이 말을 되새깁니다.

"건강하게, 우리 함께 더 오래!"

시니어 모델
옥동핏, 강창동 & 김선옥

이 책의 사용법

이 책을 100% 활용할 수 있는 방법을 소개합니다. 단순히 보고 따라 하는 것이 아닌, 이 운동이 왜 필요한지, 이 운동에서 무엇이 중요한지 등을 자세히 담았습니다. 거기에 어려운 동작의 경우, 쉽게 보고 따라할 수 있도록 영상 QR코드도 함께 넣어두었습니다.

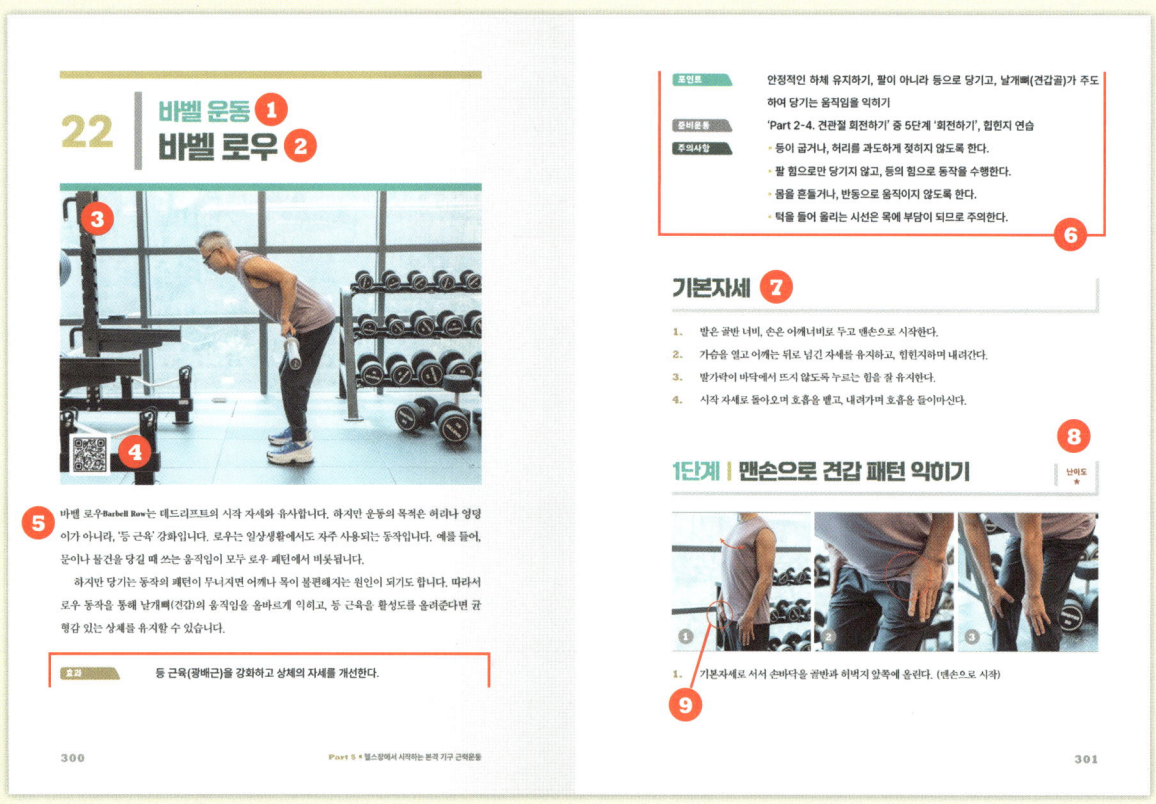

1. 어떤 부위의 운동인지와 어떤 기구를 사용하는지 등을 보여줍니다.
2. 운동의 이름을 알려줍니다.
3. 운동의 대표적인 동작을 한 장의 사진으로 소개합니다. 대표 사진만 보고도 무슨 운동인지

한눈에 알아볼 수 있습니다.

4. 운동을 더욱 자세히 배울 수 있는 영상으로 연결되는 QR코드입니다. 스마트폰의 카메라를 켜서 QR코드를 촬영하면 해당 운동 영상으로 바로 연결됩니다.

5. 운동에 대한 설명입니다. 해당 운동이 왜 필요한지, 어떤 상황에서 유익한지 등 운동에 대한 정보를 더욱 자세히 소개합니다.

6. 해당 운동의 목적과 무엇에 중점을 두고 운동을 해야 하는지, 주의사항은 무엇인지 등을 한눈에 살펴볼 수 있습니다. 'Part 5. 헬스장에서 시작하는 본격 기구 근력운동'에서는 각 기구 운동을 시행하기 전 어떤 준비운동이 필요한지까지 담았습니다.

7. 본격적인 운동 방법을 소개합니다. 처음 운동을 시작하는 분들도 쉽게 따라 할 수 있도록 단계별로 구성하였습니다. 자신의 난이도에 맞는 운동을 선택해 보세요.

8. 운동의 난이도를 한눈에 볼 수 있도록 ★, ★★, ★★★으로 표기하였습니다. ★의 숫자가 많을수록 더욱 어려운 난이도입니다.

9. 운동 과정 중 이해가 어려울 수 있는 동작은 사진과 함께 설명합니다. 사진 속 ①과 같은 숫자 원기호는 운동 순서의 번호와 동일합니다. 사진 속 색깔 선은 동작의 포인트와 움직이는 방향, 시선 등을 알려줍니다.

❖ **붉은색 화살표** | 운동 동작의 방향을 소개합니다. 몸의 어느 부위를 어떤 방향으로 움직여야 하는지 살펴볼 수 있습니다.

❖ **붉은색 동그라미** | 동작에서 포인트가 되는 부분입니다. 고관절을 접을 때의 모양이나 운동 동작 시 어느 부위에 손을 놓는지와 같이 운동을 할 때 놓치기 쉬운 부분을 표시하였습니다.

❖ **파란색 화살표** | 운동 시 어느 쪽으로 시선을 두어야 하는지 표시합니다. 운동을 하면서 단순히 몸이나 고개만 돌리는 것이 아니라, 올바른 시선 방향이 함께한다면 운동의 효과가 배가 됩니다.

차례

프롤로그		004
추천사 옥동핏_100세 근력, 함께 만든 이야기		010
이 책의 사용법		014

Part 1 | 시니어 운동의 이해와 기본

01	나이가 들수록, 왜 운동이 더 중요해질까?	024
02	어떤 운동을, 얼마나 어떻게 해야 할까?	028
03	내 몸을 위한 가장 간단한 투자, 스트레칭	033
04	몸의 균형을 위한 원리, 안정성과 가동성	038
05	바른 자세가 건강을 바꿉니다	043
06	유지의 중요성, 재활보다 더 중요한 것은 '예방'	048
07	몸을 연결하는 근막	051
08	짝을 이루는 근육	054
09	운동 감각	059
10	근육 이름 익히기	062

Q&A 근육통에 대한 오해와 진실   064

Part 2 | 집에서 쉽게 할 수 있는 통증 안녕 스트레칭

01	통증과 운동	068
02	통증과 움직임	070
03	통증과 트라우마	072
04	견관절 스트레칭 : 견관절 회전하기	074
05	고관절 스트레칭 : 고관절 회전하기	078
06	흉추 스트레칭 : 흉추 회전하기	082
07	경추 스트레칭 : 경추 회전하기	085
08	요추 스트레칭 : 허리 들어 올리기	089
09	무릎 스트레칭 : 무릎 돌리기	093
10	발목 스트레칭 : 발목 돌리기	097
11	팔꿈치 스트레칭 : 팔꿈치 당기기	100
12	손목 스트레칭 : 손목 돌리기	103
13	전신 스트레칭 : 피겨 에잇	107

Q&A 달리기와 무릎   111

Part 3 | 집에서 하는 맨몸 운동 5분 홈트레이닝

01	집이 곧 최고의 운동장	116
02	숨쉬기 운동	118
03	기본 스트레칭 : 준비운동, 마무리운동	121
04	앉아서 하는 상체 운동 : 팔꿈치 모았다 펼치기	126
05	앉아서 하는 상체 운동 : 머리 한쪽 밀기	128
06	앉아서 하는 하체 운동 : 무릎 펴기	130
07	앉아서 하는 하체 운동 : 힙힌지 스쿼트	132
08	앉아서 하는 수건 운동 : 만세&턱걸이	134
09	앉아서 하는 수건 운동 : 몸통 회전	137
10	서서 하는 상체 운동 : 옆으로 구부리기	139
11	서서 하는 상체 운동 : 옆으로 치기	141
12	서서 하는 상체 운동 : 노 젓기	143
13	서서 하는 하체 운동 : 제기차기	145
14	서서 하는 하체 운동 : 고관절 열기	148
15	균형감각 운동 : 일자 서기	151
16	균형감각 운동 : 옆으로 걸어 무릎 올리기	154
17	코어 운동 : 벽 밀며 무릎 올리기	157
18	코어 운동 : 마이클 잭슨	160
19	코어 운동 : 무릎 밀기 + 데드벅	162
20	유산소운동 : 제자리 + 런지 달리기	165
21	유산소운동 : 발 벌려 걷기	169
22	5분 홈트레이닝 추가 추천운동	172

Q&A 노년기의 근육 성장과 근손실   176

Part 4 | 공원과 산속 공용 운동기구를 이용한 가벼운 근력운동

01	야외 운동 시 고려해야 할 사항	180
02	공원 유산소, 무산소운동 계획하기	182
03	야외 기구운동 : 허리 돌리기	185
04	야외 기구운동 : 팔(활차) 돌리기	187
05	야외 기구운동 : 파도타기	190
06	야외 기구운동 : 가슴 밀기	192
07	야외 기구운동 : 당겨 내리기	195
08	야외 기구운동 : 타원형 걷기	197
09	야외 기구운동 : 공중 걷기	199
10	야외 기구운동 : 오금 펴기	202
11	벤치 운동 : 거꾸로 팔 굽혀 펴기	205
12	벤치 운동 : 리버스 런지	208
13	계단 운동 : 니업	211
14	계단 운동 : 사이드 스텝업	214
15	철봉 운동 : 숄더 패킹	216
16	철봉 운동 : 어시스트 풀업	220

Q&A 다리를 떨면 복이 들어온다? 222

Part 5 | 헬스장에서 시작하는 본격 기구 근력운동

01	헬스장 초보자 가이드	226
02	10년차 초보자 가이드	228
03	근력운동과 보디빌딩	230
04	알아두면 좋은 헬스장 운동기구들	232
05	등 기구운동 : 랫 풀다운	236
06	등 기구운동 : 시티드 로우	240
07	하체 기구운동 : 레그 익스텐션	244
08	하체 기구운동 : 레그 컬	247
09	하체 기구운동 : 레그 프레스	250
10	하체&엉덩이 기구운동 : 이너 타이, 아웃터 타이	254
11	하체&엉덩이 기구운동 : 스미스 스쿼트	260
12	가슴 기구운동 : 체스트 프레스	264
13	가슴 기구운동 : 펙 덱 플라이	268
14	어깨 기구운동 : 숄더 프레스	271
15	팔 기구운동 : 케이블 컬	275
16	팔 기구운동 : 푸시다운	278
17	프리 웨이트의 장점	282
18	덤벨 운동 : 싱글 레그 데드리프트	284
19	덤벨 운동 : 사이드&프론트 레이즈	289
20	덤벨 운동 : 덤벨 킥백	293
21	바벨 운동 : 루마니안 데드리프트	296
22	바벨 운동 : 바벨 로우	300
23	바벨 운동 : 바벨 컬	304
24	추가적으로 추천하는 헬스장 근력운동	307

Q&A 잠만 잘 자도 건강해질 수 있을까? 310

Part 6 | 100세 근력을 위한 추천 운동 루틴

01 일주일 단위 운동량 체크 — 314
02 몰아서 하기 vs 나눠서 하기 — 316
03 상황별 스트레칭 루틴 — 318
04 부위별 유연성 향상 루틴 — 322
05 균형감각 향상 루틴 — 324
06 유산소(심폐 강화) 모듈형 루틴 — 326
07 근력(상체, 하체, 전신+코어) 모듈형 루틴 — 328

Q&A 단백질 보충제에 대한 이해 — 336

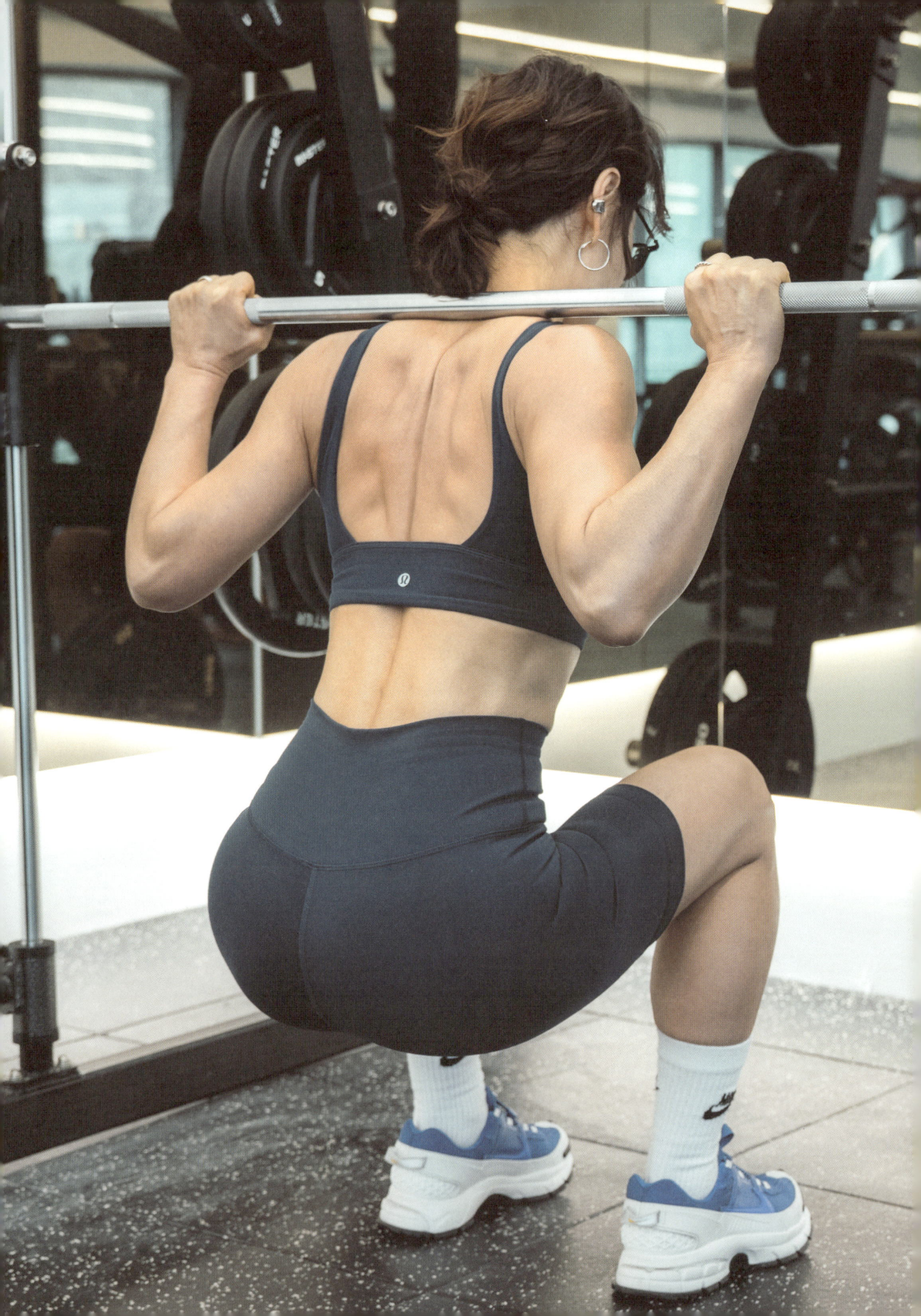

Part 1

시니어 운동의

이해와 기본

01 | 나이가 들수록, 왜 운동이 더 중요해질까?

요즘 "근육 부자가 노년 부자다"라는 말이 있습니다. 왜일까요? 근육은 사람의 배터리라고 할 수 있습니다. 배터리가 큰 사람은 활동량이 많아도 지치지 않는 반면 배터리가 작으면 기본적인 일상생활이 힘들 뿐만 아니라, 여기저기 아프고, 금방 피곤하거나 지치게 됩니다. 다행스럽게도 이 배터리는 운동을 하면 용량이 커집니다. 흔히 운동을 하면 피곤해질 거라고 오해하기 쉽지만 근육을 강화하는 규칙적인 운동은 피곤을 물리칠 힘을 만듭니다. 근육이라는 배터리가 커지면 일상생활, 일, 취미, 여행도 마음껏 누릴 수 있고, 의료비도 줄어드니 근육 부자가 노년 부자라는 말은 근거 있는 정확한 비유입니다.

우리는 모두 성장합니다. 아이에서 청소년, 성인을 지나 어느덧 중년을 맞이하고 나이를 먹어갑니다. 20~30대까지는 체력이 좋고, 에너지와 회복력이 넘쳐서 몸이 계속 상승세를 타는 느낌이 듭니다. 하지만 어느 순간부터는 몸이 예전 같지 않다는 것을 느끼게 됩니다. 평소에는 눈치채지 못하다가 어느 날 계단을 오르는데 숨이 찬다거나 자주 쓰던 물건이 무겁게 느껴지고, 몸이 회복되는 속도도 점점 느려집니다. 이럴 때 '나도 나이를 먹고 있구나'라고 실감하게 됩니다. 이것이 바로 노화의 시작입니다.

많은 사람들이 '노화'가 먼 훗날의 이야기라고 생각합니다. 하지만 사실 노화는 성장이 멈추는 20대 중반부터 이미 시작됩니다. 30대 초반에는 근육량이 최대치를 찍고, 40대에 접어들면 10년

마다 근육량이 3~8%씩, 70대가 되면 무려 10~15%씩 급격하게 줄어듭니다. 근육이 줄면 어떻게 될까요? 그동안 아무런 걱정 없이 건너가던 횡단보도도 시간 내에 건널 수 있을지 걱정하게 되고, 다리가 가늘어지며 힘이 없어져 흔들림을 느끼거나 앉았다가 일어날 때 손잡이를 잡게 됩니다. 또한 평소 일상에서 자주 쓰던 물건도 점차 무겁게 느껴지기 시작합니다. 이런 변화는 단순히 '힘이 빠진 것'이 아니라, 몸이 보내는 중요한 신호입니다. 나이가 들면 겪게 되는 자연스러운 변화라지만, 지극히 평범한 일상의 움직임이 안되거나 몸의 변화를 체감하는 상황에 마주치면 당혹스러울 수밖에 없습니다.

근육은 우리 몸을 지탱하는 기둥이자 에너지의 원천입니다. 그런데 나이가 들면 근육량뿐 아니라 균형감각도 떨어지기 시작합니다. 근력과 균형감각이 떨어지면 넘어지는 일도 빈번하게 생기는데, 이것이 '낙상'입니다. 몸이 건강하면 넘어지더라도 가벼운 근육통으로 끝나고 금세 회복할 수 있지만, 중장년 이후에는 낙상이 몸에 큰 타격을 줍니다.

넘어지면서 하체 쪽의 고관절과 골반의 손상을 입으면 회복할 때까지 움직임에 제약이 생기게 됩니다. 이로 인해 신체 활동량이 줄어들면 근육량은 급속도로 감소합니다. 근육량이 줄어들면 몸의 컨디션과 면역력, 체력은 더 떨어지게 되고, 만약 기존에 가지고 있던 질환이 있다면 합병증 발생이 더욱 쉬워집니다. 병원과 언론에서 낙상 사고를 주의하라고 반복해서 말하는 이유는 단순히 넘어지는 사고가 아니라 이후의 회복 과정이 훨씬 어렵기 때문입니다.

나이가 들면 우리 몸에서는 또 어떤 변화들이 생길까요?

- **신체 기능 저하** 면역력이 떨어지고, 혈압, 혈당, 콜레스테롤은 올라가게 되어 심혈관계 질환의 위험도가 올라갑니다. 고혈압, 당뇨병, 고지혈증, 비만 등 여러 성인병의 위험에 노출됩니다. 신장 기능 저하로 야간에 소변을 보는 횟수가 증가하며 신진대사 활동의 저하로 허리둘레와 체중이 증가합니다.

- **골밀도 감소** 척추뼈의 밀도가 낮아져 골절에 대한 위험도가 높아집니다. 또한 척추뼈 사이의 쿠션 조직인 디스크가 체액을 잃고 얇아져서 척추를 짧게 만들기 때문에 키가 작아지게 됩니다. 평균적으로 30~70대에 3~5cm, 80대에는 추가로 2~3cm가 더 줄어듭니다.

- **갱년기 발생** 여성은 40대 후반부터 50대 초반까지 폐경기를 경험하며, 에스트로겐 감소, 자궁과 유방 퇴화, 안면홍조, 수면장애 등 다양한 신체적 증상이 나타납니다. 남성은 여성에 비해 상대적으로 갱년기가 늦게 찾아오며, 테스토스테론 분비가 감소하여 정자 생산이 줄어듭니다.
- **감각기관의 변화** 시각, 청각, 미각 등의 감각기능이 약화됩니다. 시각 기능의 원시현상이 더욱 뚜렷해지고, 신체의 자동조절 반응이 떨어져 체온 변화에 민감해집니다. 30대부터 균형감각이 빠르게 떨어지고, 집중력과 중추신경계의 정보 처리 속도가 저하되어 모든 행동이 더디어집니다.

이는 모두가 겪는 자연스러운 변화 과정이고, 이를 인위적으로 멈출 수는 없습니다. 하지만 희망적인 사실이 있습니다. 우리는 이 변화를 늦추거나 조절할 수 있습니다. 그 시작이 바로 '운동'입니다.

노화를 늦추는 열쇠는 근육에 있습니다. 뼈와 근육을 합친 양을 '골격근량'이라고 하는데, 우리 몸에서 골격근량은 몸무게의 약 50%를 차지하고 있습니다. 30대의 팔 근육의 단면을 살펴보면 근육이 가득 차 있습니다. 하지만 노화가 진행되면 재생되는 근육보다 손실되는 근육이 많아져서 전체적으로 근육이 줄어들고 그 자리에 지방이 자리하게 됩니다. 그 결과 기운이 없고, 걷는 속도도 느려지며, 작은 활동만으로도 쉽게 피로해지는 몸이 됩니다. 반대로 운동을 꾸준히 하면 이 흐름을 충분히 늦출 수 있습니다. 신체 활동을 통해 근육량을 유지해서 근육 손실을 상당 부분 지연시킬 수도 있고, 근력운동을 통해 근육량을 증가시킬 수도 있습니다. 특히 근력운동은 중장년부터 시니어까지 누구에게나 효과적이며 근육을 되살리고 체력을 회복하는 데 탁월한 방법입니다. 50대, 60대, 70대가 하면 안 되는 운동은 없습니다. 내 몸의 상태를 정확히 알고, 차근차근 노력한다면 누구든 몸의 변화를 지연시킬 수 있습니다.

운동은 더 이상 젊은 사람들만의 전유물이 아닙니다. 또한 중장년층에게 운동은 단순히 체중을 줄이기 위한 목적을 넘어, 삶의 질을 지키는 생존 전략이 되어야 합니다. '건강하게 살기 위한 운동, 내 몸을 스스로 돌볼 수 있는 능력, 다른 사람의 도움 없이 일상생활을 해내는 자립성, 아프지 않고, 병원에 의존하지 않으며 나이 들어가는 것'의 시작이 바로 근육과 움직임입니다. 그렇다면 나이가 드는 것은 더 이상 슬픈 일이 아니며, 긍정적으로 받아들이고 즐길 수 있게 됩니다.

필라테스의 창시자 조셉 필라테스Joseph Pilates는 "30세에도 척추가 경직돼 뻣뻣하다면 이미 늙은 것이고, 60세에도 척추가 매우 유연하다면 여전히 젊은 것이다"라고 했습니다. 운동을 꾸준히 한다면 자세가 바르게 잡히고, 균형감각이 좋아지며, 체력, 유연성, 지구력, 협응력도 좋아져 삶의 질이 올라갑니다. 그리고 지금 이 순간이, 운동을 시작하기에 가장 좋은 때입니다.

이 책에서는 더 나은 삶을 위한 다양한 운동 방법들을 소개합니다. 어떤 운동을, 언제, 얼마나 자주, 어떤 강도로 하면 좋을지 FITT 원칙(Frequency빈도, Intensity강도, Time시간, Type종류)에 따라 알려드릴 예정입니다. 지금부터 함께 노화의 흐름을 늦추고, 젊고 활기찬 시니어가 되실 수 있도록 건강한 몸을 만드는 여정을 시작해 봅시다.

02 | 어떤 운동을, 얼마나 어떻게 해야 할까?

"이 운동은 몇 번 해야 하나요?", "유산소는 20분이면 되나요, 아니면 30분은 해야 할까요?" 제가 트레이너로서 가장 자주 받는 질문들입니다. 이 질문들은 20대에게서도, 60대에게서도 똑같이 나옵니다. 그런데 운동에 절대적인 정답은 없습니다. 하루 몇 분, 몇 세트가 중요한 것이 아니라 '지금 나의 몸 상태'와 '운동을 통해 얻고 싶은 목표'에 따라 방법이 달라져야 하기 때문입니다. 그리고 이런 질문들은 자신이 어떤 운동 습관을 가졌는지 보여줍니다.

우리는 대부분 익숙한 방식대로 운동을 반복합니다. 처음 운동을 배울 때 지도 받은 내용이나 주변 사람들의 조언, 내가 편하게 느끼는 방식에 영향을 받아 자신만의 '루틴'이 만들어집니다. 그런데 이런 익숙함은 안정감을 주지만, 때때로 몸의 변화를 멈추게 만들기도 합니다. 그리고 어쩌면 나도 모르게 굳어진 루틴이 우리의 성장을 막고 있을지도 모릅니다. 예를 들어, 체육관에 들어가 준비운동 없이 곧장 유산소 기구부터 찾습니다. 자전거를 10분 타고, 물을 마시고, 스트레칭 존에서 망설이다가 또 유산소 기구로 돌아가 30~40분을 채웁니다. 이렇게 시간이 지나면 "운동은 했지만 변화는 없다" 혹은 "운동을 매일 하기는 하지만 재미는 없다"라는 생각이 듭니다. 이럴 땐 루틴을 점검할 필요가 있습니다. 지금 하고 있는 운동이 나에게 맞는 강도인지, 충분한 자극을 주고 있는지, 목적에 부합하는지 말이죠.

유산소와 무산소운동의 균형, 비율보다 중요한 건 '의도'입니다

유산소운동은 산소를 많이 사용하는, 숨이 차고 오래 움직이는 운동입니다. 빠르게 걷기, 조깅, 자전거, 수영 등이 대표적입니다. 유산소운동은 심장과 폐 기능을 강화하고, 혈액순환을 좋게 하며, 기분을 상쾌하게 만들어줍니다. 반면 무산소(근력)운동은 짧고 강한 힘을 쓰는 운동입니다. 산소를 덜 사용하고, 근육의 에너지를 빠르게 소모합니다. 스쿼트, 팔굽혀펴기, 아령 들기 같은 운동이며, 근육을 단련하고, 자세를 교정하며, 대사 건강을 높여줍니다.

초보자라면 유산소운동과 무산소운동의 비율을 '6:4 비율'로 시작해도 좋습니다. 그러나 점차 근력운동의 비중을 높여가는 것이 중요합니다. 특히 40대 후반 이후에는 '근육의 보존'이 건강을 좌우하는 핵심입니다. 연구에 따르면, 근력운동은 낙상 위험을 줄이고, 혈당 조절에도 도움을 줍니다. 또한 일상생활의 자립을 가능하게 하는 기초 체력을 키워줍니다. 중년 이후에도 근육량이 충분히 유지되면 혈당 조절과 대사 건강에도 긍정적인 영향을 미치기 때문에 일부 전문가들은 유산소운동보다 근력운동의 중요성을 더 높게 평가하기도 합니다. 그러므로 궁극적으로는 유산소운동과 무산소운동의 비율을 '4:6'으로 가져가는 것이 이상적입니다.

운동의 4대 원칙, FITT를 기억하세요

운동에는 FITT 원칙이라는 것이 있습니다. 이 원칙은 빈도Frequency, 강도Intensity, 시간Time, 유형Type이라는 네 가지 요소로 구성되어 있습니다. FITT 원칙은 운동을 체계적으로 계획하는 가장 기본적인 틀입니다. 이 틀을 나의 몸과 목표에 맞게 조정하면 운동을 더 효과적으로 할 수 있습니다. 세계보건기구WHO에서 권장하는 사항들을 기반으로 FITT를 더 자세히 알아보겠습니다.

1. 빈도 Frequency **운동은 얼마나 자주 해야 할까요?**

운동의 빈도는 꾸준함과 연관이 있습니다. 40대 후반 이후라면, 일주일에 3~5번 운동하는 것을 목표로 해봅시다. 만약 이 빈도가 부담스럽다면, 일주일에 2~3번으로 시작해서 점차 늘려가며 규칙적인 습관을 만드는 것이 중요합니다. 일주일에 3회가 어렵다면, 우선은 하루 10분이라도 몸을 움직이는 것부터 시작해 보세요. 하루를 마무리하며 산책하거나, 아침 기상 후 가볍게 5분만 스트레칭하는 것도 충분히 좋은 시작입니다.

2. 강도 Intensity

운동은 얼마나 힘들게 해야 할까요?

운동 강도는 너무 약하면 효과가 적고, 너무 강하면 부상의 위험이 커져서 적절히 조정해야 합니다. 걷기를 할 때는 숨이 조금 차지만 대화가 가능하다면 적당한 강도입니다. 근력운동이 처음인 분들은 맨몸운동으로 시작하면 좋습니다. 차차 운동의 강도를 높이기 원한다면 8~12회 반복할 수 있는 무게를 활용하면 됩니다. 초반부터 높은 강도로 운동하면 꾸준하게 하기 어려우니, 천천히 강도를 높여가야 합니다.

3. 시간 Time

운동 시간은 얼마나 해야 할까요?

운동 시간은 개인의 체력에 따라 적정량이 다르지만 일반적으로 하루에 30분 정도 하는 것을 권장합니다. 그러나 처음부터 30분이 부담스럽다면 10분씩 나누어 하루에 2~3번 하는 것도 괜찮습니다. 예를 들어, 아침에는 가볍게 산책을 하고, 오후에는 스트레칭을 하며 몸을 풀어주는 방식입니다. 시간을 나누어 운동하면 부담이 줄고, 운동을 지속하는 데도 도움이 됩니다.

4. 종류 Type

어떤 종류의 운동을 해야 할까요?

중년 이후 분들에게 특히 추천하는 운동은 '유산소 + 근력 + 균형운동'의 조합입니다. 유산소운동은 심장 건강에 좋고, 근력운동은 근육을 강화해 낙상을 예방합니다. 근력운동은 맨몸 스쿼트처럼 간단한 동작으로 시작하면 되고, 주 2회 이상 하는 것이 좋습니다. 균형운동은 요가, 스트레칭, 균형잡기 등의 운동이며, 관절과 근육의 유연성을 높여줍니다. 낙상 예방을 위해 필수적이며, 주 3회 이상 하는 것을 추천합니다.

'짧게, 가볍게, 자주' 이것이 진짜 실천 전략입니다

'많이 움직였다'라고 해서 모두 운동이 된 것은 아닙니다. 종일 집안일을 하거나 업무 때문에 바쁘게 움직였던 날, '오늘은 이 정도면 운동을 충분히 했다'라고 생각하신 적 있나요? 하지만 이런 움직임은 운동이라기보다는 '노동'에 가깝습니다. 집안일은 당신을 지치게 만들지만, 운동은 당신을 회복하게 만듭니다. 운동은 몸의 균형 유지, 기분 전환과 같은 순기능을 가지고 있고, 의도적이고 목표를 가진 신체 활동이어야 합니다. 반복되는 동작을 하더라도 '균형을 맞추는 힘', '근육을 키우는 강도'가 없으면 몸은 지치기만 할 수 있습니다. 몸을 회복시키고 더 좋은 방향으로 이끌기 위해선 '운동만을 위한 시간'을 내는 것이 필요합니다.

　시간이 없을 때는 '스낵 운동'을 활용해 보세요. TV 프로그램이나 광고를 보면서 3분이라도 뒤꿈치를 올렸다 내리며 종아리 운동을 하거나, 스트레칭이나 맨몸 스쿼트를 할 수도 있습니다. 이

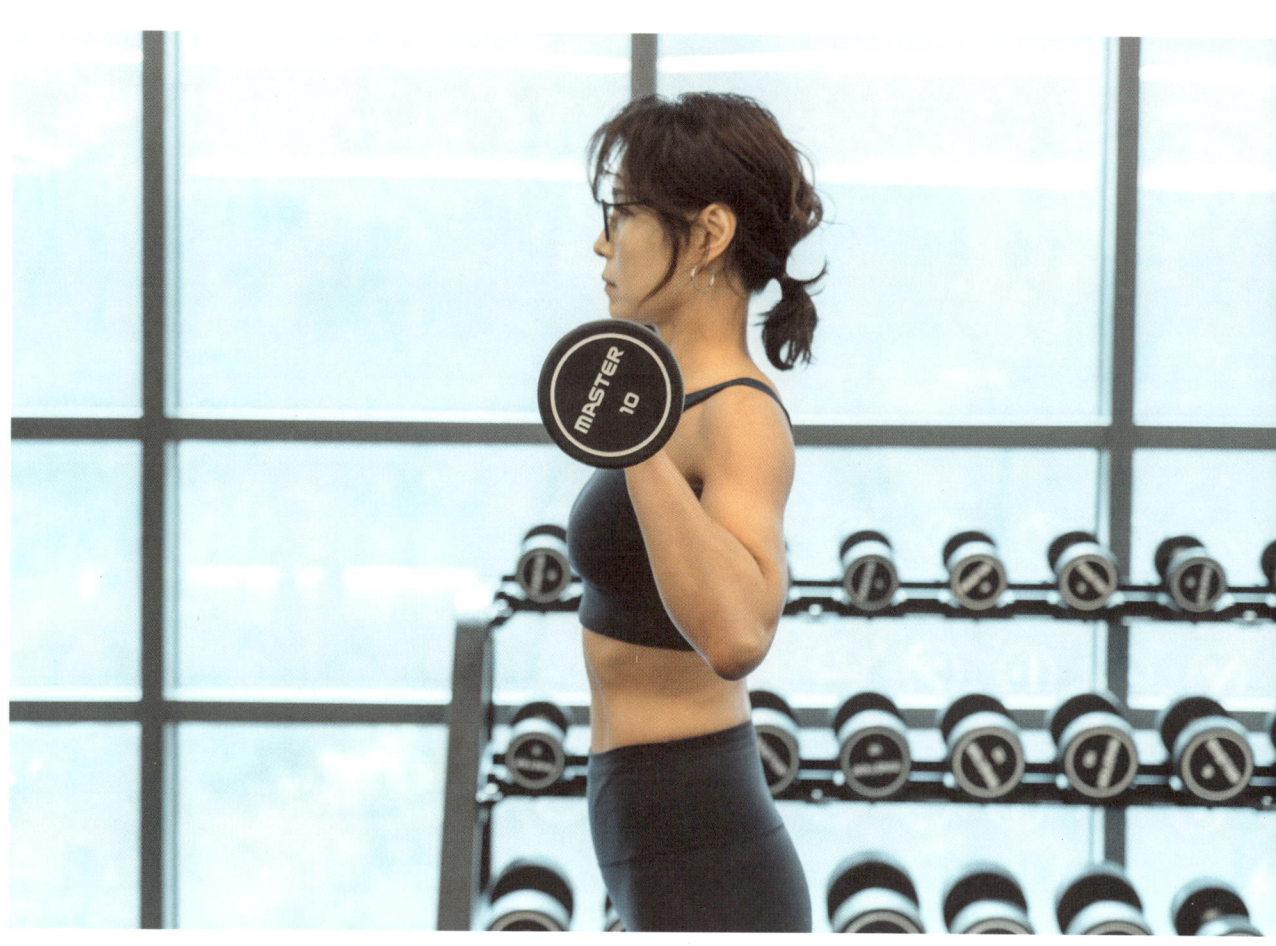

런 짧은 시간을 활용하면 운동에 대한 거부감이 줄어들고, 근육과 관절의 기능들은 좋아지게 됩니다. 이렇게 3분, 5분의 운동이 쌓이면 몸도 마음도 가볍게 변화합니다. 어느 날, 문득 이렇게 말하고 싶어질 겁니다. "이 정도는 내가 할 수 있어!" 그러다 보면 더 자주, 더 높은 강도로, 더 오랜 시간, 더 다양한 운동을 하고 싶어지게 될 것입니다. 이런 작은 변화가 몸과 마음에 변화를 만들어 작은 자신감을 만들어내고, 이 작은 자신감이 꾸준한 습관으로 이어지며 결국 삶을 바꿉니다.

운동을 하다 보면 피곤함을 느낄 때가 있습니다. 이런 날에는 무리하지 않고 가벼운 운동으로 대체하는 것이 좋습니다. 휴식이 부족하면 몸의 피로가 쌓여 운동 효과가 줄어들고 부상의 위험도 커집니다. 충분한 휴식은 건강하게 운동을 계속하기 위한 중요한 요소입니다. 몸이 피곤한 날은 강도 높은 운동을 하지 않고 가벼운 스트레칭이나 산책으로 몸을 풀어주면 신체 회복에 좋습니다. 근육은 운동 중이 아니라, 운동 후 휴식 중에 회복되고 강해진다는 사실을 기억해야 합니다.

누구에게나 똑같은 공식은 없습니다. 당신만의 운동 공식은 당신이 세워야 합니다. 중요한 건 내 몸을 들여다보며 '지금 나에게 필요한 것'을 찾아가는 여정입니다. 이제 우리는 그 여정을 시작할 준비가 되었습니다. 운동은 어렵지 않습니다. 오늘도 한 발짝, 나만의 속도로 시작해 봅시다.

03 | 내 몸을 위한 가장 간단한 투자, 스트레칭

과거에는 굳이 스트레칭을 하지 않아도 괜찮았습니다. 일상 자체가 운동과도 같았기 때문입니다. 많이 걷고, 많이 움직였기 때문에 관절과 근육이 자연스럽게 자극을 받았습니다. 하지만 지금은 다릅니다. 차를 타고 이동하고, 하루 대부분을 앉아서 보내는 생활 속에서 우리 몸은 점점 굳어가고 있습니다. 근육의 불균형, 관절의 움직임 감소, 만성 통증 같은 문제도 늘어나고 있습니다.

이제는 움직임을 보완하기 위해 의도적으로 스트레칭을 해야 하는 시대입니다. 특히 중장년기 이후에는 관절과 근육의 유연성이 건강한 삶을 좌우합니다. 연구에 따르면 80세 이상 고령자도 꾸준히 스트레칭과 근력운동을 한다면 유연성 향상, 근력의 증가, 평형성 향상 등 체력 요소에 모두 유의미한 개선을 가져온다고 합니다. 그래서 시니어 운동 프로그램 전후에 스트레칭을 꼭 배치해서 부상을 예방하고, 운동의 효과도 높이며 운동으로 피로해진 근육을 회복시켜 줘야 합니다.

스트레칭이 필요한 이유, 관절을 이해하면 쉬워집니다

스트레칭을 제대로 이해하려면 먼저 '관절'을 구성하는 요소를 알아야 합니다. 우리 몸은 복잡한 구조를 가지고 있지만, 대표적으로 뼈, 근육, 인대, 힘줄의 네 가지 구조물로 움직인다고 볼 수 있

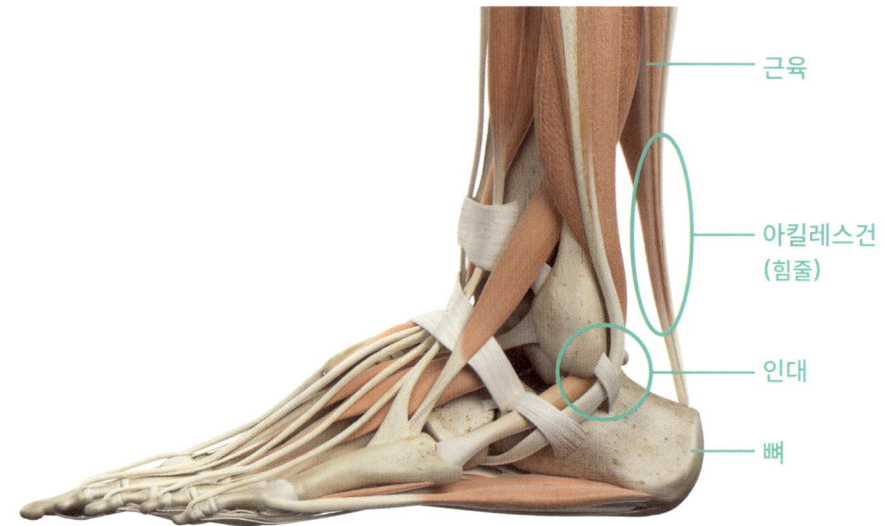

습니다. 뼈는 골격을 이루며, 스스로는 움직이지 못합니다. 근육은 뼈를 움직이는 주체입니다. 뇌가 신호를 보내면 근육이 수축하며 뼈를 끌어당깁니다. 힘줄은 근육과 뼈를 연결하고, 인대는 뼈와 뼈 사이를 잡아주며 관절을 안정시킵니다. 예를 들어, '아킬레스건'은 종아리 근육과 발뒤꿈치 뼈를 잇는 힘줄이고, 복숭아뼈와 발의 뼈들을 연결해 주는 것은 인대입니다.

근육을 '늘리는 것'만이 스트레칭은 아닙니다

스트레칭Stretching은 어원적으로 '늘어지다, 길게 뻗다'라는 의미가 있습니다. 그래서 많은 사람들이 운동 전에 근육을 늘린 상태로 몇 초간 유지하는 방식만을 스트레칭의 전부로 알고 있습니다. 그러나 이것은 스트레칭에 대한 잘못된 고정관념입니다.

근육은 잘 늘어나기도 해야 하지만, 반대로 수축도 잘 되어야 합니다. 만약 서 있는 상태로 허리를 구부려서 바닥까지 손을 뻗는 동작을 쉽게 잘하시는 어르신을 본다면 대개는 유연성이 좋다고 생각하기 마련입니다. 하지만 근육의 텐션(늘어나고, 수축하기도 하는 팽팽한 고무줄과 같은 긴장감)이라는 관점에서 본다면 근육의 긴장감이 부족하고, 관절을 보호하지 못하는 것으로 볼 수도 있습니다. 몸이 경첩처럼 쉽게 접힌다면 몸 뒤쪽 근육들에 힘이 없어서 축 늘어나 버리는, '근육에 긴장감이 떨어진 상태, 몸에 저항이 안 걸리는 위험한 상황'으로 생각할 수 있는 것입니다. 그래서 단순히 근육을 늘리는 개념이 아니라 '관절의 가동 범위가 넓어지는 것'이 스트레칭이라고 인식을 바꿀 필요가 있습니다.

정적 스트레칭과 동적 스트레칭, 언제 어떻게 할까요?

스트레칭은 크게 두 가지로 나뉩니다. 정적 스트레칭Static Stretching은 근육을 천천히 늘려서 일정 시간(10~20초) 유지하는 방식으로, 주로 운동 후 마무리 단계에서 사용됩니다. 근육을 이완시키고, 피로 회복과 통증 예방에 효과적입니다. 동적 스트레칭Dynamic Stretching은 관절을 반복적으로 움직이며 근육을 깨우는 준비 동작입니다. 경기 전 몸을 흔들고, 다리를 차올리는 축구 선수의 모습이 대표적인 예입니다. 심박수와 체온을 올리고, 본운동에 필요한 가동 범위를 확보하는 데 적합합니다.

중장년기 이상의 일반인에게는 이 두 가지를 상황에 맞게 활용하는 것이 매우 중요합니다. 운동을 할 때 몸을 부드럽게 데우는 '동적 스트레칭'으로 시작하고, 운동 후에는 '정적 스트레칭'으로 마무리하여 근육의 긴장을 풀어주는 것이 이상적입니다.

스트레칭, 이렇게 활용하세요

운동 전 준비운동을 할 때는 무릎을 굽혔다 펴며 다리를 앞뒤로 흔들거나, 상체를 좌우로 돌리는 동적 스트레칭이 좋습니다. 심박수와 체온을 올리며, 관절을 부드럽게 하고, 움직임의 범위를 넓혀줍니다. 운동 후 마무리운동을 할 때는 사용한 근육을 천천히 늘려주는 정적 스트레칭을 통해 심박수를 안정시키고 피로를 줄입니다. 호흡을 깊게 하며 근육과 신경계를 진정시켜 줍니다.

준비운동으로는 관절의 움직임에 필요한 근육들의 길이 변화(짧아졌다 늘어났다)를 자연스럽게 유도하는 것, 가동 범위를 늘려주는 것이 적합합니다. 햄스트링(허벅지 뒤쪽 근육)을 스트레칭할 때 발끝을 당기고, 상체를 숙인 상태로 10~20초 멈춰 있기보다는, 서서 무릎을 펴고, 한쪽 다리를 앞으로 올렸다 내렸다 반복하며 근육을 이완시키고 관절의 움직임을 점점 증가시키는 동작이 본 운동의 수행 능력을 높이는 데 도움을 줍니다.

일반적으로 근력운동을 하고 나면 근육이 강력하게 수축하고, 짧아지게 됩니다. 그래서 본운동 이후, 마무리운동으로는 정적 스트레칭이 필요합니다. 운동 중 반복되는 수축과 이완을 통해 피곤해진 근육을 정적인 스트레칭을 통해 원래대로 천천히 돌려놓는 과정입니다. 많이 쓰인 관절 주변의 근육을 가볍게 늘려 10~20초 정도 유지하고, 호흡도 천천히 깊게 합니다. 올라간 심박수를 천천히 원래 상태로 돌려놓으며 운동이 끝났다고 내 몸에게 신호를 주는 것입니다. 이렇게 정적인 스트레칭으로 마무리하면 운동으로 인한 피로 회복에 도움이 되고, 다음날 일상생활에 지장을 주지 않게 됩니다.

스트레칭에도 주의할 점이 있습니다

스트레칭은 특히 시니어의 부상 예방에 확실히 도움이 되고, 중요하기 때문에 앞으로 이 책에서도 스트레칭을 잘 활용하는 방법을 다룰 예정입니다. 하지만 재미있는 사실은 운동선수들을 대상으로 한 연구들에서 스트레칭이 부상을 예방한다는 직접적인 증거를 찾지 못했다는 것입니다. 특히 근육을 늘려주는 스트레칭은 오히려 근육의 긴장감을 떨어뜨려 근육의 파워와 스피드에 좋지 않은 영향을 미칠 수 있습니다. 시니어보다 상대적으로 젊고, 몸을 잘 사용하는 운동선수에게 한정된 이야기지만 정적인 스트레칭은 몸을 살짝 풀어줬다는 심리적 안정감을 주는 역할이 더 큽니다. 그 대신 동적인 스트레칭으로 관절의 가동 범위를 늘리는 것이 부상 예방에 훨씬 더 효과적입니다.

스트레칭은 관절의 가동 범위를 늘려서 움직임을 잘 나오게 하는 것이 핵심입니다. 관절의 가동성(움직일 수 있는 성질)에 포인트를 맞춰서 동작을 멈추지 않고, 낮은 강도라도 움직여주는 것이 중요합니다. 팔은 무거운 물건을 힘줘서 들어 올리기도 하고, 내려놓을 때도 힘을 주면서 천천히 내려놓아야 합니다. 팔을 스트레칭한다면 이두근(어깨와 팔꿈치 사이)을 늘리는 정적 스트레칭이 아니라, 팔꿈치라는 관절이 펴지도록 접었다 폈다 하는 동적 스트레칭을 하는 것이 더 중요합니다. 물건을 들어 올릴 때는 근육이 짧아지면서 수축하고, 내려놓을 때는 근육을 늘리면서 이완하게 되는데 근육에 긴장감이 없으면 내려놓을 때 물건을 '탕'하고 떨어뜨릴 위험이 있습니다.

근력운동과 스트레칭, 몇 대 몇으로 할까?

스트레칭만 해도 몸이 시원해지는 느낌이 듭니다. 하지만 스트레칭만으로는 근육의 기능을 충분히 키울 수 없습니다. 이 책에서는 근력운동과 스트레칭의 이상적인 비율을 약 7:3으로 제안합니다. 물론 개인차가 있을 수 있으며, 이 비율은 운동 목적이나 연령, 개인의 상황에 따라 조정할 수 있습니다. 관절이 뻣뻣하거나 유연성이 떨어진 분은 스트레칭 비중을 높이고, 근력이 약한 분은 근력운동을 더 강화하면 됩니다. 중요한 건 근력과 유연성, 두 요소가 서로 균형을 이룰 때 움직임이 안정되고 삶의 질이 높아진다는 사실입니다.

운동 프로그램을 계획할 때 본운동(근력운동+유산소운동)과 스트레칭의 비율도 중요합니다. 근력운동이 근육량과 안정성을 강화하고, 스트레칭이 관절의 가동성을 증가시켜서 유연성과 근력을 동시에 개선할 수 있습니다. 이와 관련하여 뒤에서 더 상세히 다룰 예정이므로 우선은 스트레칭의 개념을 근육을 늘리는 것이 아니라, 관절의 가동 범위가 넓어지는 것이라고 정확하게 이해하면 좋겠습니다.

이제부터 스트레칭을 '다르게' 볼 것입니다

스트레칭은 단순한 '보조 운동'이 아닙니다. 관절의 가동성을 높이고, 움직임의 질을 향상시키며, 몸을 부드럽게 깨우고, 잘 마무리할 수 있게 해주는 중요한 활동입니다. 다음 파트부터는 스트레칭을 포함해 본격적으로 일상에서 실천할 수 있는 다양한 운동 방법들을 알아보겠습니다. 몸을 돌보는 작은 습관, 그 시작은 바로 스트레칭입니다.

04 | 몸의 균형을 위한 원리, 안정성과 가동성

운동은 단순한 동작의 반복이 아닙니다. 특정 목적에 따라 근육과 관절을 어떻게 조율하느냐에 따라 그 질이 달라집니다. 예를 들어 골프에서 공을 치는 스윙을 위해 1~2초 내의 짧은 동작을 오랜 시간, 수백 번 반복하여 연습합니다. 하지만 아무리 반복해도 원하는 모양대로 스윙이 잘 나오지 않는 이유는 몸이 이미 익숙한 움직임 패턴을 고집하고 있기 때문입니다.

운동을 잘하고 건강하게 움직이기 위해서는 단순히 '자주 쓰는 관절'이 아닌, 각 관절이 본래 맡은 기능에 맞게 작동하고 있는가를 먼저 살펴야 합니다. 바로 이때 필요한 개념이 각 관절의 역할인 '안정성'과 '가동성'입니다. 안정성은 바뀌지 않고 일정한 상태를 유지하는 성질, 가동성은 움직일 수 있는 성질을 뜻하고, 이 특성들에 따라 우리 몸은 움직임을 조절하게 됩니다.

다음의 그림을 통해 우리 몸에 있는 관절의 각 역할을 살펴보겠습니다. 발(족관절)은 안정성이 중요한 관절이고, 그 위 관절인 발목은 가동성이 중요합니다. 무릎(슬관절)은 안정성, 고관절은 가동성, 허리(요추)는 안정성, 등뼈(흉추, 12개 쌍의 갈비뼈로 구성)는 가동성, 목(경추)은 안정성, 어깨(견관절)는 가동성이 중요합니다. 이미 눈치채신 분도 계시겠지만, 우리의 몸은 안정성과 가동성이 교차하며 이루어져 있습니다. 이렇듯 우리 몸은 정교하게 균형 잡혀 설계되어 있습니다.

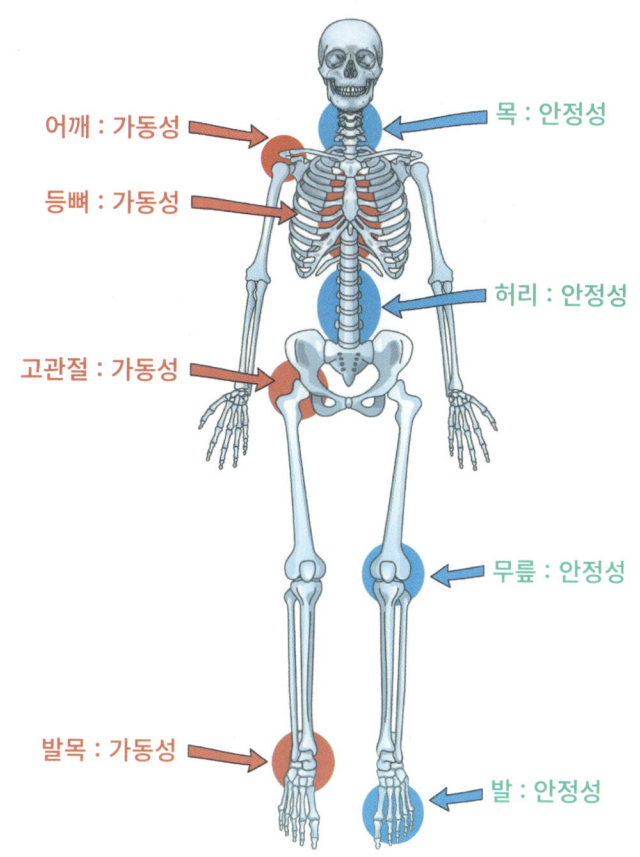

● 관절별 안정성과 가동성

역할에 맞게 써야, 관절이 아프지 않습니다

우리가 운동을 할 때 핵심은 '안정성이 중요한지, 가동성이 중요한지' 알고 있어야 한다는 것입니다. 앞서 '스트레칭은 근육을 늘리는 것이 아니라 관절의 움직임이 잘 나오도록 해야 된다'고 말한 것처럼, 가동성이 중요한 관절들은 스트레칭할 때도 많이 풀어줘야 합니다. 가동성이 필요한 관절이 뻣뻣해지면, 그 주변의 안정성이 중요한 관절이 무리하게 움직이며 통증을 유발합니다. 발목과 고관절(가동성)을 잘 못 쓰면 무릎(안정성)에 부담이 갑니다. 등뼈(가동성)가 굳으면 허리(안정성)에 통증이 생길 수 있습니다. 어깨의 가동성이 떨어지면 목과 승모근(안정성)이 지나치게 개입합니다. 이렇듯 운동 중에 관절을 제대로 쓰지 않으면 문제가 생깁니다.

스쿼트는 많은 사람들이 운동을 시작하면 가장 먼저 하는 동작 중 하나입니다. 하지만 스쿼트는 발목, 무릎, 고관절, 허리, 등뼈, 목까지 두루 사용해야 하는 고난도 운동입니다. 내려갈 때는 발

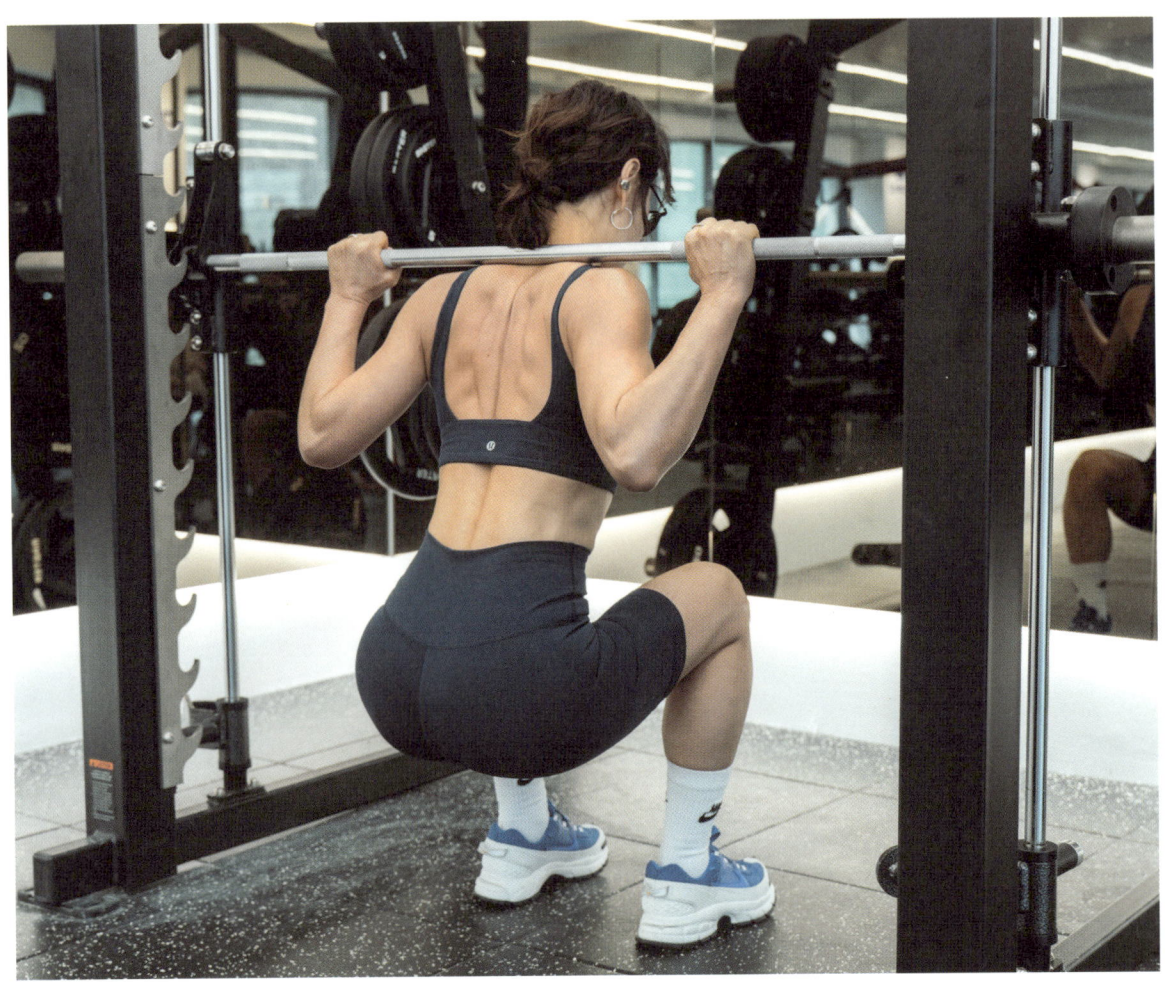

● 올바른 스쿼트 자세

목과 고관절의 가동성이 먼저 확보되어야 합니다. 이를 제대로 쓰지 않으면 무릎이 지나치게 앞으로 나가며 부담이 생깁니다. 또 하나의 문제는 스쿼트 동작을 할 때, 무게를 추가하게 되면 등뼈가 구부러지면서 몸이 앞쪽으로 향하는 자세가 되는 것입니다. 등뼈(흉추)는 가동성이 좋은 관절이라 앞뒤, 양옆, 회전 등 다양한 방향으로 움직일 수 있는데, 스쿼트를 하는 동안에는 등뼈를 뒤로 펼친 뒤 가슴을 열고 척추를 세워놓아야 합니다. 그렇지 않으면 무게를 들면서 등이 굽어져, 자연스럽게 허리를 세우지 못해서 허리에 통증이 생기게 됩니다. 등뼈에 가동성이 나오지 않으면 허리가 아프고, 그로 인해 하체 운동을 하지 못하는 상황이 되는 것입니다. 이처럼 동작을 잘 수행하는 것보다 각 관절을 본연의 역할에 맞게 쓰는 것이 우선입니다.

통증은 '기능 부조화'의 결과입니다

일반적으로 관절의 불편함 때문에 정형외과를 찾는 경우는 안정성을 담당해야 할 관절을 과도하게 사용해 불편함이 생긴 경우가 많습니다. 무릎을 많이 사용해서 아프거나, 허리에 균형이 맞지 않거나, 목의 위치가 좋지 않은 경우들이 그러합니다. 혹은 가동성이 필요한 발목과 고관절을 많이 움직이지 않아서 무릎이 과사용되고, 고관절과 등뼈의 움직임이 충분하지 않아 중간에 있는 허리가 피해를 보기도 합니다. 스쿼트나 데드리프트처럼 하체를 사용하는 운동에서 고관절을 제대로 쓰지 못하면 무릎이나 허리에 부담이 집중됩니다.

운동뿐만 아니라 일상생활에서도 실수는 반복됩니다. 우리나라처럼 거실의 소파에 앉지 않고, 바닥에 앉는 습관이 많은 좌식 생활을 하면 무릎이 좋지 않은 경우가 많습니다. 발목이나 고관절 대신에 무릎이나 허리를 큰 범위로 움직이는 습관을 가진 사람들은 결국 무릎과 허리에 부담이 누적되며 통증이 옵니다. 의자에서 앉았다 일어날 때도, 무릎이 아닌 고관절을 써야 합니다. 의자에서 앉을 때, 좋은 습관은 엉덩이를 뒤로 쏙 빼고 상체를 숙이며 고관절을 써서 앉는 것입니다. 나쁜 습관은 무릎이 앞으로 구부러지면서 의자에 철푸덕 앉아서 무릎에 충격을 주는 것입니다. 일어날 때도 마찬가지입니다. 상체를 앞으로 숙여서 고관절을 좁혔다가 펴며 일어나야 합니다. 무릎을 세워서 밀고 일어나면 관절에 무리가 가고, 이런 습관이 반복되면 퇴행성 관절염, 연골 연화증, 반월상 연골 파열과 같은 무릎의 문제가 생기게 됩니다.

'협응'이 중요합니다

지금까지 각 관절의 안정성과 가동성을 구분하며 설명했는데, 또 하나 중요한 것은 각 관절의 고유한 기능들을 협응시키는 것입니다. '협응'이란 쉽게 말하면 협력 관계, 협동하는 것으로 이해하면 됩니다. 우리의 온몸은 손끝부터 발끝까지 주변 관절들과 근막이라는 구조에 의해 하나로 이어져 있습니다. 신체의 각 부위가 서로 긴밀하게 작용하여 효율적으로 움직이는 것을 협응이라고 합니다.

관절들의 협응력은 코어가 안정적이며 강력하게 지지해 줄 때 발휘됩니다. 모든 운동에서 코어가 가장 중요합니다. 코어라고 하면 대부분 복근(복부 근육)을 떠올리지만, 복근 자체를 코어라고 정의하기는 어려움이 있습니다. 진짜 코어는 다음 네 가지 근육이 서로 협력하는 구조입니다. 숨 쉴 때 위아래로 움직이는 횡격막, 척추 사이사이를 연결해 주는 다열근(쌓여있는 척추들을 연결해 주는 근육)과 배를 옆으로 감싸며 복대 역할을 하는 복횡근, 골반 아래쪽을 지지해 골반의 안정성을 유지하는 골반기저근까지, 이 네 가지가 중심을 잡아주고, 몸통 전체의 안정성을 유지하며 팔다리의 움직임을 돕는 '중심축' 역할을 합니다. 하지만 앞으로 우리는 코어를 단순히 복부 쪽의 4개의 근육이 아니라 '몸통 전체'로 이해하면 됩니다. 우리 몸을 코어에 팔, 다리, 머리가 붙어있는 형태로 인지한 뒤, 코어가 신체의 중심을 잡아주고, 상·하체의 움직임을 조율하는 역할을 한다고 생각하면 코어를 더 잘 사용할 수 있게 됩니다.

운동은 이해한 만큼 안전하고 효과적입니다

지금까지 각 관절의 역할과 움직임의 원리를 살펴보았습니다. 그리고 관절의 특성들을 기반으로 협응을 잘 사용하기 위해서는 강력한 코어가 필수적이라는 것도 알게 되었습니다. 앞으로 우리는 이러한 이해를 바탕으로 가동성이 필요한 관절에는 스트레칭과 유연성 훈련을, 안정성이 더 중요한 관절에는 근력 강화를 적용하고, 모든 운동의 중심에 코어를 강화하면 됩니다. 이 세 가지를 기억하고 운동에 적용하면, 몸이 자연스럽게 균형을 되찾고, 일상 속 통증도 줄어들게 됩니다.

05 | 바른 자세가 건강을 바꿉니다

사진관에 증명사진을 찍으러 가면 촬영기사님들이 으레 우리의 자세를 고쳐줍니다. "어깨에 힘 빼고, 고개는 살짝 오른쪽으로 갸우뚱하고, 턱은 살짝 당기세요." 그때는 어색하게 느껴지지만 사진 결과물을 보면 그 자세가 오히려 더 반듯하고 자연스럽습니다. 운동 상담을 할 때, 많은 분이 자세와 관련된 문제를 먼저 말합니다. "거북목이 심해요", "골반이 한쪽으로 기울었어요", "척추 측만이 있어요"와 같은 이야기들이 대표적입니다. 정확히 어느 부위가 틀어졌는지 몰라도, '지금의 내 자세가 바르지 않다'라는 것을 많은 사람이 느끼고 있습니다.

거울 앞에 서보면 알 수 있습니다

우리는 오래된 습관 때문에 잘못된 자세를 바르다고 느끼기도 하고, 무언가에 몰두하다 자세가 흐트러지는 경우도 있습니다. 바른 자세와 나쁜 자세를 스스로 파악하기 위해서는 먼저 나의 자세가 객관적으로 어떤 상태인지 아는 것이 중요합니다. 외형적으로 가장 손쉽게 바른 자세를 점검하는 방법은 거울을 활용하는 것입니다.

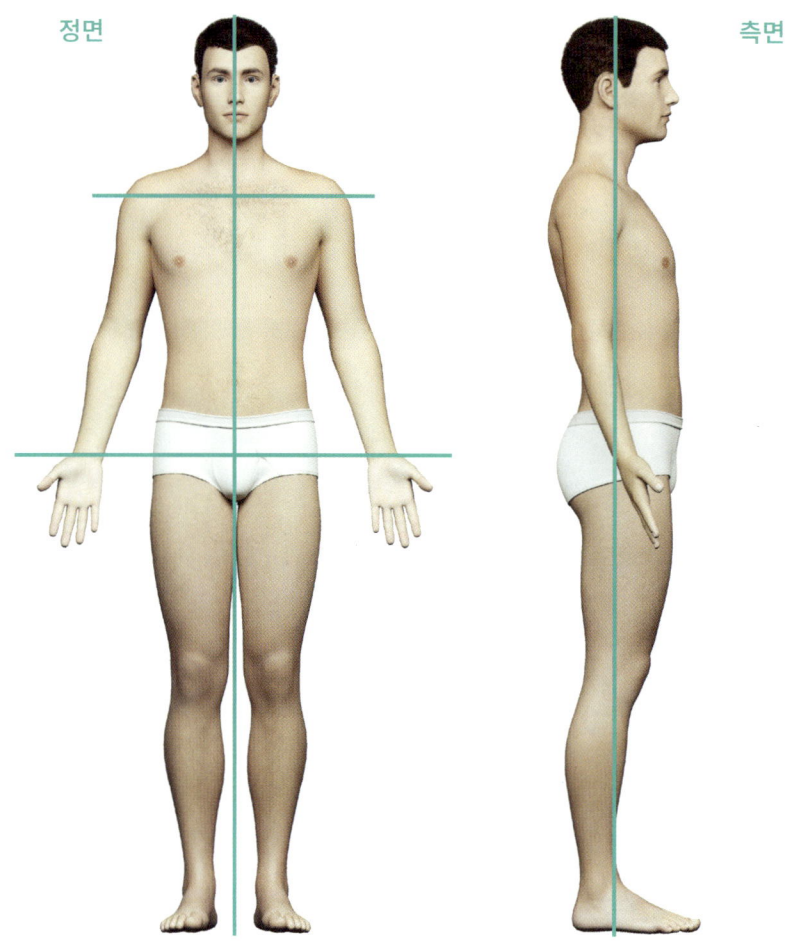

- 몸의 바른 정렬에 대한 정면과 측면 기준

◇ 전신 거울(혹은 카메라) 앞에 서서 정면과 측면 몸의 정렬을 확인합니다.
◇ 정면 : 어깨가 수평인지, 골반이 기울어지지 않았는지 살핍니다. 고개가 기울어졌는지, 발끝 방향과 손 높이의 좌우 균형이 맞는지 확인합니다.
◇ 측면 : 귀, 어깨, 엉덩이, 무릎, 발목이 일직선에 있는지 확인합니다.

하지만 이 방법은 단면적인(2D) 부분만 확인할 수 있다는 한계가 있습니다. 정적인 상태에서의 균형은 좋지만, 움직이면서 상하좌우의 균형이 깨지는 경우가 많기 때문입니다. 그러므로 움직임(3D)과 운동으로 바른 자세를 연습하는 것이 중요합니다. 걷기, 앉았다 일어나기 같은 기본적이며 자주 하는 동작부터 바른 자세로 습관을 바꿔가려는 노력이 필요합니다.

바른 자세는 겉모습보다 '기능'에 영향을 줍니다

거북목과 라운드 숄더는 바른 자세를 이야기할 때 가장 흔하게 언급되는 주제입니다. 스마트폰과 같은 디지털 기기를 사용하는 시간이 늘어나고, 앉아서 생활하는 경우가 많아진 현대적 생활 방식 때문에 생긴 문제들입니다. 사람의 머리 무게는 개인의 체격과 머리 크기에 따라 차이가 있을 수 있지만 대체로 체중의 7~8%를 차지하며, 평균적인 머리의 무게는 5~6kg 정도입니다. 바른 자세일 때는 머리가 척추 위에 균형 있게 실려있어서 목과 어깨에 크게 부담이 되지 않습니다.

하지만 머리가 2.5cm 앞으로 기울어질 때마다 목에 가해지는 무게는 무려 5~6kg씩 늘어납니다. 머리가 앞으로 기울어질 때마다, 목은 2배, 3배, 4배로 머리의 무게를 느끼는 것입니다. 이런 자세가 지속되면 목과 어깨에 만성적인 피로가 쌓이고, 이는 곧 통증으로 이어집니다. 이처럼 바른 자세를 유지하는 것은 단순히 외형적인 문제가 아닙니다. 바른 자세는 관절과 근육에 불필요한 부담을 줄이고, 통증을 예방하는 등 건강 전반에 걸쳐 중요한 역할을 합니다.

바른 자세는 단순히 보기 좋은 것의 문제가 아니라 우리 몸의 구조와 기능 전체에 영향을 줍니다. 목이 앞으로 나오면 상체가 살짝 앞으로 쏠린 듯한 상태가 되고, 갈비뼈가 눌리고, 호흡할 때 쓰이는 근육들도 눌려있어서 자연스럽게 호흡의 크기가 작아집니다. 숨쉬기가 얕아지면 산소 공급이 줄며 더 쉽게 피로해집니다. 소화기관들도 압박되어 소화불량이나 장기 기능 저하로 이어질 수 있습니다. 코어 근육이 비활성화되어 몸 전체의 중심이 약해지고, 움직임의 효율도 떨어집니다. 그런데 반대로 가슴을 열고, 척추를 곧게 펴면 폐와 흉곽이 잘 확장됩니다. 호흡할 때 쓰이는 근육인 횡격막이 위아래로 움직일 수 있는 공간이 생깁니다. 이처럼 바른 자세를 하면 폐 기능이 좋아지고, 몸의 혈액순환이 원활해집니다. 불필요한 에너지 누수가 생기지 않기 때문에 피로감도 줄어듭니다. 이것이 바로 바른 자세가 가져오는 긍정적 변화입니다.

시니어에게 '바른 자세'는 낙상을 예방하는 지름길입니다

시니어에게 바른 자세가 더욱 중요한 이유는 낙상 사고와도 밀접한 관련이 있기 때문입니다. 우리 몸은 뼈가 큰 틀을 형성하고 있고, 그 뼈들은 관절들로 연결되어 있습니다. 그리고 뼈 위에 근육이 부착되어 몸을 움직일 준비를 하고 있습니다. 그리고 근육에는 신경이 연결되어 있는데, 신경은 뇌의 신호를 받아 움직임을 제어합니다. 바른 자세를 유지한다는 것은 내가 내 몸의 위치를 잘 인지하고 사용한다는 뜻입니다.

내 몸의 위치나 상황을 잘 파악하는 것은 '고유수용성 감각'이라는 기능에 의해 가능합니다. 고유수용성 감각Proprioception은 몸의 위치, 움직임, 근육의 힘을 인지하는 능력인데 신체의 균형과 조정을 담당합니다. 고유수용성 감각이 약해지면 자세가 흐트러질 수 있습니다. 반면 고유수용성 감각을 잘 느끼면, 거북목을 하고 스마트폰을 한다거나 앉았을 때 허리가 구부러지면 그것을 알아차리고 의식적으로 자세를 고칠 수 있습니다. 아마 이 글을 읽으면서 여러분도 자세를 한 번쯤은 고치셨을 것입니다. 이렇듯 고유수용성 감각을 통해 자세를 바르게 하면, 몸의 정렬이 올바르게 되어 몸에 균형이 유지됩니다. 그리고 언제든지 효율적으로 움직일 수 있는 준비가 된 상태라 낙상을 피하는 데 큰 도움이 됩니다.

바른 자세는 자신감입니다

좋은 자세를 갖추면 건강하고 자신감 있는 모습뿐만 아니라 삶의 질도 올라갑니다. 한마디 하지 않아도 등 펴고 걸어가는 사람은 단단한 느낌을 줍니다. 바른 자세는 다른 사람에게도 좋은 이미지를 주지만 무엇보다도 나 스스로에게 가장 좋습니다. 노화로 인해 허리가 구부러지고 키가 줄어들지만, 바른 자세를 유지하면 그 속도를 늦출 수도 있습니다. 앞서 설명한 것처럼 관절과 근육에 부담을 줄이고, 근골격계 질환을 예방합니다. 폐 기능과 혈액순환이 좋아지고, 내 몸의 위치를 잘 인지하여 사용할 수 있고, 낙상 사고를 예방하는 데도 도움이 됩니다.

바른 자세는 하루아침에 만들어지지 않습니다

또한 바른 자세는 외형뿐 아니라, 기능적 건강을 좌우합니다. 폐 기능, 순환, 장기 기능, 에너지 효율, 낙상 예방까지 연결됩니다. 내 몸의 균형을 인식하고 조절하는 능력을 키우는 것이 핵심입니다. 무엇보다 바른 자세는 자기 자신에 대한 존중이자 건강을 위한 최고의 투자입니다. 지금 이 글을 읽으시는 동안에도 또다시 자세를 고쳐 앉으셨을 것입니다. 그것이 바로 변화의 시작입니다. "내 자세는 어떤가?"라고 스스로에게 자주 물어보세요. 거울을 보고, 걸을 때 몸을 의식하고, 앉을 때 엉덩이와 어깨 위치를 신경 써 보시기 바랍니다. 바른 자세가 하루아침에 만들어지지는 않습니다. 하지만 꾸준히, 그리고 의식적으로 자세에 대해 생각하다 보면 언젠가는 분명 바르고 단단한 자세를 하게 될 것입니다.

06 | 유지의 중요성, 재활보다 더 중요한 것은 '예방'

헬스장에서 신규 회원과 상담 중에 건강 문진을 하면 예전의 부상에 대해 말하는 경우가 많습니다. "30년 전에 발목을 심하게 접질렸어요", "오른쪽 무릎이 아직도 소리가 나요", "허리 통증 때문에 오래 치료를 받았어요" 이처럼 누구나 몸 어딘가에 있었던 과거의 부상이나 통증을 기억합니다. 그리고 운동을 시작할 때 '혹시 다시 아프면 어쩌지'라는 불안감이 들기도 합니다.

이제는 '재활'의 시대

예전에는 다치면 치료를 받고 '쉬면 낫는다'라고 생각했습니다. 움직이지 않고 안정을 취하는 것이 최선이라고 생각했기 때문입니다. 통증이 없어질 때까지 몇 달이고 기다리면서 일상생활을 조심스럽게 하는 '보존적인 치료'를 한 것입니다. 하지만 이 방식은 오히려 기능의 저하를 가져옵니다. 예를 들어 발목을 다쳐 깁스를 하고 몇 주간 쉬었다면, 통증은 사라져도 다친 쪽 다리의 근력과 움직임은 약해진 채 남게 됩니다. 이렇게 되면 사람은 무의식적으로 다친 부위를 덜 쓰고, 그 결과 근육은 점점 퇴화되며 기능은 더 약해지는 악순환이 이어집니다.

시간이 흐른 뒤, 사람들은 다치더라도 치료를 받고, '재활'을 해서 다시 예전처럼 돌아간다는 생각을 가지게 되었습니다. 기존의 보존적 치료 방식은 몸의 기능을 오히려 떨어트린다는 연구 결과들이 발표되며 재활의 중요성이 강조되었습니다. 그러다 2000년대 초반 정부 정책의 하나로 생활 체육이 확대되면서 운동과 재활에 대한 전반적인 인식이 바뀌었습니다. 또한 스포츠 스타들의 재활 과정이 화제가 되면서 일반인들에게도 재활이라는 개념이 보편화되었습니다. 병원에서도 비수술적 치료나 수술을 한 뒤, 진료에서 의사가 운동을 하라는 '운동 처방'을 내리는 것이 자연스러워졌지요. 병원 내에 있는 재활센터나 도수치료도 사실은 운동 및 재활의 개념, '기능성 트레이닝'이 반영된 것입니다.

재활은 사전적으로 '장애가 있는 사람이 치료를 받거나, 훈련을 통해 일상생활이나 사회적 활동을 한다'라는 뜻입니다. 재활은 관절, 근육, 힘, 체력 등이 복합적으로 구성된 사람의 '기능', 즉 신체가 가진 역할을 활용하여 움직임을 향상시키는 것을 말합니다. 이것이 바로 재활은 '기능성 훈련Functional Training'을 기반으로 한다는 뜻입니다. 예전에는 팔에 금이 가거나 부러지면 깁스를 하고 쉬다가, 나중에 깁스를 푼 팔이 얇아진 것을 알게 되고, 그 팔만 기능이 계속 약한 상태로 지내기도 했습니다. 하지만 재활이라는 개념이 도입되면서 다친 팔도 계속 기능하게 만들어서 좌우의 균형이 깨지지 않고 기능적으로 약해지지 않도록, 움직임과 힘을 쓰도록 만들게 되었습니다. 그 결과 환자도 더 좋은 결과를 가지고 더 빠르게 사회에 복귀하게 되었습니다. 사람들이 재활이라는 것을 하게 되면서 기능성 훈련을 알게 된 것입니다.

'재활'보다 더 중요한 것은 '예방'입니다

최근에는 재활이 효과적이긴 하지만 그 과정이 쉽지는 않다는 사실을 많이들 알고 계십니다. 그래서 아예 재활할 필요가 없게, '다치지 않으면 좋다, 미리 건강을 챙겨서 부상을 예방하자'라고 인식이 변하고 있죠. 재활보다는 '예방'과 '건강 유지'로 패러다임이 전환되고 있는 것입니다. 만약 낙상으로 다치더라도 발전한 의료 기술로 수술하고 재활을 해서 낫는 방법도 있습니다. 하지만 뼈를 보호해 주는 근육을 키워서 낙상이 발생해도 덜 다치거나, 안 다치도록 하는 방법이 당연히 더 좋습니다. 그래서 사고를 예방하는 운동, 건강을 유지하는 운동, 사회의 일원으로 참여하며 자존감을 올릴 수 있도록 삶의 질을 올리는 운동의 형태로 생활 체육의 참여율이 점점 높아지고 있습니다.

시니어에게 운동은 '투자'입니다

예전에는 65세 이상의 노인이 운동을 한다고 하면 '우리 나이에는 조심해야 한다, 연골이 나간다, 다친다, 살살 몸만 풀어라'라고 했습니다. 하지만 최근에는 60대 이상 고령층의 사회적 참여율이 대폭 증가했고, 건강을 유지하는 것이 중요하다는 것을 많이들 알고 계십니다. 시니어들도 운동에 대한 인식이 바뀌면서 은퇴 후에 운동을 시작하시는 분도 있고, 시니어 몸짱들도 많이 생겼습니다. 이런 사례들은 외국에서는 훨씬 예전부터 있었던 흐름이며, 미국이나 일본은 시니어 올림픽을 개최하기도 합니다.

고령화 사회를 넘어 초고령화 사회가 되면서 외과적인 재활이나 예방뿐만 아니라 대사증후군●과 같이 내과적인 질환도 대비해야 합니다. 꾸준한 운동으로 체중을 유지하고 혈압을 조절하면 당뇨병이나 고혈압과 같은 내과적인 문제들도 충분히 예방하거나 늦출 수 있습니다. 무엇보다도 건강 유지를 위해 지속 가능한 생활 패턴을 만들어두는 것이 좋습니다. 수시로 스트레칭하는 습관을 지니고, 30분 이상 걷거나 가볍게 달리는 등의 유산소운동을 주 3~5회 규칙적으로 하고, 근육이 감소하는 것을 예방하기 위해서 주 2회 이상 근력운동을 해야 합니다. 피로가 계속 쌓이지 않도록 충분히 쉬어주는 습관도 중요하며, 나에게 맞는 강도를 찾아 포기하지 않고 꾸준히 운동을 이어가야 합니다.

● 당뇨병, 고혈압, 심뇌혈관질환, 고지혈증, 복부비만과 같이 여러가지 신진대사와 관련된 질환이 동반된다는 의미이다.

07 | 몸을 연결하는 근막

우리의 몸이 하나의 피부로 덮혀 있듯이, 몸 안쪽은 근막*이 하나의 연결망**처럼 이어져 있습니다. 근막은 근육과 장기를 싸고 지지하는 얇고 유연한 조직으로, 콜라겐과 엘라스틴 섬유로 이루어져 있습니다. 마치 주방에서 사용하는 투명 랩처럼 신축성과 복원력을 지녔지만 부상이나 과사용 등 특정 조건에서는 유착이 발생할 수 있습니다. 또한 유착된 근막은 주변 조직과 엉겨 붙어 움직임을 제한하거나 통증을 유발할 수 있습니다.

| 근육과 뼈의 개수 |

구분	수량
뼈	약 206개
근육	약 600~650개
근막 라인	전방, 후방, 사선 등 다양한 라인

- * 근막은 하나로 연결되어 있지만 위치에 따라 여러 개로 구분할 수 있다. 해부학적으로 크게는 표면후방선(몸의 뒤쪽), 표면전방선(몸의 앞쪽), 외측선, 나선선, 상지선, 기능선으로 분류가 가능하다.
- ** 근막은 몸 전체의 구조적 안정성과 운동성을 지원하며, 해부학 기차Anatomy Trains 이론처럼 연결된 연속체로 작용한다.

근막이 무엇인가요?

우리가 알고 있는 뼈와 근육은 각각 개별적인 구조처럼 보이지만, 근막이 이들을 감싸며 하나로 연결해 주는 유기적인 연결망 역할을 합니다. 우리 몸에는 약 206개의 뼈가 있고, 그 주변에는 수많은 근육이 있습니다. 근육들은 근막에 둘러싸여 있으며, 그 위로 지방과 피부가 층층이 덮여있습니다. 근막을 현미경으로 확대해 보면 콜라겐 섬유와 엘라스틴 섬유가 솜사탕처럼 3차원 매트릭스를 이루고 있습니다. 그리고 근막은 약 65~75%가 수분으로 구성되어 있습니다. 그래서 근막 내 수분의 흐름은 근막의 유연성과 탄성을 유지하는 데 매우 중요합니다. 수분의 흐름이 원활하지 않으면 근막이 딱딱해지거나 엉겨 붙어 해당 부위의 근육과 관절 기능에 영향을 미칠 수 있기 때문입니다.

우리가 웜업 스트레칭을 하는 이유는 관절과 근육을 준비시키는 것뿐 아니라, 근막을 풀고 활성화하기 위한 것입니다. 근막의 유연성이 회복되면 해당 부위의 근육과 관절도 더 원활하게 움직일 수 있습니다. 또한, 근막은 고무줄처럼 힘을 저장하고 방출하는 기능을 통해 움직임의 효율성을 높입니다. 예를 들어, 달리기나 점프 같은 역동적인 움직임에서 근막은 탄력적으로 에너지를 전달해 주는 역할을 합니다. 즉, 근막이 건강하고 유연할수록 움직임의 효율이 높아지고, 근육과 관절의 부담은 줄어들며 부상의 위험도 감소합니다.

근막은 심리적 스트레스에 민감하게 반응하는 특성이 있습니다. 스트레스를 받으면 자율신경계, 특히 교감신경계가 활성화되어 근막과 연결된 근육들이 긴장하고, 몸 전체가 경직된 느낌을 받을 수 있습니다. 예를 들어, 싫어하는 사람이 근처에 오는 것만으로도 긴장이 되어 몸이 굳는 느낌을 느껴보신 적이 있으실 겁니다. 반대로 그 사람이 떠나거나 스트레스 상황이 해소되면 근막도 부드럽게 이완되어 어깨가 내려가고, 긴장이 풀리는 것을 느낄 수 있습니다. 근막은 스트레스를 받으면 긴장되고, 부상을 입는 경우 유착되어 통증이 생기고 움직임에 제한이 생길 수 있습니다.

근막 관리, 어렵지 않습니다

근막을 활성화하고 이완시키는 방법은 이미 우리의 일상에 많이 녹아있습니다. 가장 대표적인 것이 '엄마 손은 약손'입니다. 배가 아플 때 손으로 부드럽게 문지르거나, 무릎이 아플 때 쓰다듬는 행동은 근막의 긴장을 완화하고 국소 혈류를 증가시켜 치유를 돕습니다. 피곤할 때 목 뒷덜미를 주무르는 것도 자율신경계를 안정시켜 근막을 부드럽게 이완하는 것입니다. 이 외에도 아로마 오일을 활용한 마사지나 요가와 명상은 스트레스를 완화하고 근막의 탄력을 회복시키는 데 효과적입니다. 안마의자나 최근 보편화된 마사지건 역시 근막 이완을 돕기 위해 설계된 기구들로, 일상에서 편리하게 활용할 수 있습니다.

근막은 단순히 근육을 감싸는 껍질이 아닌, 전신을 연결하는 '건강의 망'입니다. 온몸을 유기적으로 연결하고, 움직임과 회복, 감정까지 관여하는 중요한 조직입니다. 근막이 굳으면 몸이 불편해지고, 근막이 부드러우면 움직임이 편해집니다. 근막이 건강하면 몸과 마음이 함께 편안해집니다. 이후 챕터에서는 근막을 포함한 전신의 움직임을 위한 다양한 실전 운동들도 소개할 예정입니다. 근막의 흐름을 기억하며 부드럽고 연결된 움직임을 함께 만들기 바랍니다.

08 | 짝을 이루는 근육

근막은 온몸을 하나로 연결하며, 특정 움직임에서 근육 간 힘을 전달하고 협력하는 역할을 합니다. 이에 따라 근육은 단독으로 작용하지 않습니다. 서로 협력하며 작용하는 근육들이 짝을 이루어 움직임을 만듭니다. 이를 '짝 근육' 또는 조금 더 전문적으로는 '협력근Synergist muscles'이라고 합니다. 짝 근육은 단순히 좌우 한 쌍의 근육이 아닙니다. 어떤 동작을 수행할 때, 여러 근육이 각기 다른 위치에서 역할을 나누어 협력하며 힘을 만들어내고 조절하여 움직임을 조화롭게 이어가는 시스템입니다.

쉽게 말해 짝 근육은 우리가 일상생활의 동작이나 운동을 할 때, 자연스럽게 사용하는 몸의 리듬입니다. 이 리듬은 근육과 근막이 서로 협력하여 전신의 움직임을 조율합니다. 하지만 이 리듬 중 일부가 제대로 사용되지 않으면 특정 근육이 비활성화되며 움직임의 비효율을 가져오고, 나아가 부상을 초래할 수 있습니다. 그러므로 근육들의 리듬을 깨우고 협응력을 높이는 연습이 필요합니다.

왜 짝 근육이 중요할까요?

짝 근육은 주동근Agonist, 길항근Antagonist, 협력근Synergist의 개념을 알아두면 이해하기 쉽습니다. 특정 동작에서 주로 사용되는 근육을 주동근이라 하고, 그 동작을 돕는 근육들을 협력근이라고 합

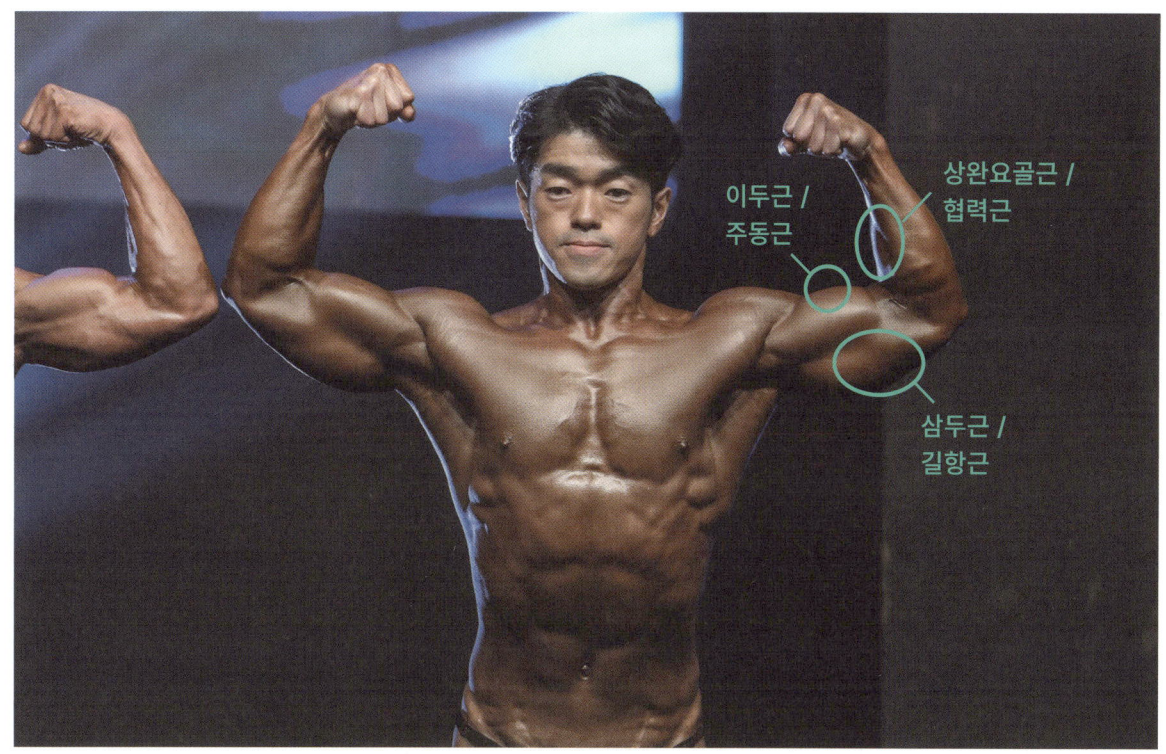

● 이두 운동을 통한 짝 근육의 이해

니다. 길항근은 반대 작용을 하는 근육으로 주동근의 힘에 대응해 관절을 안정적으로 보호하는 중요한 역할을 합니다. 예를 들어, 팔 이두 운동을 할 때, 이두근은 팔꿈치를 굽히는 '주동근'으로 작용하며, 상완요골근은 '협력근'으로 팔꿈치의 굽힘을 돕고, 삼두근은 '길항근'으로 적절히 늘어나면서 동작의 균형을 유지합니다.

추가로 알아두면 좋은 개념은 로컬 근육과 글로벌 근육입니다. 팔꿈치를 천천히, 안전하게 구부릴 수 있도록 팔꿈치의 움직임에 세밀하게 관여하는 협력근들은 이두근 근처에 있는 로컬 근육Local muscle들입니다. 그런데 이때, 바닥을 눌러 몸을 안정시키는 비교적 멀리 있는 글로벌 근육Global muscle들도 있습니다. 글로벌 근육은 전신의 안정성을 확보하고 큰 힘을 내는 데 기여하며, 이두 운동과 같은 동작에서 몸 전체가 협력해 에너지를 더욱 효율적으로 사용할 수 있게 해줍니다.

우리가 반듯하게 서 있을 때는 좌우 양쪽 엉덩이 근육(대둔근)이 같은 힘을 주며 균형을 유지합니다. 그러나 걷기 시작하면 양쪽 엉덩이 근육은 매 순간 다른 크기의 힘을 사용합니다. 오른쪽 다리가 앞으로 나가면 오른쪽 엉덩이 근육과 대각선 방향인 왼쪽 등 근육(광배근)이 짝을 이루어 힘을 발휘합니다. 팔과 다리를 흔들며 대각선으로 힘을 전달하고, 전신의 짝 근육이 자연스럽게 협력하여 리듬을 만듭니다. 이 과정에서 코어 근육(복횡근, 다열근, 횡경막, 골반기저근)이 골반과 척추의 균형을 조절하는 데 핵심 역할을 합니다. 코어는 상·하체의 움직임을 조율하며, 사선 방향으로 힘을 전달하고, 몸의 안정적인 회전과 기울어짐을 담당합니다. 코어가 안정되면 사지(팔다리)가 자유롭게 움직일 수 있고, 전신의 힘을 효율적으로 전달할 수 있습니다.

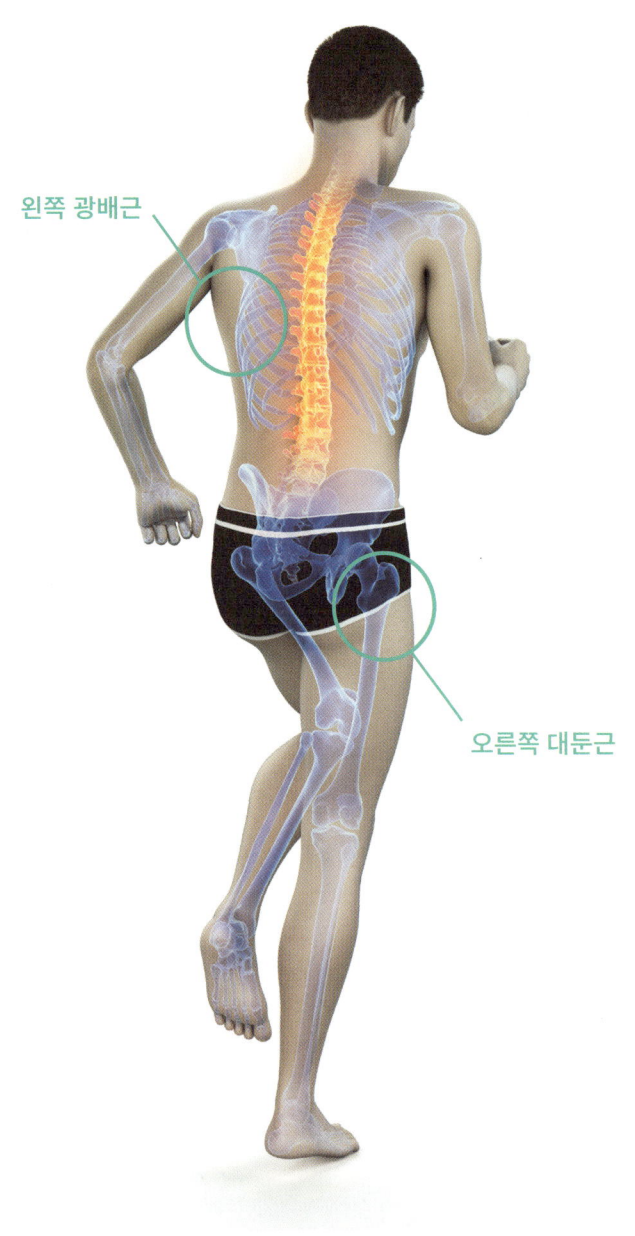

● 짝 근육의 이해 : 왼쪽 광배근과 오른쪽 대둔근의 협력

근육의 협응이 깨지면?

짝 근육의 균형이 깨지면 특정 부위에 과부하가 생겨 근골격계 질환의 위험이 높아집니다. 예를 들어, 골프 스윙은 몸의 리듬과 근육 협응이 잘 이루어져야 하는 대표적인 동작입니다. 스윙 동작에서는 하체(둔근, 햄스트링)가 안정적인 기반을 제공하고, 상체(광배근, 척추기립근)는 회전을 지원하며, 코어 근육(복사근, 복횡근)은 상·하체를 연결하며 힘을 전달합니다. 이러한 짝 근육들이 조화를 이루지 못하면 어깨나 허리, 손목과 같은 특정 부위에 과부하가 걸려 부상의 위험이 증가할 수 있습니다.

또 다른 예로 머리를 긁기 위해 손을 위로 들어 올릴 때, 어깨 관절과 주변 근육들이 주로 사용됩니다. 이때 복횡근이라는 코어 근육이 사용되는데, 이 복횡근은 팔을 들어 올릴 때 몸이 과도하게 흔들리거나 허리가 젖혀지는 것을 방지하며, 동작의 효율성을 높이는 데 중요한 역할을 합니다. 한 번 머리를 긁는 정도의 동작에서는 복횡근의 개입이 크지 않을 수도 있지만, 하루 종일 머리 높이까지 손을 들어야 하는 이발사의 경우라면 이야기가 달라집니다. 복횡근이 제대로 활성화되지 않으면 어깨 근육들이 과도하게 사용되어 피로가 누적됩니다. 이는 어깨 관절과 목 주변의 뻐근함, 그리고 허리의 과도한 긴장으로 인한 피로감을 유발하게 됩니다. 이처럼 특정 근육들이 협력하지 않으면 어깨와 같은 근육들이 과부하를 받게 되고, 몸의 다른 부분들이 이를 보상하기 위해 불필요한 긴장을 합니다. 결과적으로 관절과 근육의 균형이 무너져 만성적인 통증이나 피로로 이어질 수 있습니다.

운동을 잘하려면, 주동근만 보지 마세요

짝 근육과 근막의 협응력을 이해하고 꾸준히 훈련하면 전신을 자연스럽게 활용하는 힘을 기를 수 있습니다. 필요할 때 근육들이 서로 도와 특정 부위가 과도하게 사용되어 피로나 부상을 입는 것을 막아줍니다. 결국 몸의 리듬이 회복되고 협응력이 높아지면, 뼈·근육·관절이 조화를 이루어 효율적이고 건강한 움직임과 자세를 유지할 수 있습니다.

이러한 내용들을 이해한 상태로 바른 자세를 유지하고 꾸준한 스트레칭과 운동을 하는 것이 중요합니다. 특히 움직임을 개선하려면 앞서 설명했던 '안정성과 가동성'을 동시에 키우는 훈련이 필요합니다. 예를 들어, 특정 동작에서 A라는 근육에 힘을 쓰고 싶지만, 이 근육이 제대로 느껴지지 않거나 활성화되지 않는다면 B, C, D라는 협력근들을 함께 사용하려고 노력하는 것이죠. 이러한 협력근은 가까운 부위에 있는 로컬 근육일 수도 있고, 멀리 떨어진 글로벌 근육일 수도 있습니다. 짝 근육을 효과적으로 활용한다는 것은 이러한 협력근들을 동시에 활성화하여 움직임을 잘 사용하는 것입니다.

예를 들어, 엉덩이 근육(대둔근)을 제대로 사용하고 싶다면 발가락으로 지면을 눌러 안정감을 느끼는 것이 도움이 됩니다. 마찬가지로 팔을 안정적으로 들어 올리려면 배(코어)에 살짝 힘을 주어 몸통을 안정화시키고, 짝 근육을 함께 활용해야 합니다. 주동근에만 집중하기보다는 그 주변의 근육들까지 함께 머릿속에 이미지화하며 사용한다는 의식이 올바른 동작을 만드는 데 필수적입니다. 이러한 방식으로 운동을 수행하면 특정 근육에 과도한 부담을 주지 않고 전신의 협응력을 통해 효율적이고 건강한 움직임을 만들어낼 수 있습니다. 이는 일상생활뿐 아니라 운동 퍼포먼스와 부상 예방에도 큰 도움을 줍니다.

09 운동 감각

축구 경기를 보면 선수들이 드리블하면서 같은 편 선수들이 어디로 움직이는지, 상대편 선수들은 어디로 달려가는지 보며 정확하게 필요한 공간으로 패스를 합니다. 우리는 이처럼 잘 보고, 잘 느끼고, 잘 판단해서 운동 에너지로 표출하는 선수를 보면서 "저 선수 운동신경 좋다"고 표현합니다. 변화를 얼마나 빠르게 느끼고, 얼마나 빠르게 반응하는지가 바로 운동신경입니다. 우리가 알만한 유명한 선수들은 운동신경과 더불어 이러한 정보들을 잘 보고, 잘 듣고, 잘 느끼는 감각이 뛰어납니다. 그리고 그중에서도 특히 운동감각이 좋은 선수는 한 단계 더 높은 수준의 경기를 보여줍니다. 운동신경과 같이 타고난 감각을 잘 개발시킨 경우라고 할 수 있습니다. 이런 선수는 다른 선수들과 연봉이 수십 배 차이가 나게 되는 월드클래스 선수가 됩니다.

운동감각은 타고나는 걸까?

운동신경과 비슷한 개념으로 '운동감각'이 있습니다. 근육이 크거나, 신체 조건이 좋아서 운동을 잘하는 것이 아니라, 반응 속도와 움직임이 좋을 때 운동감각이 좋다고 표현합니다. 그런데 운동감각은 신체적 움직임을 넘어 뇌와 신경계, 심지어 정서까지 영향을 미칩니다. 운동감각을 활용하지 않고 운동을 한다면 무의미한 움직임의 반복에 그칠 수 있지만, 관절의 위치를 정확하게 인지하고 운동하면 그 효과가 몸과 마음 모두에 극대화될 수 있습니다.

운동감각의 특징 중 하나는 사용하지 않으면 잃어버리게 된다는 점입니다. 노화와 함께 몸의 센서인 신경세포의 수가 줄어들고 그 연결성도 약화되면, 운동감각은 자연스럽게 떨어지게 됩니다. 시니어의 경우 나이가 들며 퇴화된 감각이 운동의 질에 미치는 영향은 생각보다 큽니다. 근육의 수축과 이완을 충분히 느끼지 못하면, 운동 중 균형을 잃거나 부상을 당할 위험이 커집니다. 다행인 것은 운동감각을 꾸준히 사용하면 평균 나이대보다 더 좋은 상태를 유지할 수 있다는 것입니다.

운동감각과 일상생활

운동감각 중에는 '바른 자세' 부분에서 설명한 고유수용성 감각도 있습니다. 어려운 단어처럼 느껴질 수 있지만 우리가 평소 집에서도 많이 느끼는 감각입니다. 우리는 화장실을 가거나, 방으로 들어가면서 가끔 팔이나 발을 벽과 문지방에 부딪히고는 합니다. 익숙한 공간인 집에서 기억은 안 나지만 어딘가에 자꾸 부딪혀서 멍든 곳을 발견하게 된다면, 내 몸의 위치를 인지하는 고유수용성 감각이 떨어진 것입니다. 고유수용성 감각은 '내 신체의 위치와 움직임을 인지하는 감각'이며, 근육, 관절, 인대에 있는 수용기를 통해 스스로 몸 상태를 느끼는 능력입니다. 이런 감각들이 계속 떨어질수록 낙상의 위험에 더 노출되기 때문에 시니어들에게는 더욱 중요한 부분입니다.

감각에는 시각, 청각, 후각, 미각, 촉각의 다섯 가지, 이른바 '오감'이 포함됩니다. 이런 오감은 반응 속도에 많은 영향을 미칩니다. 눈앞에 벌이나, 공이 날아오는 것을 본다면(시각) 바로 피하거나, 내 몸을 보호하기 위한 동작을 합니다. 어디선가 쿵 소리가 나면(청각) 순간적으로 소리가 난 곳을 바라보며 몸을 움츠리거나, 손으로 머리를 감싸는 행동을 합니다. 매캐한 냄새가 나면(후각) 순간 숨을 멈추고, 다른 방향으로 빠르게 피하게 될 것입니다. 음식을 먹을 때도 이상함을 느끼면(후각, 미각) 바로 뱉기도 하고, 몸에 닿는 온도나 표면의 느낌(촉각)을 통해 몸을 보호하기도 합니다. 오감을 통해 우리는 일상생활에서 수없이 느끼고, 수없이 반응하며 살고 있습니다.

오감이 둔해질수록 반응하는 행동이 느려지고, 일상생활과 운동에서 만족스럽지 않은 상황들이 생길 수 있습니다. 하지만 운동을 통해 오감을 통합적으로 활용하면 운동 효과도 올라가고, 심리적인 건강 개선에도 큰 도움이 됩니다. 이렇듯 오감은 운동 수행, 학습, 회복에 중요한 도구로 사용되기 때문에 이를 깨우기 위한 노력이 필요합니다. 음식을 보면서 맛있다고 생각하고, 냄새를 맡으면서 좋다고 느끼고, 음식을 집어 먹으면서 채소의 질감과 아삭한 소리를 느끼고, 짜고 달고 고소하고 따뜻하고 시원한 맛과 온도를 느끼는 것도 이러한 노력에 포함됩니다. 운동할 때만 오감을 활용하는 것이 아니라, 일상생활에서 오감을 느끼는 것도 감각을 올리는 좋은 방법입니다. 감각이 무디어지거나 감소되지 않도록 해줄 뿐만 아니라, 오감을 느끼는 행위 자체가 우리에게 행복을 안겨주는 소중한 경험이 되기도 합니다.

시니어에게 운동감각은 '생존 감각'입니다

시니어에게 운동감각은 단순히 '움직임'을 뛰어넘어 '생존 감각'이라고 할 수 있습니다. 감각(운동감각, 고유수용성 감각, 오감 등)들을 활용해서 내 몸을 보호하고, 일상생활을 독립적으로 유지하는 것은 너무나도 중요합니다. 일상생활에서 대화할 때도 잘 보고, 잘 들어야 하고, 장을 볼 때도 공간을 인지하고, 안내 방송도 들으며 감각을 잘 느껴야 합니다. 운동을 할 때마다, '내 몸이 지금 어떤 상태인지?', '이 동작을 할 때 어디가 반응하는지?' 등을 인식하며 움직인다면 그 자체가 훌륭한 운동감각 훈련이 될 것입니다.

그리고 시니어들에게 꼭 당부하고 싶은 것 중 하나가 바로 운동감각을 활용해서 '피로도 관리'를 잘 하는 것입니다. 많은 분이 매일 정해진 시간에 운동을 가는 것이 습관화되어 있습니다. 물론 운동을 꾸준히 하는 것도 좋지만, 컨디션에 따라 무리하지 않는 것도 중요합니다. 평소보다 밤에 잠을 잘 자지 못해서 너무 피곤하거나, 아침을 걸러서 힘이 없거나, 날씨가 엄청 덥거나, 혹은 옷을 얇게 입고 나와서 추운 날에는 과감하게 운동을 쉬거나 줄여야 합니다. 이런 날에도 운동을 매일 하던 시간만큼, 하던 강도대로 강행하면 몸에 큰 부담을 줄 수 있습니다. 스스로 그날의 컨디션을 확인하고, 무리가 되지 않게 운동을 조절하거나 쉬어야 합니다. 혹은 운동을 하다가 눈이 침침하거나, 호흡이 원활하지 않거나, 손이 저리는 등의 변화를 느낀다면 심혈관 관련 질환으로 이어지지 않도록 운동을 멈추어야 합니다. 유연하고 유동적인 사고를 가진 상태로, 감각을 활용해서 운동한다면 우리 몸은 좋은 상태를 유지할 수 있습니다.

10 | 근육 이름 익히기

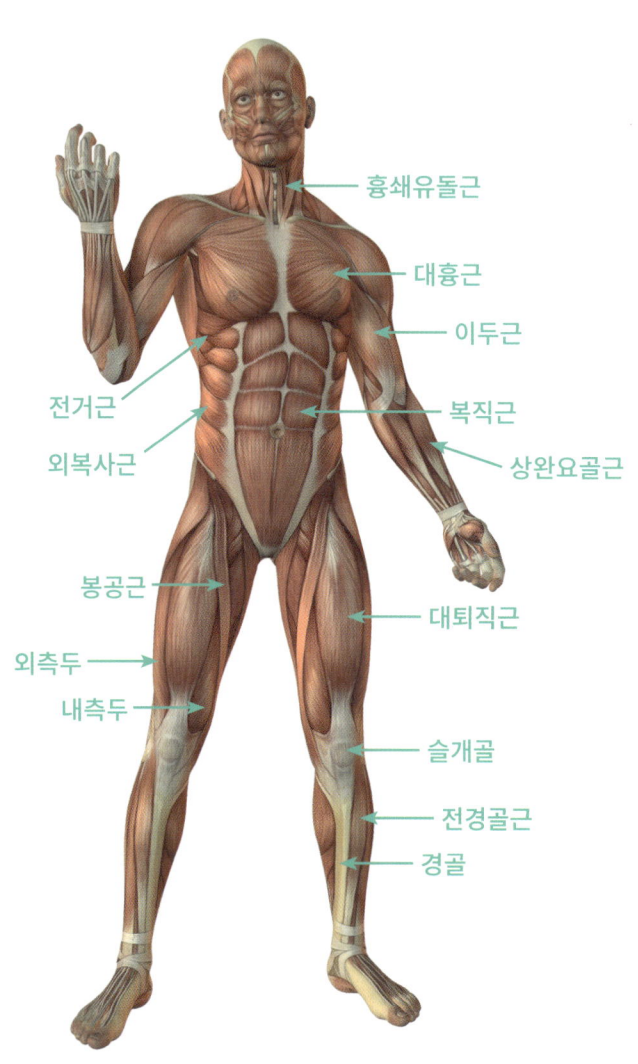

● 신체 앞면의 근육 위치와 이름

운동을 하는 데 있어서 근육의 이름을 알고 있다면 운동에 대한 이해도가 매우 올라갑니다. 각 운동마다 어떤 근육을 사용하는 운동인지 제대로 알고 있지 않다면 그저 지루한 반복 운동이 될 수밖에 없습니다. 하지만 이름을 안다면 운동 중에 그 부위를 더욱 신경 써서 운동할 수 있기 때문에 운동 효과도 더욱 커집니다.

모든 근육의 이름을 다 외울 필요는 없습니다. 다만 운동 설명 중 '어떤 근육을 사용하라'는 설명이 나왔는데 잘 이해가 안 간다면 이 페이지를 살펴보며 지금 본인이 어떤 근육의 운동을 하는지 살펴보시기 바랍니다.

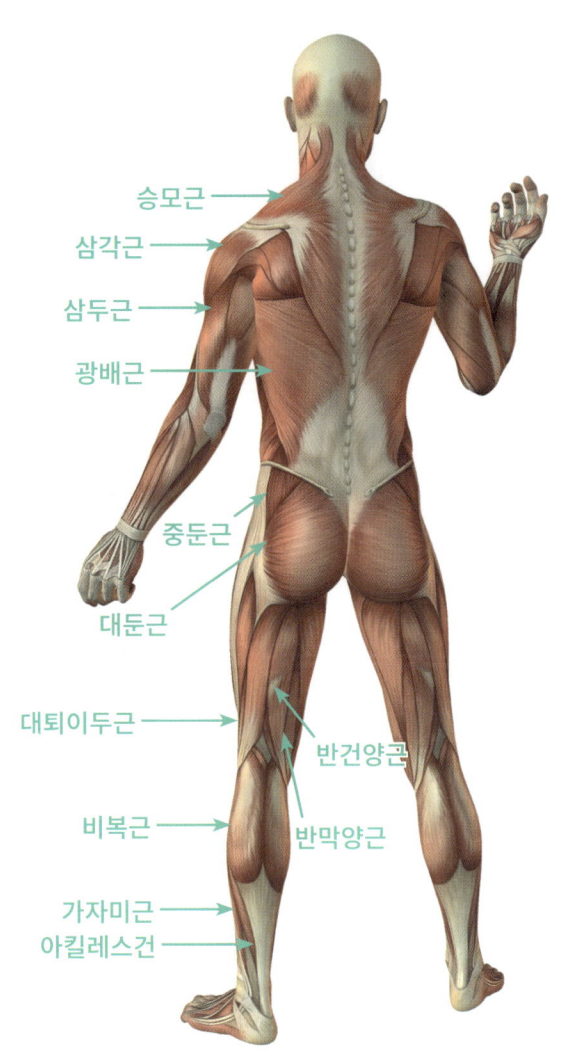

● 신체 뒷면의 근육 위치와 이름

Q&A 근육통에 대한 오해와 진실

많은 사람들이 운동 후에 근육통이 있으면 '내가 운동을 심하게 했나?'라고 생각합니다. 근육통이 무서워서 근력운동을 잘 하지 않거나, 운동량을 줄이기도 합니다. 반대로는 운동을 했는데, 이후에 근육통이 없으면 '운동 강도가 약했나?'라고 생각하기도 합니다. 하지만 모두 다 근육통에 대한 오해입니다. 운동 후에 근육통이 발생할 수는 있지만, 근육통이 운동의 적절한 강도를 판단하는 유일한 기준은 아닙니다. 근육통이 없지만 충분한 운동량과 운동 효과를 얻었을 수 있습니다. 중요한 것은 앞서 설명해 드린 것처럼 안정성과 가동성, 짝 근육을 잘 활용하여, 바른 자세와 적절한 강도로 운동을 꾸준히 하는 것입니다. 근육통은 운동 중

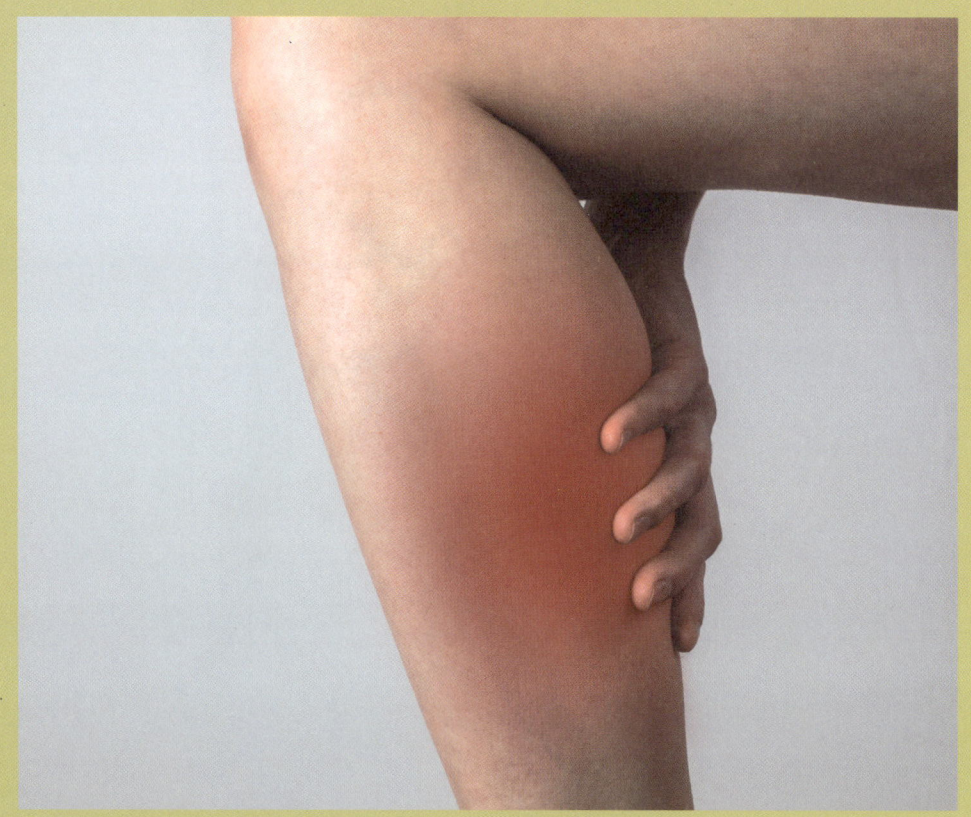

근섬유가 미세하게 손상되며 발생합니다. 특히 중량 운동처럼 근육을 힘줘서 수축했다가, 힘을 준 상태로 천천히 이완하며 길어지는 신장성 운동 후에 흔하게 나타납니다. 근육통은 이런 운동 이후에 근육이 회복하는 과정, 그리고 더 강해지는 과정의 일부이며 자연스러운 현상입니다.

근육통에 대한 또 다른 오해는 근육통이 있을 때는 무조건 쉬는 것이 좋다고 생각하는 것입니다. 하지만 근육통이 가벼운 경우에는 스트레칭을 하거나, 저강도의 운동이 오히려 회복에 도움이 됩니다. 물론 근육통이 심하다면 충분한 휴식과 영양 섭취로 근육을 회복하는 것이 필요합니다. 근육통을 줄이고 싶다면 운동 전에는 동적 스트레칭으로 근육과 관절 워밍업을 하고, 운동 후에는 정적 스트레칭으로 근육의 긴장을 완화해 주는 습관을 가지면 좋습니다. 또한 운동 시 운동 강도를 점진적으로 높이며, 몸이 적응할 시간을 가질 수 있도록 해주는 것이 좋습니다. 운동 이후에는 충분한 수분과 단백질 섭취도 근육 회복에 도움이 됩니다. 운동으로 많이 사용된 부위의 근육은 냉찜질로 염증과 부기를 줄이는 방법도 효과적입니다. 운동 후 48시간이 지난 후에는 온찜질로 혈액순환을 촉진하면 회복에 좋습니다.

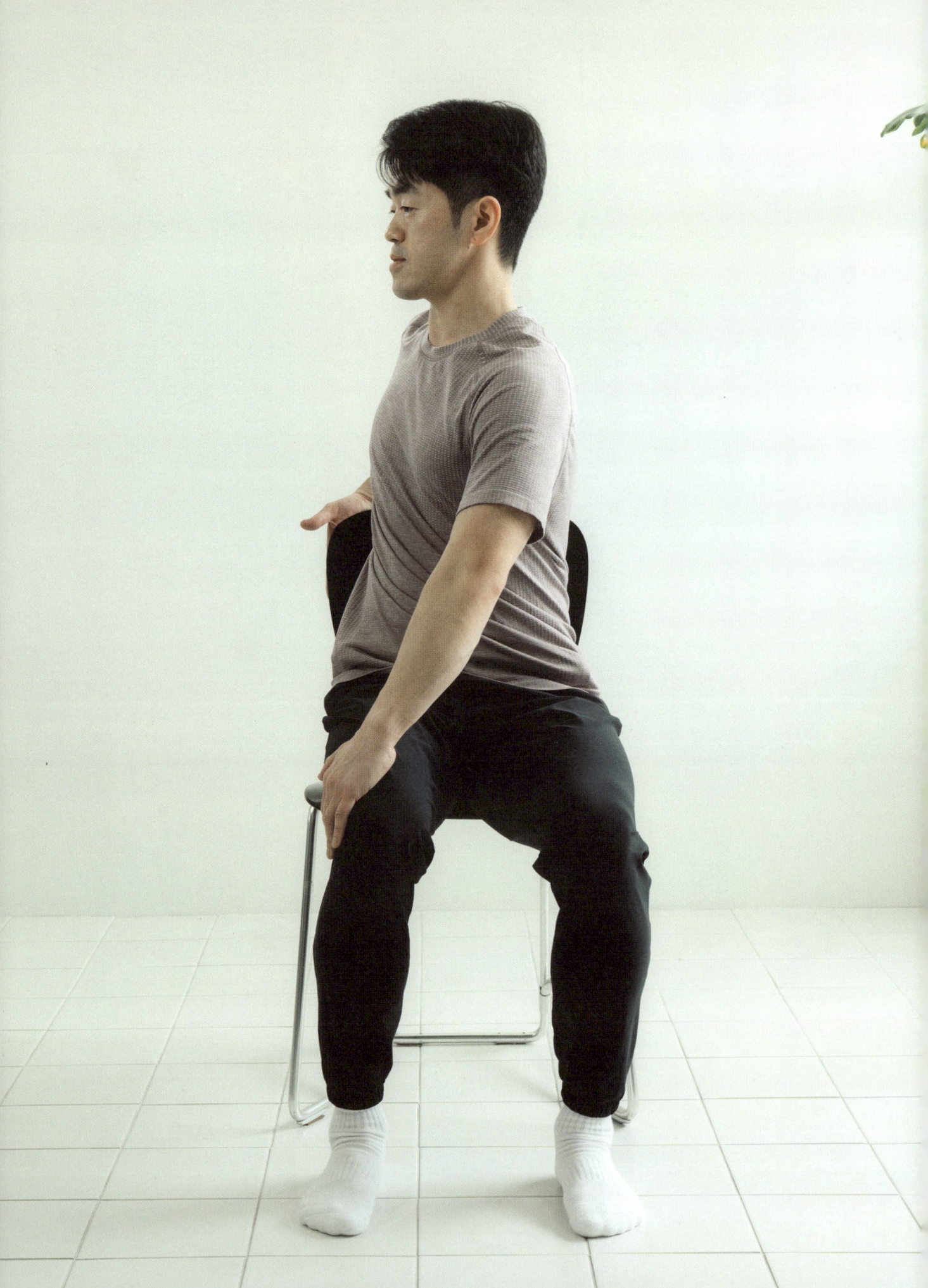

Part 2

집에서 쉽게 할 수 있는

통증안녕 스트레칭

01 | 통증과 운동

통증이 생기면 많은 사람이 아픔이 저절로 사라질 때까지 기다려야 할지, 한의원이나 정형외과와 같은 병원을 가야 할지 고민하게 됩니다. 그런데 시니어들은 비슷한 통증을 경험해 본 지인들이 많습니다. 그래서 다양한 치료법과 복용약에 대한 정보들을 접할 기회가 많아서 오히려 더 혼란스럽기도 합니다. 이때 가장 중요한 것은 빠르게 현재 상태를 정확하게 진단하는 것입니다. 적절한 진단과 치료는 통증을 조기에 관리하고, 상태를 더 악화시키지 않기 위해 꼭 필요합니다. 그러다 통증이 어느 정도 줄어들고 나면 의사나 치료사로부터 운동을 권유받는 경우가 많습니다. 운동이 통증을 경감시키고, 재활에 효과적이기 때문에 최근에 운동 처방이 내려지는 경우가 더 많아지고 있습니다. 이번 장에서는 통증이 발생하는 원리와 통증을 지혜롭게 다루며 운동하는 방법을 알려드리겠습니다.

통증은 단순히 불편함이 아니라, 우리 몸이 보내는 중요한 신호입니다. 통증은 크게 급성통증과 만성통증, 두 가지로 나뉩니다. 급성통증은 손상이나 부상을 경고하며, 보통 짧은 기간 지속됩니다. 만성통증은 시간이 지나도 사라지지 않고, 심리적·육체적 스트레스를 유발합니다. 하지만 어떤 통증이든 올바르게 이해하고 관리하는 것은 건강한 삶을 위한 첫걸음입니다. 통증을 참고 견뎌야 할 대상으로 여기지 말고, 우리 몸의 상태를 알려주고, 관리의 필요성을 알려주는 소중한 도

구라고 여겨야 합니다.

먼저 통증이 느껴지는 과정을 알아두면 좋습니다. 우리 몸의 특정 부위에 부상이나 염증이 생기면 해당 부위의 말초신경에서 자극이 감지됩니다. 그리고 그 자극이 중추신경계(척수와 뇌)로 전달되면서 통증을 느끼게 됩니다. 이후 뇌는 통증의 강도, 위치, 유형을 해석합니다. 그리고 다시 중추신경계를 통해 신호를 보내 환부에서 회피나 위축과 같은 보상 작용을 유도합니다. 예를 들어 뜨거운 물건에 손이 닿았을 때, 말초신경이 열 자극을 감지해서 뇌로 빠르게 전달합니다. 뇌는 즉시 '뜨겁다!'라는 해석을 내리고, 동시에 손을 떼라는 명령을 내려서 우리 몸의 손상을 최소화합니다. 이러한 과정이 아주 빠르고 반사적으로 일어나기 때문에 우리는 통증에 바로 반응하여 몸의 부상을 최소화하며 보호합니다.

통증이 있으면 누구든 운동하는 것 자체가 두렵고, 결국 활동을 피하게 됩니다. 그러나 이런 패턴이 장기화되면 근육이 약화되고, 관절의 기능이 떨어지게 됩니다. 그러므로 통증이 있을 때 운동을 하려면 통증의 강도를 스스로 평가하고, 이에 맞게 적절히 운동 강도를 조절해야 합니다. 다음은 통증 척도(0부터 10까지)를 활용해서 주관적으로 평가하는 방법입니다.

0	통증 없음
3	약간 불편하지만 움직임에는 문제없음
5	아프지만 계속할 수 있음 (얼굴이 찡그려지거나 '아~' 소리가 나는 수준)
7	강한 통증이 느껴져 동작을 멈추게 됨
10	견딜 수 없을 정도로 아픔

무릎이 불편하다고 무릎을 사용하는 동작을 계속 피하면, 오히려 무릎 주변의 근육은 계속 약화됩니다. 그렇다고 무릎이 아픈데 스쿼트를 시도하는 것은 무릎이 움직일 때마다 시큰거리고 불안해서 부담이 됩니다. 그래서 무릎 관절을 부드럽게 풀어주는 스트레칭부터 시작해서 통증을 3 이하로 유지하는 것이 필요합니다. 스트레칭은 무릎 주변 근육을 강화하고, 불편함을 완화하는 데 효과적입니다.

통증은 신체 보호 및 회복 과정에서 중요한 역할을 합니다. 이를 이해하면 통증을 두려워하거나 회피하기보다는 올바르게 다루고 관리할 기회로 활용할 수 있습니다.

02 | 통증과 움직임

통증과 관련해서 꼭 한 줄로 말해야 한다면 저는 이렇게 이야기하고 싶습니다. "좋은 움직임은 통증을 예방합니다. 통증이 있을 때는 더 나은 움직임이 필요합니다." 통증은 그 위치와 원인이 명확한 경우도 있지만, 단순히 특정 부위의 문제가 아닐 수도 있습니다. 통증은 잘못된 움직임의 패턴이 축적된 결과일 수도 있어서 통증을 스트레칭으로 풀려고 할 때는 이 내용을 반드시 고려해야 합니다. 단순히 통증 부위의 긴장을 풀고 가동성을 높이는 방법뿐만 아니라, 몸 전체를 하나의 시스템으로 보고 협력근(보조하는 근육)과 길항근(반대 역할을 하는 근육)까지 포함하여 문제를 해결하는 것이 필요합니다.

어깨가 뭉쳤다고 가정해 보겠습니다. 먼저 어깨 관절과 그 주변 근육인 가슴 근육, 팔 근육, 등 근육을 중심으로 스트레칭하고, 견갑골을 움직여서 통증 부위의 긴장을 줄일 수 있습니다. 이런 방식은 직접적으로 뭉친 근육을 풀어주는 데 효과적입니다. 하지만 어깨 통증의 원인이 반드시 어깨에만 있는 것은 아니기 때문에 일시적인 효과만 있고, 시간이 지나면 다시 어깨가 뭉칠 수 있습니다.

예를 들어 발목의 불안정성 때문에 발을 디딜 때마다 어깨가 움츠러들고, 긴장이 쌓여서 어깨가 뭉쳤을 가능성도 있습니다. 아니면 허리가 불편해서 이를 보완하려고, 팔과 어깨를 과도하게 사용해서 상체를 지탱한 결과로 어깨가 아플 수도 있습니다. 이런 경우 어깨 스트레칭만으로는 통증의 근본적인 원인을 해결하기 어렵습니다. 이때는 통증 부위 주변의 움직임(로컬 근육)과 몸 전체의 움직임 패턴(글로벌 근육)을• 모두 분석하여 스트레칭해야 더 효과적입니다. 어깨 통증과 스트레칭을 이러한 접근법으로 설명하면 아래와 같습니다.

1. 로컬 근육으로 접근   어깨와 견갑골의 움직임을 부드럽게 해서 통증 부위를 직접적으로 완화합니다. 간단하게 어깨를 둥글게 돌리는 동작을 통해 긴장된 부위를 풀고, 어깨 움직임에 대한 감각을 개선합니다.

2. 글로벌 근육으로 접근   몸 전체의 균형과 협력을 통해 에너지를 효율적으로 사용하게 만들어줍니다. 발가락에 힘을 주거나, 발목 가동성을 늘리는 동작을 통해 하체의 안정성을 확보합니다. 이어서 엉덩이에 힘을 주고 코어를 안정화하고 어깨를 움직입니다. 이는 상·하체의 협응을 높이고, 어깨 통증을 완화시키는 데 도움을 줍니다.

3. 베어워크로 전신 연결 스트레칭   베어워크Bear walk는 발끝부터 손끝까지 몸 전체를 활용해서 말 그대로 곰처럼 걷는 동작을 하는 스트레칭입니다. 어깨 통증을 완화하고 전신의 협응성을 개선하는 데 효과적입니다. 네 발로 걷는 동작을 통해 어깨와 골반, 발끝과 손끝이 서로 연결된 움직임을 연습할 수 있습니다. 이 과정에서 어깨와 코어가 동시에 사용되며 기능적인 움직임이 향상됩니다.

중요한 것은 통증이 있는 부위에만 집중하기보다는 몸 전체의 균형과 조화를 통해 통증을 해결하려는 새로운 관점을 가지는 것입니다. 좋은 움직임은 통증을 줄여주는 것을 넘어, 삶의 질을 높이는 필수 요소라는 것을 잊지 말아야 합니다. 그리고 로컬 근육으로 접근, 글로벌 근육으로의 접근을 통합적으로 적용해서 움직임을 개선한다면 건강한 몸을 만들어가는 새로운 경험을 할 수 있을 것입니다.

•   PART 1 〈08 짝을 이루는 근육〉 참조. '로컬 근육'은 팔꿈치를 안전하게 구부릴 수 있도록 관여하는 근처에 있는 근육들, '글로벌 근육'은 바닥을 눌러 몸을 안정시키는 비교적 멀리 있는 근육들이다.

03 통증과 트라우마

트라우마Trauma란 특정 상황에서 발생한 심리적인 충격, 상처, 손상을 뜻합니다. 신체적인 트라우마는 심리적인 영향을 넘어서 몸의 움직임에도 크게 제약을 줍니다. 트라우마의 영향은 개인마다 다르게 나타나는데, 누군가는 본능적으로 특정한 움직임을 신체의 위험으로 인식하기도 합니다. 그래서 시간이 많이 지나더라도 특정한 동작을 무의식적으로 회피하거나, 스스로 몸의 움직임을 제한하는 경우가 발생합니다. 그런데 이러한 행동이 반복되면 ① 좌우 신체의 불균형 ② 특정 부위의 과한 사용 ③ 가동 범위의 제한과 같은 문제가 나타납니다.

트라우마라는 심리적 반응이 신체 움직임에 영향을 미치는 사례는 많습니다. 예를 들어 어린 시절에 발목을 접질렸던 경험이 있다면, 점프 동작을 시도하기 전에 망설임이나 두려움을 느낄 수 있습니다. 자전거를 배우다 보면 여러 번 넘어지고, 다시 도전하면서 실력이 쌓입니다. 하지만 넘어졌던 기억이 큰 두려움으로 남아있다면, 다시 자전거를 타는 생각만으로도 넘어지는 것을 먼저 상상하여 결국 자전거를 타려는 시도 자체를 포기할 수도 있습니다. 부상의 기억으로 인해 우리 몸은 특정 동작을 본능적으로 피하거나 움츠리게 됩니다. 또는 특정 부위를 과하게 보호하려는 경향으로 인해 다른 부위를 오히려 무리하게 사용해 통증을 일으킬 수 있습니다. 이렇듯 우리 몸의 심리적인 방어 기제가 운동과 동작의 패턴에 영향을 미치게 됩니다.

신체적 트라우마를 극복하기 위해서 가장 중요한 것은 '작은 스트레칭부터 시작하는 것'입니다. 낮은 난이도의 동작부터 시작해서 신체가 안전하다고 느끼도록 단계적으로 움직이면 됩니다. 발목 부상을 겪은 경우는 균형을 잡는 동작부터 시작해서 점진적으로 점프 동작으로 발전시키는 것입니다. 징검다리를 건너다가 다쳤던 경험이 있는 경우에는 낮고 넓은 발판을 건너는 것부터 연습하며 자신감을 키우면 좋습니다. 퇴행성 관절염으로 인공관절 수술을 했다면, 허벅지 근육에 힘을 주거나 무릎을 구부리는 스트레칭을 하면 됩니다. 하지만 심리적 불안감 때문에 생각보다 무릎을 구부리기가 쉽지 않을 수 있습니다. 이때는 다쳤던 부위의 가동 범위를 서서히 늘려가며 움직임을 만들어야 통증에서 벗어나 잘 회복할 수 있습니다. 가벼운 스트레칭부터 시작하는 것은 가동 범위 확보에도 도움이 되고, 심리적 불안감을 극복하는 데도 도움이 됩니다. 스트레칭부터 시작해서 긍정적인 경험을 반복적으로 하면, 성공의 경험이 누적되며 결국 트라우마라는 부정적인 기억을 덮을 수 있습니다.

또한 긴장을 완화하고 안정감을 주는 호흡법을 익혀두면 좋습니다. 이런 심호흡은 몸에 안전하다는 신호를 전달하면서 동작을 점점 더 확장해 트라우마 극복에 큰 도움이 됩니다. 이처럼 호흡으로 심신을 이완시키며 긍정적인 움직임의 경험이 쌓이면 트라우마는 충분히 극복할 수 있습니다. 운동뿐 아니라, 심리적 상담이나 이완 요법을 병행하여 트라우마 치료를 하는 방법도 있습니다.

이 외에도 그룹 운동이나 트레이너와 함께하는 프로그램을 통해 사회적 지지를 받고 자신감을 회복하는 방법도 있습니다. 전문가의 도움을 받으면 트라우마가 신체 움직임에 미치는 영향을 제대로 파악할 수 있습니다. 정확한 진단과 더불어 자세의 분석, 운동의 난이도 조절에 대한 적절한 도움도 받을 수 있습니다. 만약 여러 이유로 전문가를 만나기 어려운 상황이라면 이 책이 그 역할을 해줄 것입니다. 올바른 스트레칭과 가벼운 운동 동작을 통해 통증을 극복하는 운동을 이번 장에서 배워보겠습니다.

04 | 견관절 스트레칭
견관절 회전하기

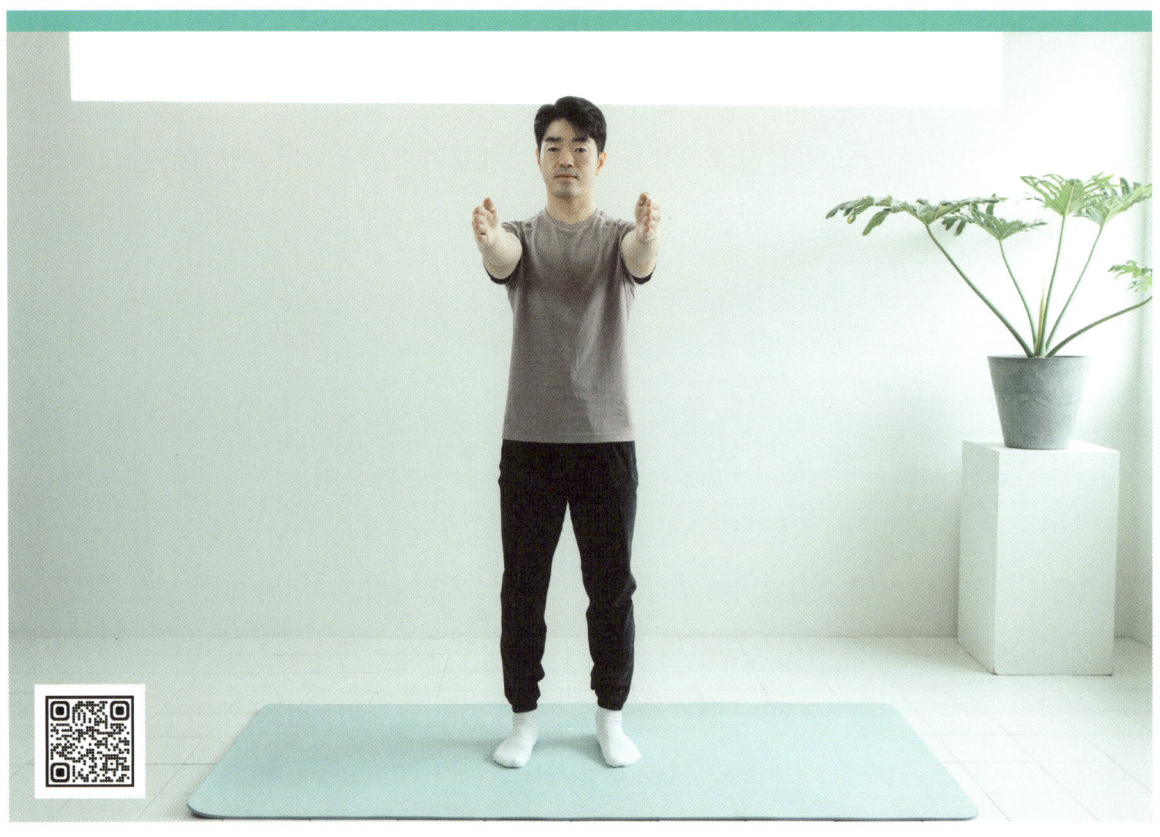

견관절이란 '어깨 관절'을 의미하며, 위팔뼈(상완골), 날개뼈(견갑골), 쇄골(빗장뼈)이 이루는 관절입니다. 사실상 눈에 보이는 '어깨뼈'라는 것은 없고, 이 뼈들이 만나 견관절을 구성하며 그 위를 어깨 근육이 덮는 구조입니다.

견관절은 움직임의 다양성과 자유로운 가동 범위를 만드는 장점을 가지고 있습니다. 하지만 이러한 장점을 잘 활용하지 못하거나, 한쪽으로 편향된 움직임을 반복할 경우에는 어깨의 불균형과 통증이 발생할 수 있습니다.

견갑골을 4가지 방향으로 움직이는 스트레칭을 통해 견관절의 가동성과 균형을 회복할 수 있습니다. 많은 사람들이 습관처럼 어깨를 위로 올리거나, 날개뼈를 펼치는 듯한 동작을 익숙하게 하고 있습니다. 그러므로 그 반대 동작인 어깨를 아래로 낮추고, 날개뼈를 모아주는 2가지 방향의 동작을 조금 더 집중적으로 연습할 필요가 있습니다.

효과 어깨 관절의 가동성 증가와 불균형을 개선하고, 통증을 완화시킨다.

포인트 견관절 주변 근육 강화 및 긴장 해소

주의사항
- 동작 중 어깨에 과도한 힘이 들어가지 않도록 주의한다.
- 팔꿈치가 구부러지거나 비틀리지 않게 자세를 유지한다.
- 목에 긴장이 들어가지 않도록 가볍게 힘을 푼다.
- 1~4단계의 동작을 정확하게 연습한 후 5단계를 진행한다.
- 통증이 느껴진다면 즉시 멈추고 무리하지 않는다.

1단계 | 견갑골 펼치기

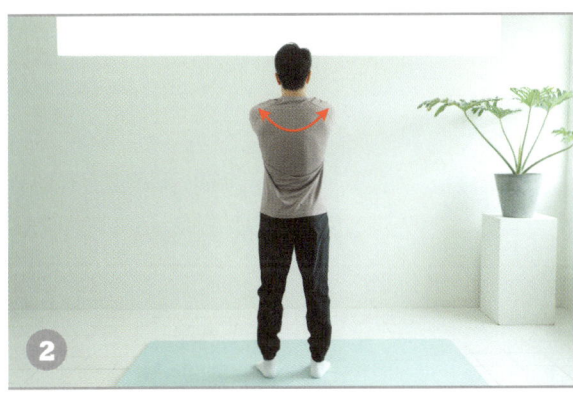
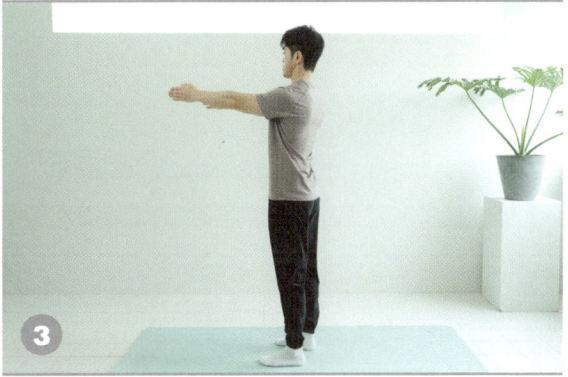

1. 팔을 바닥과 평행하게 앞으로 나란히 하고, 바르게 선다.
2. 등을 약간 둥글게 만드는 느낌으로 팔을 쭉 뻗는다. 이때 날개뼈가 옆으로 펼쳐진다.
3. 이 자세를 3초간 유지한다.
4. 팔꿈치가 구부러지지 않도록 주의하며 원래 자리로 돌아온다.

2단계 | 견갑골 모으기

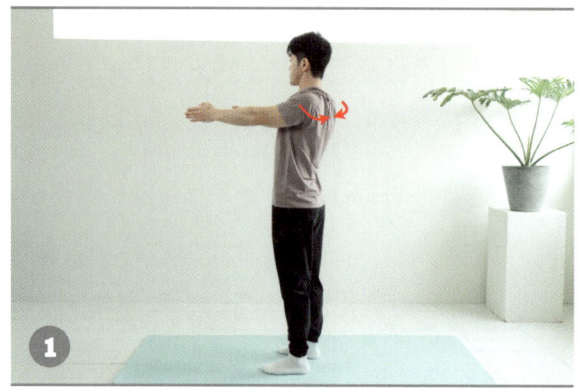

1. 팔을 앞으로 나란히 하고, 팔꿈치를 펴며 날개뼈를 뒤로 당겨 안쪽으로 모은다.
2. 어깨를 으쓱 올리지 않고, 평행하게 유지하며 3초간 자세를 유지한다.
3. 날개뼈를 다시 펼치며 원래 자리로 돌아온다.

3단계 | 견갑골 올리기

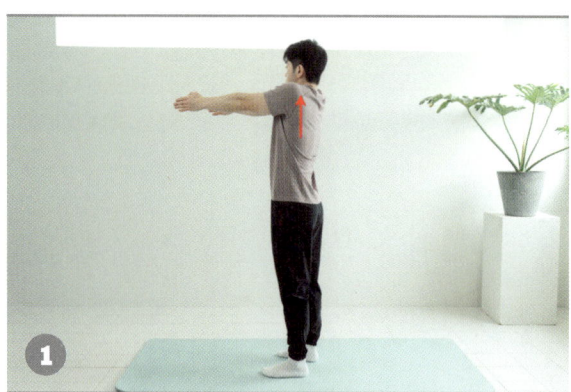

1. 팔을 앞으로 나란히 한 상태로 팔을 바닥과 평행하게 유지하며 날개뼈를 끌어올린다.
2. 어깨가 귓불에 닿을 듯이 올려 3초간 유지한다.
3. 날개뼈를 다시 낮추며 원래 자리로 돌아온다.

4단계 | 견갑골 낮추기

1. 팔을 앞으로 나란히 하고 겨드랑이를 조이듯이 힘을 주며 날개뼈를 아래로 내린다.
2. 3초간 유지한 후 다시 시작 자세로 돌아온다.

5단계 | 회전하기

1. 1단계와 2단계를 연결시켜 움직인다. 손끝을 앞으로 뻗으며 날개뼈를 펼쳤다가, 뒤로 당기며 날개뼈를 모으는 동작으로 바로 연결시킨다. 이 동작을 10회 연속으로 반복한다.
2. 3단계와 4단계를 연결시켜 움직인다. 팔을 앞으로 펼치고 위로 으쓱 끌어올렸다가, 다시 아래로 충분히 내려가 머무른다. 위아래로 10회 연속으로 반복한다.
3. 연습한 1~4단계를 연결시켜 움직인다. 팔을 펴고 앞으로 뻗어준 뒤, 그대로 팔이 바닥과 평행을 유지하며 위로 끌어올린다. 올라온 상태에서 뒤로 모아준다. 모아준 상태에서 다시 아래로 당겨 내린다. (많은 사람들이 어깨를 위로 올리고, 날개뼈를 펼치는 동작은 익숙하므로, 어깨를 아래로 낮추고, 날개뼈를 모아주는 동작을 할 때 조금 더 힘을 주도록 한다.) 내려온 상태에서 다시 앞으로 뻗어주며, 마치 원을 그리듯 5바퀴를 반복한다.
4. 전체적인 순서를 반대로도 5번 반복한다.

05 | 고관절 스트레칭
고관절 회전하기

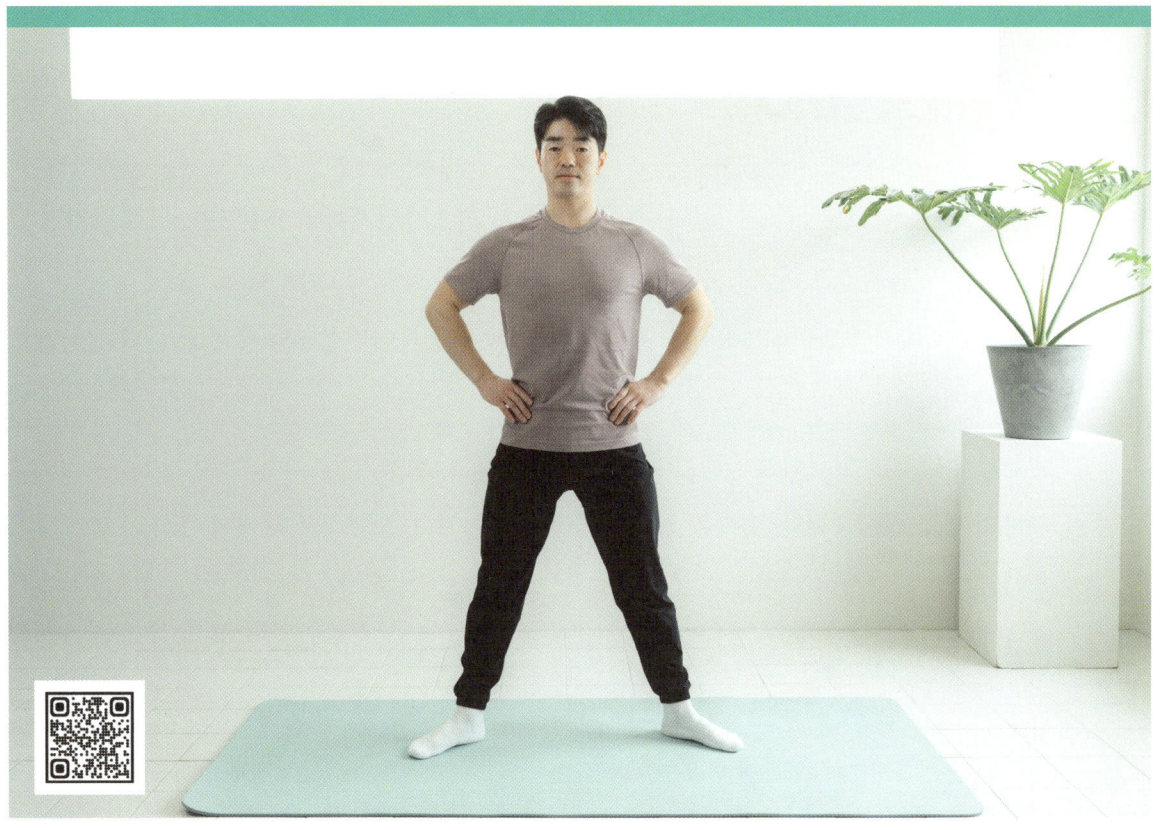

고관절을 효과적으로 스트레칭하기 위해서는 먼저 고관절의 위치를 이해하는 것이 중요합니다. 손으로 장골의 위치를 쉽게 찾을 수 있으며, 서혜부 라인 주변에서 고관절을 확인할 수 있습니다.

손으로 고관절의 위치를 잘 인지하며 그것을 잘 회전할 수 있다면, 이후 동적 스트레칭과 운동 동작을 수행하는 것이 더욱 쉬워집니다. 앞으로 다룰 고관절 스트레칭은 허리 돌리기와 유사하게 느껴질 수 있지만, 초점은 고관절의 회전에 맞춰져 있습니다.

효과   고관절의 회전 동작을 통해 고관절의 유연성을 증가시켜서 다른 운동 동작에서도 효율적인 움직임을 만들 수 있다.

| 포인트 | 고관절의 위치 인지하기, 허리 돌리기가 아니라 고관절 회전을 느끼며 스트레칭하기 |

주의사항
- 고관절의 움직임을 손끝으로 직접 느끼며 수행하는 것이 중요하다.
- 무릎을 과하게 구부리거나 힘을 주지 않도록 주의한다.
- 허리나 무릎에 무리가 가지 않도록 천천히 진행한다.

1단계 | 고관절 열고 회전하기

① 준비 자세

1. 발을 어깨너비의 2배로 넓게, 발끝은 바깥쪽으로 45도 이상 벌리고 무릎을 편 상태로 선다.
2. 양쪽 손바닥을 장골 위에 올리고, 손끝은 사선 안쪽으로 둔다.
3. 손끝이 닿는 위치에서 고관절을 느껴본다.

② 골반 기울이기

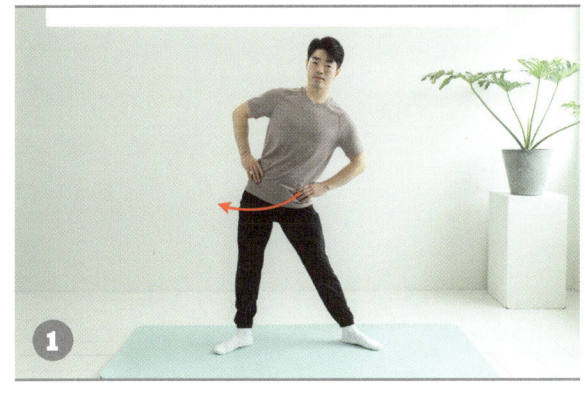
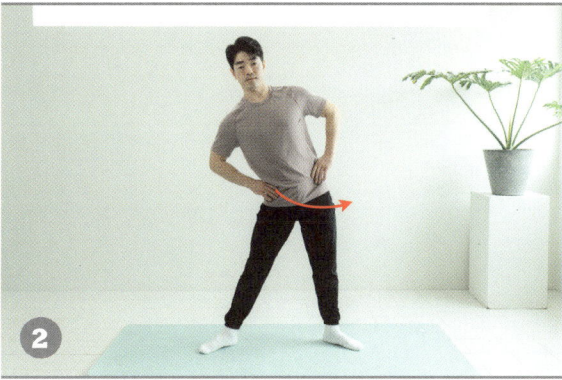

1. 무릎을 편 상태에서 무게중심을 이동하여 골반을 한쪽으로 기울인다.
2. 반대쪽으로도 기울이며 허벅지 안쪽과 엉덩이 쪽이 살짝 스트레칭되는 느낌을 확인한다.

③ 엉덩이 이동하기

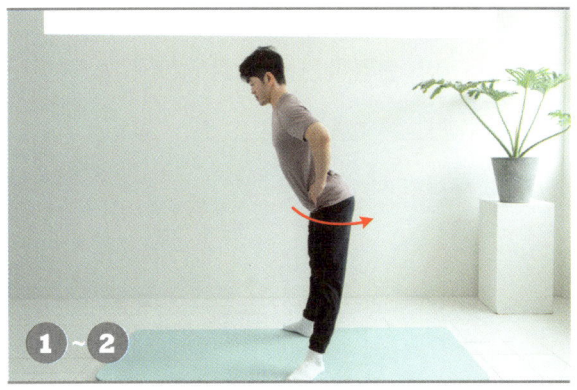 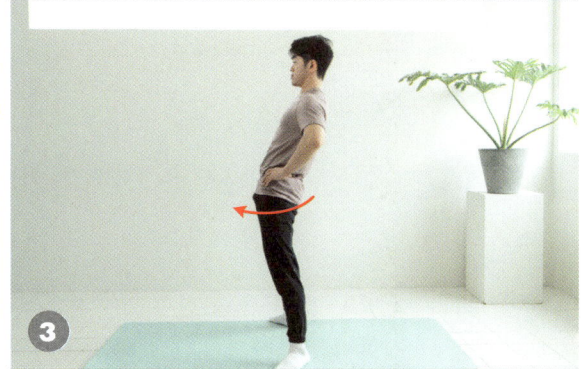

1. 무릎을 편 상태에서 엉덩이를 뒤로 보낸다.
2. 허벅지 뒤쪽의 당겨짐을 느끼며 고관절이 좁아지며 안쪽으로 숨는 변화를 느껴본다.
3. 반대로 엉덩이를 당기면서 아랫배를 앞으로 내밀면 고관절을 다시 손끝으로 확인할 수 있다.

④ 회전 동작

1. 위의 좌우, 앞뒤 움직임을 원형으로 연결한다.
2. 오른쪽으로 중심 이동 → 엉덩이 뒤로 보내기 → 왼쪽으로 중심 이동 → 엉덩이 당겨 아랫배 내밀기의 순서로 천천히 움직인다.
3. 이 4가지 동작을 부드럽게 연결하며 큰 원을 그리도록 연습한다.
4. 한 방향으로 5회 회전한 후, 반대 방향으로도 5회 회전한다.

2단계 | 고관절 닫고 회전하기

① 준비 자세

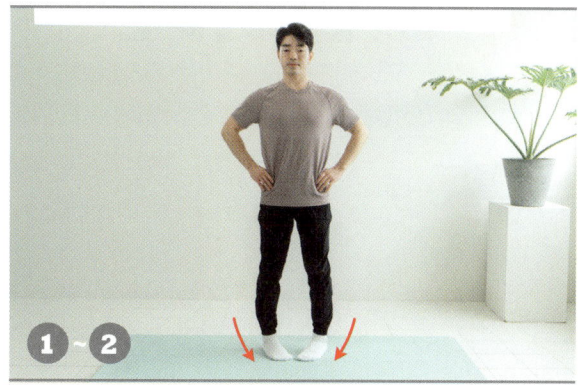

1. 발을 어깨보다 좁게 모으고, 발끝을 안쪽으로 모아 발가락을 맞닿게 한다.
2. 손으로 고관절을 짚고 위치를 확인한다.

② 회전 동작

1. '고관절 열고 회전하기'에서 수행한 동작과 동일하게 원을 그리며 회전한다.
2. 오른쪽으로 중심 이동 → 엉덩이 뒤로 보내기 → 왼쪽으로 중심 이동 → 엉덩이 당겨 아랫배 내밀기의 순서로 천천히 움직인다.
3. 이 4가지 동작을 연결하며, 한 방향으로 5회 회전한 후, 반대 방향으로도 5회 회전한다.
4. 원이 잘 그려지지 않거나 불편하면, 천천히 작은 원부터 시작해서 점차 크기를 키워간다.

06 | 흉추 스트레칭
흉추 회전하기

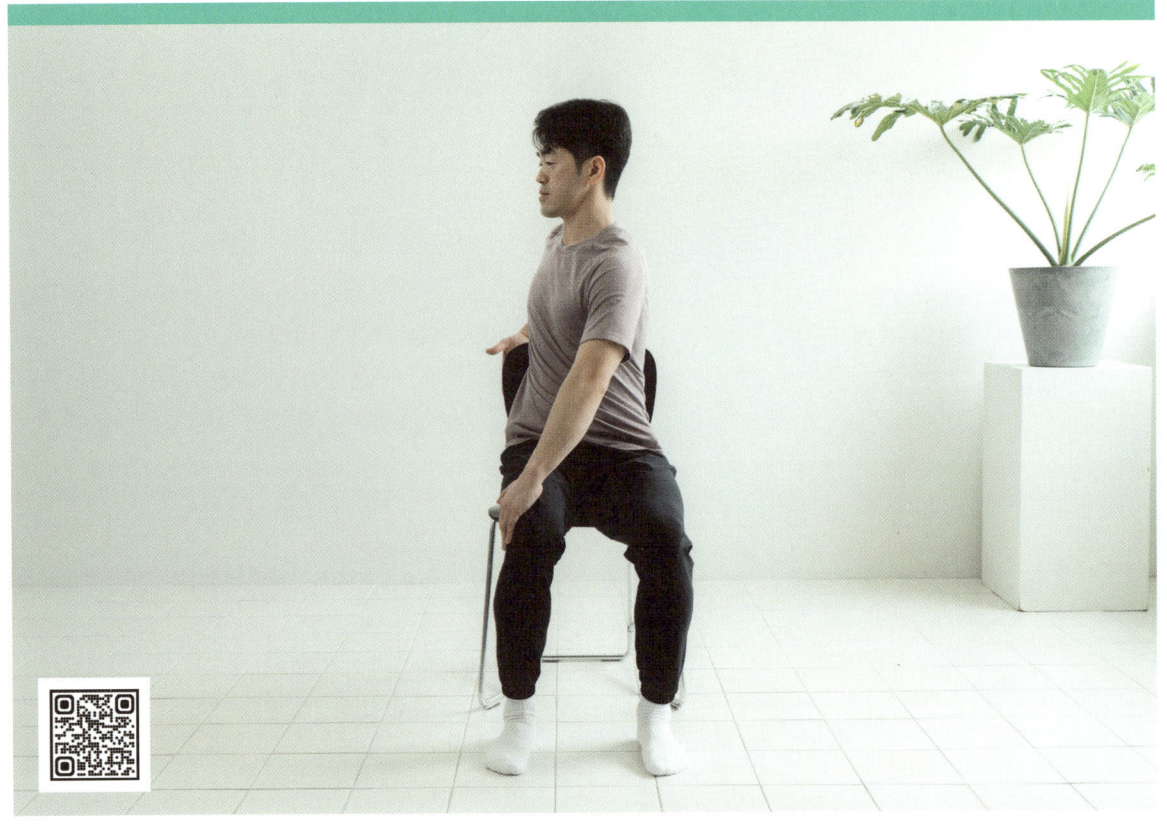

흉추는 등뼈를 의미하며, 12개의 척추뼈와 12쌍의 갈비뼈가 연결되어 있습니다. 흉추는 굽히기, 젖히기, 회전하기, 옆으로 구부리기 등 다양한 방향으로 복합적으로 움직일 수 있습니다. 그중에서도 회전 동작은 걷거나 물건을 집을 때, 또는 의자에서 몸을 돌릴 때와 같이 일상생활에서 많이 사용됩니다. 흉추가 회전하는 기능이 저하되면 어깨, 목, 허리에 부담이 증가할 수 있습니다.

흉추를 회전하는 스트레칭은 앉아서, 서서, 누워서 다양하게 할 수 있습니다. 이 중 가장 접근하기 쉬운 앉은 자세로 하는 스트레칭을 설명하겠습니다. 바퀴가 없는 고정된 의자를 준비해 주시면 됩니다.

효과	흉추를 회전하는 스트레칭을 통해 일상생활과 운동에서 흉추의 가동성을 높이고, 장기적으로 다른 관절에 부담을 줄인다.
포인트	허리(요추)가 아닌 흉추를 중심으로 회전하기
주의사항	▪ 어깨에 힘을 빼고 부드럽게 회전한다. ▪ 균형을 유지하면서 천천히 수행해야 한다. ▪ 무리하게 몸을 비틀지 말고, 통증이 발생하면 범위를 줄인다.

앉아서 하는 흉추 회전

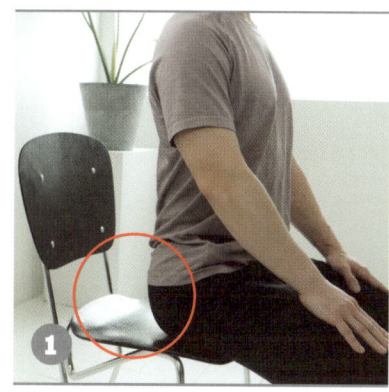 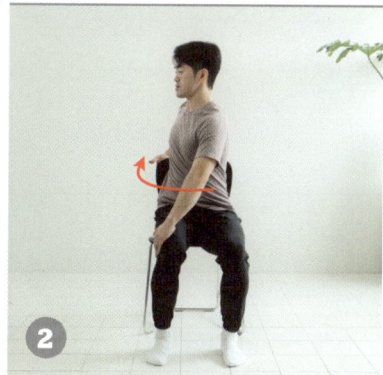 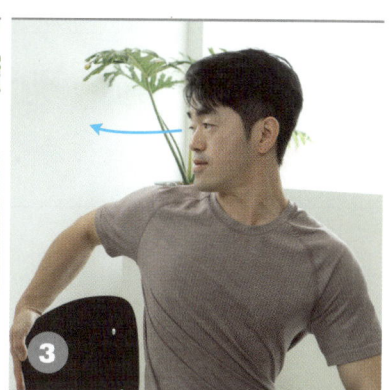

1. 의자에 앉아 두 발을 골반 너비로 벌리고, 엉덩이는 의자 앞부분에 걸터앉는다. 허리는 곧게 편 상태에서 등받이에 기대지 않는다.
2. 왼손을 오른쪽 허벅지 위에 올리고, 숨을 내쉬며 상체를 오른쪽으로 회전한다.
3. 오른손은 의자의 등받이 오른쪽을 잡는다. 시선도 몸과 함께 오른쪽으로 이동하며 10초간 유지한다.
4. 천천히 원래 자세로 돌아오는 동작을 5회 진행한다. 반대쪽도 5회 진행한다.

응용 1. 서서 하기

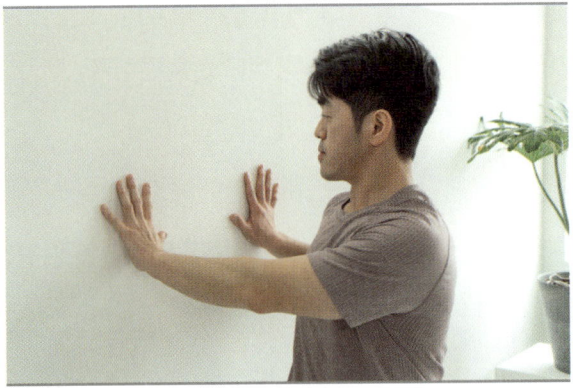

두 발을 어깨 너비로 선 자세로, 180도 회전하여 벽을 짚는다.

응용 2. 누워서 하기

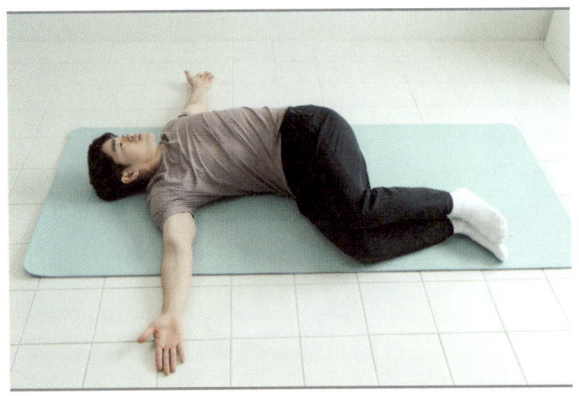

하체는 90도로 구부려 고정하고, 등을 회전하여 팔을 펼친다.

07 | 경추 스트레칭
경추 회전하기

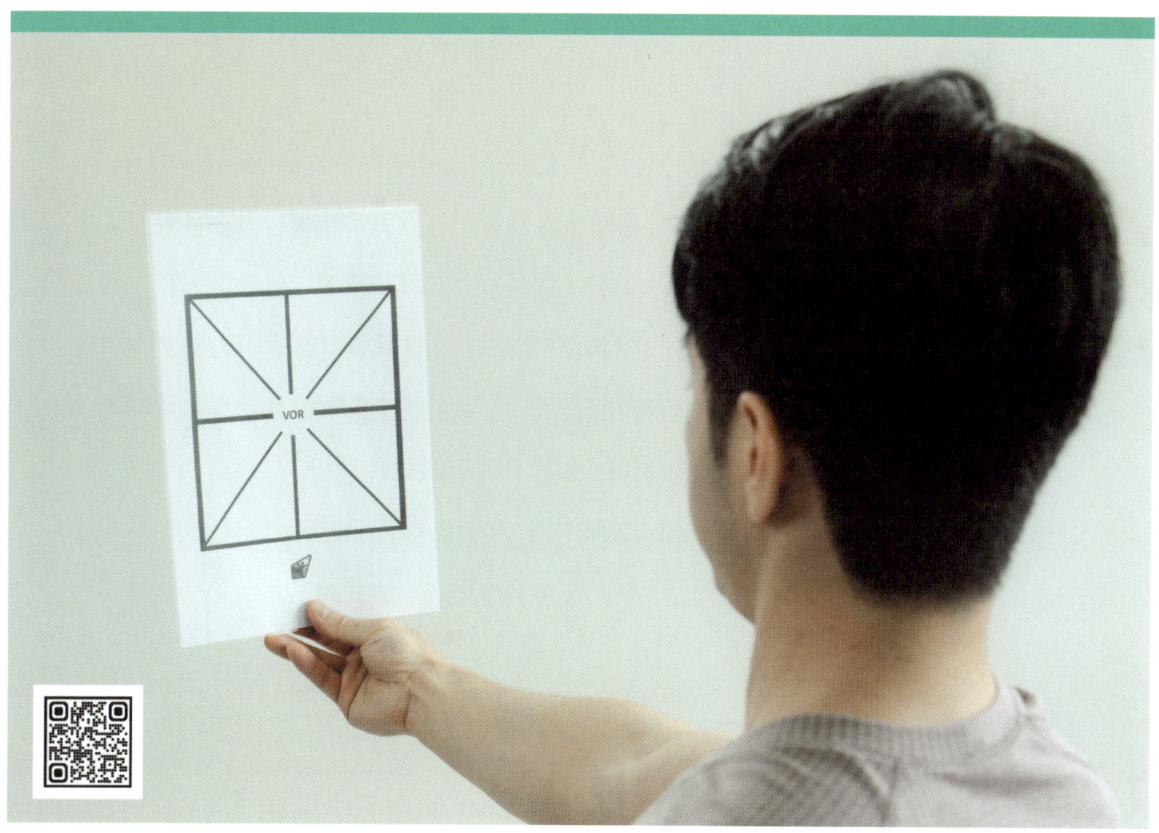

목(경추)은 평생 우리의 머리를 지탱하며, 머리와 몸을 연결하는 중요한 역할을 합니다. 또한 귀의 전정기관처럼 몸의 중심을 잡는 중요한 센서 역할을 합니다. 그러나 이 센서 기능이 저하되면 거북목이 되거나, 고개가 균형을 잃을 수 있습니다. 그리고 별다른 외상 없이도 불편함이 발생할 수 있습니다. 목의 뒷부분이 경직되거나 앞쪽이 약화되는 현상이 일반적입니다. 이런 현상이 장기화되면 목의 통증이나 어깨의 불편감으로 이어질 수 있습니다.

따라서 경추 스트레칭과 운동은 단순하게 강화하는 의미가 아니라, 몸의 센서 기능을 회복하며, 좋은 움직임과 균형을 유지하는 것을 목표로 합니다. 여기서는 가로, 세로, 사선으로 선을 그은 종이를 보며 따라 운동을 해보겠습니다.

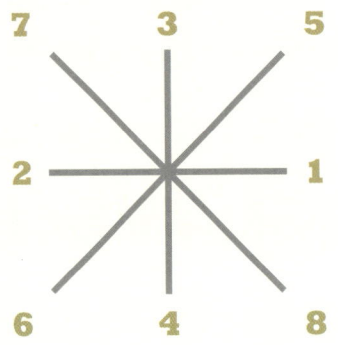

- 위의 그림을 보고 번호에 맞춰서 고개를 움직인다.

효과	규칙적인 목 스트레칭을 통해 몸의 센서 기능을 회복하고, 균형을 잘 유지할 수 있다.
포인트	목의 정확한 움직임 인식하기, 몸통을 잘 고정하기
주의사항	▪ 어깨와 몸통이 함께 움직이지 않도록 목의 독립적인 움직임을 인식한다.

- 거울을 보거나 촬영하여 자신의 움직임을 점검하는 것이 효과적이다.
- 움직임이 부드럽고 자연스럽게 이루어지도록 한다.
- 통증이 느껴질 경우 무리하지 말고 강도를 조절한다.

1 | 좌우로 고개 돌리기 (1, 2)

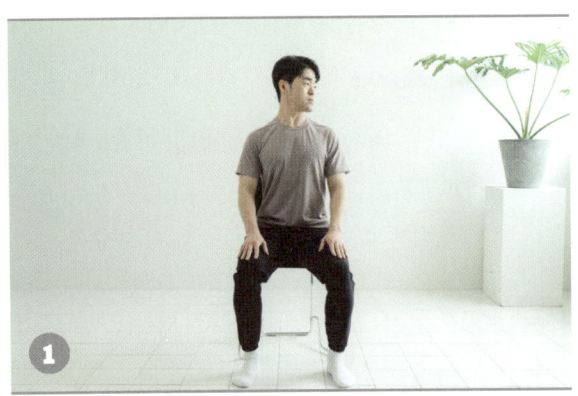
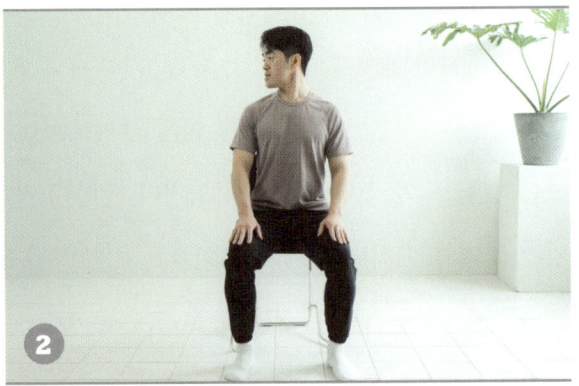

1. 오른쪽과 왼쪽 중 어느 쪽이 더 잘 움직이는지, 얼굴이 수평을 유지하며 회전하는지 점검한다.

2. 좌우로 90도씩 회전하며, 어깨를 으쓱하거나 몸통이 회전하지 않도록 한다.

2 | 위아래로 움직이기 (3, 4)

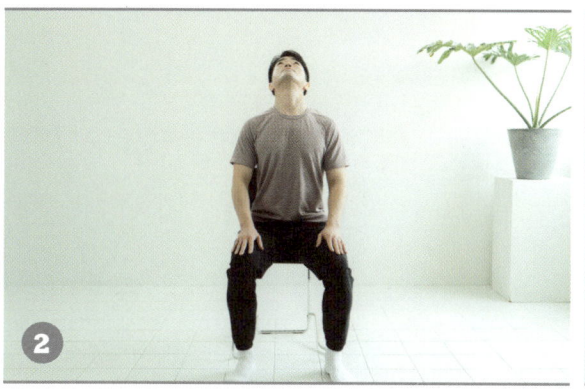 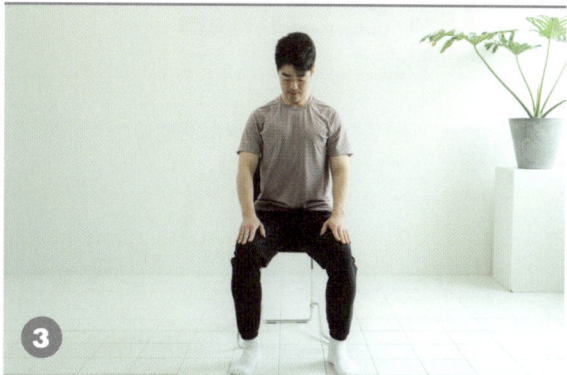

1. 턱을 올려 천장을 바라본다. 고개를 내리며 정면에서 멈춘 후, 턱을 내려 발끝을 바라본다.
2. 턱을 올릴 때는 턱이 앞으로 나가지 않고 위로 이동하도록 한다. 치아와 입이 벌어지지 않고 어깨는 올라가지 않도록 주의한다.
3. 턱을 내릴 때는 쇄골에 편안하게 닿는 것을 목표로 한다.

3 | 사선으로 움직이기 (5, 6, 7, 8)

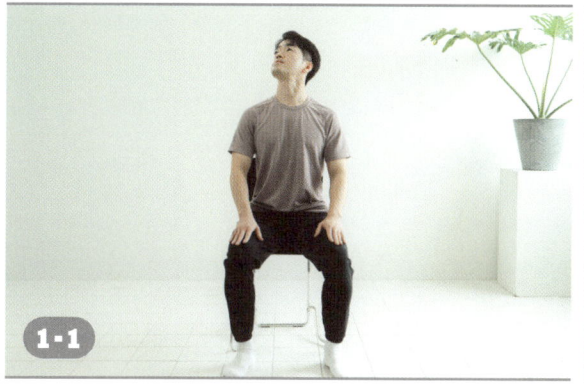 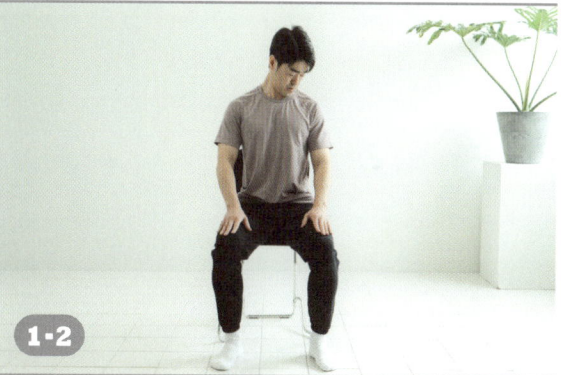

1. 오른쪽 사선 위로 고개를 올렸다가, 왼쪽 아래로 내린다.
2. 반대로 왼쪽 사선 위로 올렸다가, 오른쪽 아래로 내린다.
3. 목의 움직임을 부드럽게 유지하며 각 동작을 천천히 진행한다.

치킨넥 스트레칭

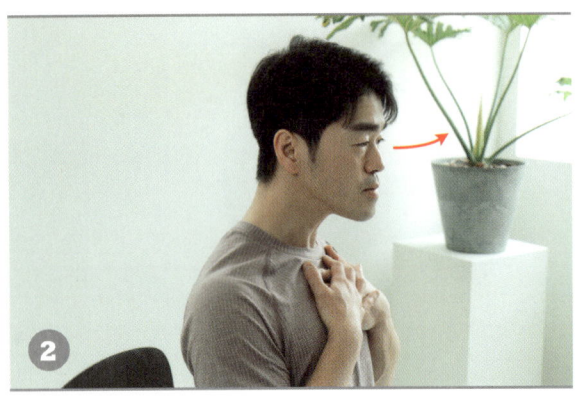 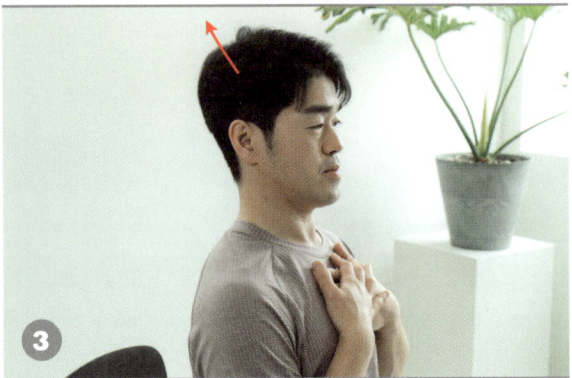

1. 닭이 걷는 모습처럼 고개를 앞뒤로 움직이는 동작이다. 머리의 위치를 정확히 인식하며 센서 기능을 활성화한다.
2. 3초 동안 얼굴을 천천히 앞으로 내밀며 의도적으로 거북목 자세를 만든다. 턱만 앞으로 나가거나 고개가 기울어지지 않도록 주의한다.
3. 3초 동안 턱을 천천히 원래 위치로 당긴다. 이때 턱만 당기는 것이 아니라 정수리 사선 위쪽 뒤로 이동시키며 키가 커지는 느낌으로 당긴다. 앞뒤로 10회 반복하며, 자세를 유지하는 데 집중한다.

08 | 요추 스트레칭
허리 들어 올리기

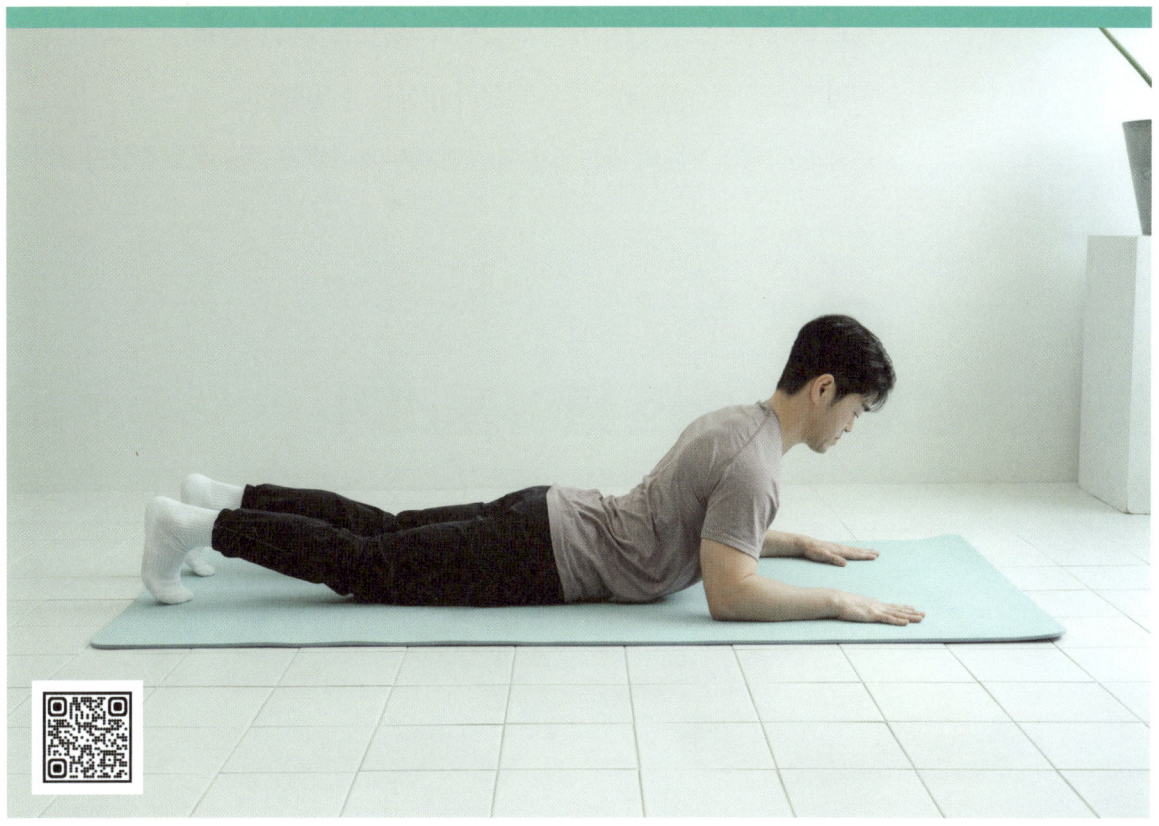

허리는 우리 몸의 중심이며 기둥입니다. 허리가 건강해야 올바른 자세를 유지할 수 있고, 움직임도 자유롭습니다. 허리를 어떤 자세로 유지해야 할지 고민된다면 허리를 자주 움직이는 것이 도움이 될 수 있습니다. 특히 한 자세로 오래 앉아 있으면 허리 근육이 경직되고 척추에 부담이 커집니다. 골반과 허리를 앞뒤, 좌우로 가볍게 움직이는 것은 오히려 허리에 도움이 될 수 있습니다.

'맥켄지 신전 운동'을 활용하면 허리 불편함에서 벗어날 수 있습니다. 이 운동은 척추 디스크 내부의 압력을 조절하고, 신경 압박을 줄이는 데 도움을 줄 수 있습니다. 이 운동은 엎드린 자세에서 시작하지만, 앉은 자세나 선 자세에서도 응용할 수 있습니다.

효과	허리의 통증을 완화하고, 자세 교정에 효과적인 운동이다. 꾸준히 실천하면 허리 건강을 개선하는 데 큰 도움이 된다.
포인트	자연스러운 움직임과 호흡에 집중하기, 일상생활에서 자주 활용하기
주의사항	▪ 허리 통증이 심하거나, 악화되는 경우 즉시 중단한다. ▪ 처음에는 낮은 범위에서 시작하고, 점진적으로 가동 범위를 늘려야 한다. ▪ 목과 어깨에 과도한 긴장이 가지 않도록 자연스럽게 움직인다. ▪ 허리 디스크 증상이 심한 경우 전문가와 상담 후 진행한다. ▪ 운동 중 허리에 부담이 가는 느낌이 들면 복부에 가볍게 힘을 주고 진행한다.

1단계 | 상체를 절반만 들어 올리기

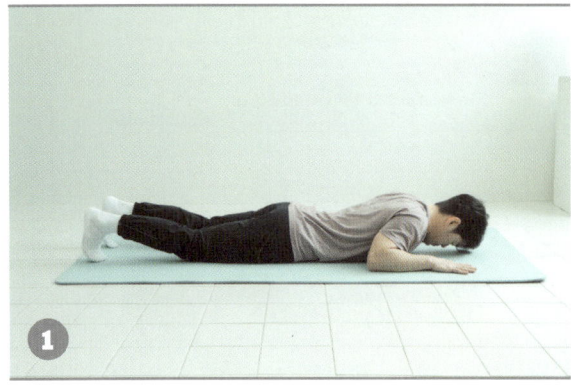
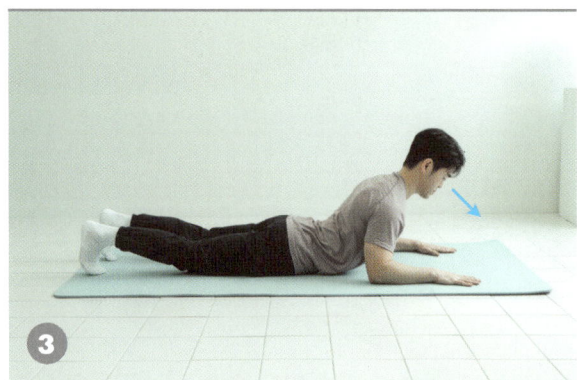

1. 매트에 엎드려 손을 가슴 옆에 둔다.
2. 손과 팔꿈치로 바닥을 눌러 상체를 천천히 들어 올린다.
3. 팔을 반만 편 자세를 한다. 허리가 자연스럽게 뒤로 젖혀지고, 척추가 부드럽게 움직이도록 한다. 목과 어깨에 과도한 힘이 들어가지 않도록 주의하며, 호흡은 자연스럽게 유지한다.
4. 통증이 없다면 5~10초간 유지한 후 천천히 내려온다.

2단계 | 팔을 펴서 더 높이 올리기

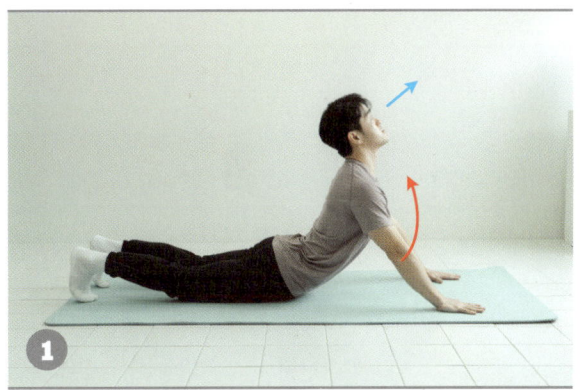

1. 1단계가 무리 없이 가능하면 팔꿈치를 완전히 펴서 상체를 더 높이 올린다.
2. 턱을 살짝 들어 시선을 위로 향하며 가슴을 활짝 연다.
3. 허릿심으로 올리는 것이 아니라, 팔로 몸을 밀어내면서 가슴을 열고 허리를 신전한다. 어깨는 긴장을 풀고 낮춘 상태를 유지하며, 호흡은 자연스럽게 한다.
4. 통증이 없다면 5~10초간 유지한 후 천천히 내려온다.
5. 1단계 또는 2단계 중 자신의 상태에 맞는 동작을 선택하여 10~15회 반복한다.

― 응용 1. 의자에 앉아서 하는 맥켄지 신전 운동 ―

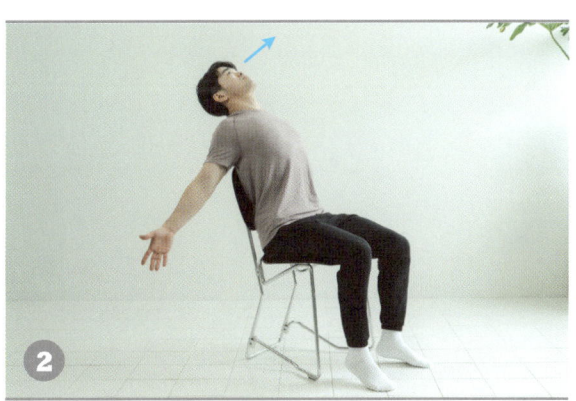

1. 의자에 앉아 허리를 곧게 펴고 가슴을 연다.
2. 손을 옆으로 펼치며, 상체를 천천히 뒤로 젖힌다.

3. 턱을 살짝 들고 호흡을 유지하며 5~10초간 자세를 유지한다.

응용 2. 서서 하는 맥켄지 신전 운동

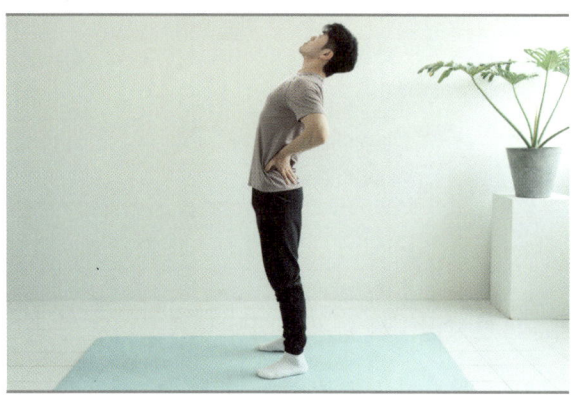

1. 두 발을 어깨너비로 벌리고 서서 손을 허리에 댄다.
2. 천천히 허리를 뒤로 젖히며 가슴을 열고 시선을 위로 향한다.
3. 5~10초간 유지한 후 천천히 돌아온다. 이 방법은 일상생활에서도 쉽게 적용할 수 있어 허리 건강 유지에 좋다.

09 | 무릎 스트레칭
무릎 돌리기

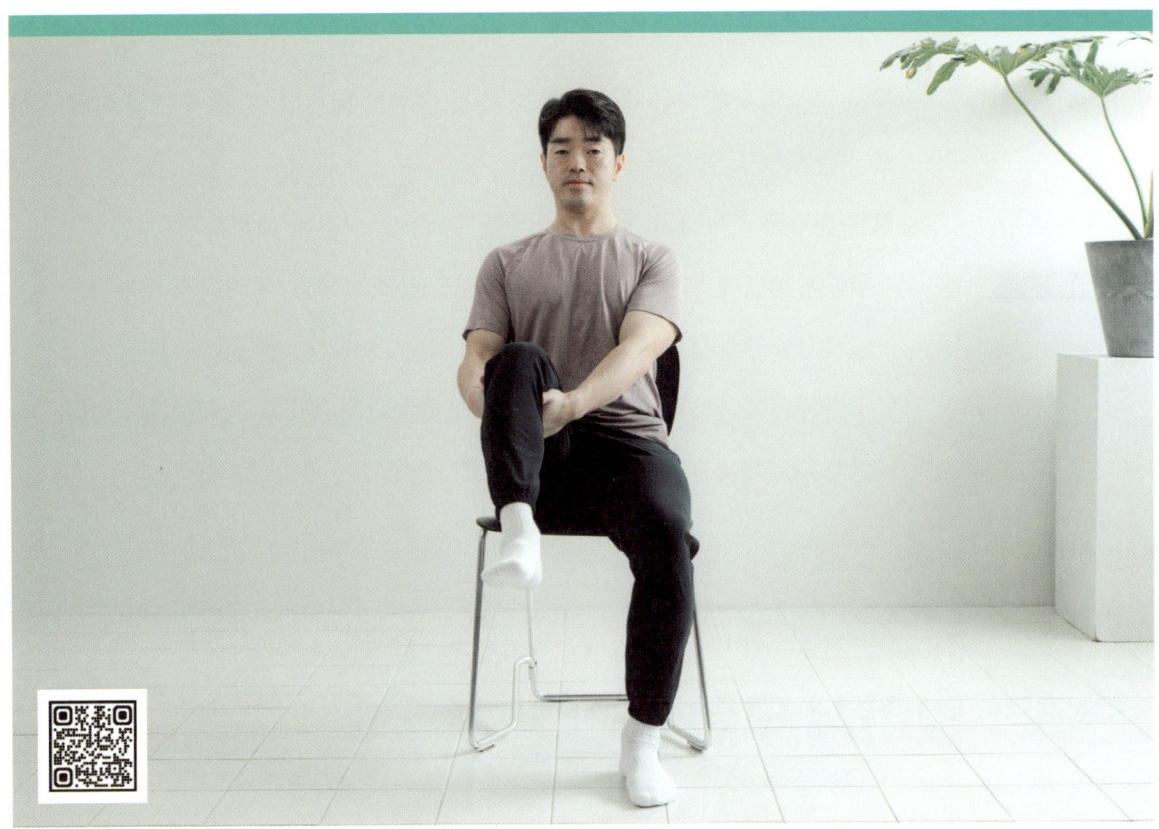

무릎은 우리 몸에서 가장 큰 관절 중 하나이며 걷기, 뛰기, 앉기, 일어나기 등 다양한 움직임에 필수적인 역할을 합니다. 하지만 구조적으로 안정성이 부족해서 반복적인 사용과 노화로 인해 쉽게 손상될 수 있습니다. 또한 허벅지 앞쪽의 대퇴사두근, 뒤쪽의 햄스트링, 아래쪽의 종아리 근육이 균형을 이루지 못하거나 운동 부족으로 약화되면 무릎이 부담을 느끼기 시작합니다.

올바른 움직임을 통해 무릎과 주변 근육이 협응하면 무릎 건강을 유지하는 데 도움이 됩니다. 무릎 스트레칭을 할 때는 고관절과 발목도 함께 활용해야 효과가 극대화됩니다. 특히 무릎이 굽은 상태로 오래 앉아있거나, 다리를 꼬고 앉는 습관, 불편한 신발 착용 등은 무릎 건강을 악화시키므로 이러한 잘못된 습관들도 개선해야 합니다.

이번에는 국민 체조에서 했던 무릎 돌리기를 더 섬세하고 세밀하게 응용한 스트레칭 방법을 소개합니다. 무릎 돌리기를 하면 관절의 부드러운 움직임을 유도해서 유연성을 향상시키고, 관절의 가동 범위가 증가합니다. 또한 무릎 주변의 근육이 이완하고, 혈액순환이 촉진되어 근육의 긴장을 줄이고 피로 회복을 돕습니다. 마지막으로 무릎뿐 아니라 발목, 고관절과의 협응을 개선해서 하체의 움직임이 안정적으로 됩니다.

효과 무릎 관절의 유연성을 증가시키고, 가동 범위를 넓힌다. 무릎 주변의 하체 근육을 이완시키고, 협응을 향상시킨다.

포인트 작은 원부터 시작하기, 몸통 코어 단단히 잡기, 꾸준히 실천하기

주의사항
- 무릎에 부담이 되는 느낌이 있다면 강도를 조절하고, 무리하지 않는다.
- 움직임을 부드럽게 수행하며, 갑자기 힘을 가하거나 반동을 주지 않는다.
- 무릎이 안쪽이나 바깥쪽으로 과도하게 틀어지지 않도록 정렬을 유지한다.
- 런지 자세에서 불안정하면 벽이나 의자를 잡고 균형을 유지한다.

1단계 | 앉아서 무릎 돌리기

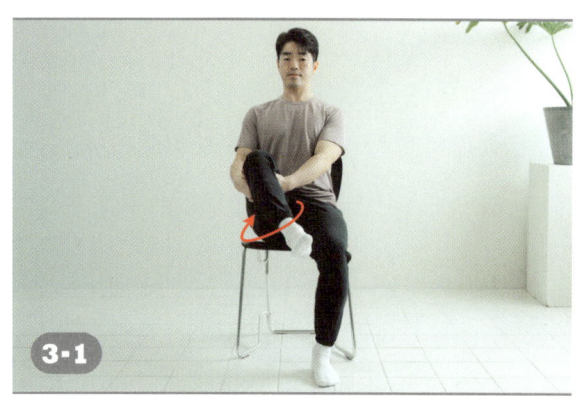
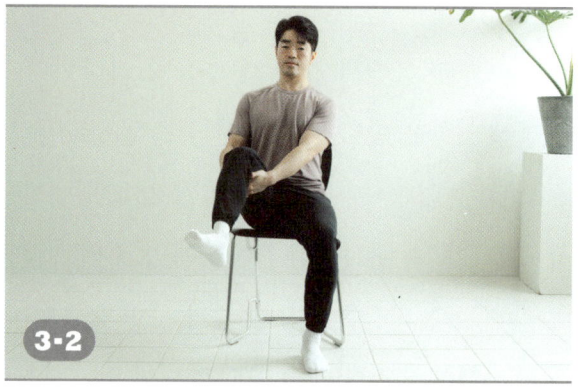

1. 의자에 앉아 한쪽 다리를 들어 올린다.
2. 양손으로 들어 올린 다리의 무릎 뒤쪽(오금)을 잡고 몸통 쪽으로 살짝 당긴다. 윗다리는 몸쪽에

고정하고, 아래 다리와 발은 자연스럽게 늘어뜨린다.

3. 힘을 빼고 윗다리와 발을 천천히 흔들듯이 작은 원을 그린다. 처음에는 작은 원을 그리며 부드럽게 움직이고, 점차 범위를 넓혀준다. 움직임이 자연스러워지면 발목과 고관절을 함께 활용해 더욱 부드러운 회전을 만든다.

4. 시계 방향으로 10회 돌린 후, 반시계 방향으로도 10회 돌린다. 이후 반대쪽 다리도 같은 방법으로 실시한다.

2단계 | 런지 자세에서 무릎 회전하기

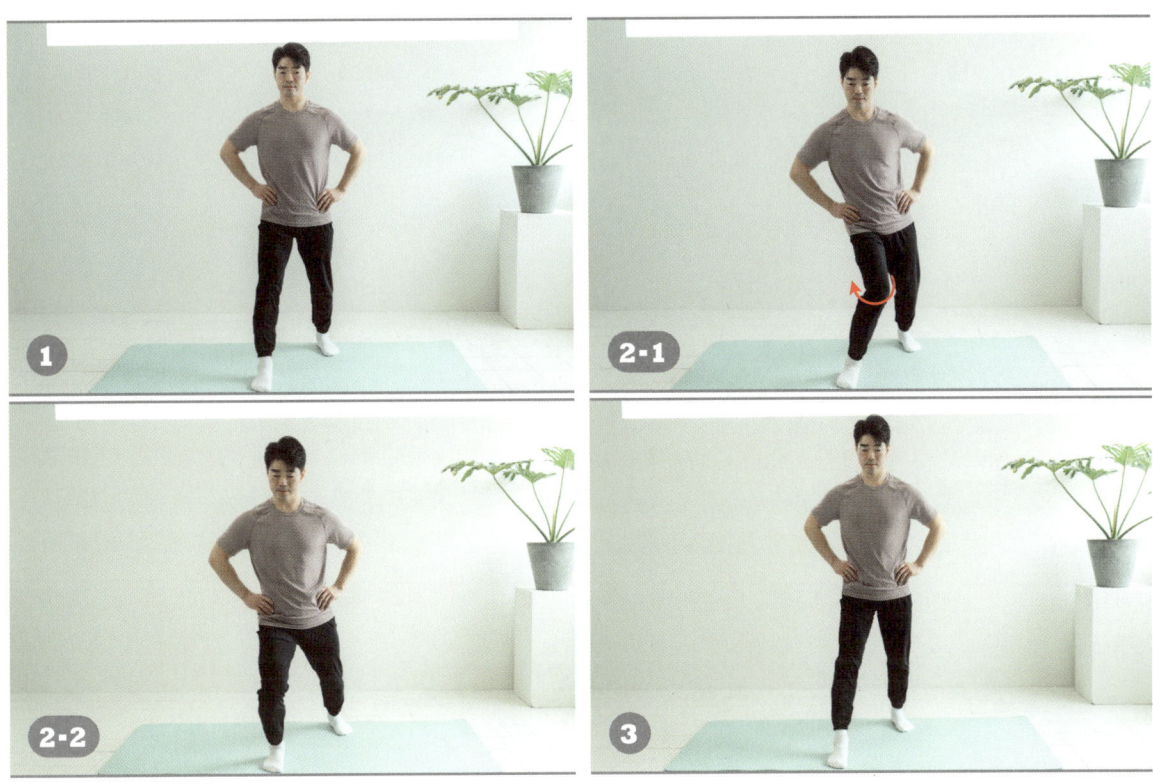

1. 한 발을 앞으로 내디디고 런지 자세를 만든다. 앞쪽 발끝은 정면을 향하도록 유지하고, 발바닥이 바닥에서 떨어지지 않도록 주의한다.

2. 앞쪽 무릎을 구부리면서 다리 안쪽에서 바깥쪽으로 원을 그리듯이 회전한다. 동작을 할 때, 몸 전체가 흔들리지 않도록 코어를 단단히 잡는다. 처음에는 작은 원을 그리며 연습하고, 익숙해지면

점차 원의 크기를 키운다. 무릎이 너무 앞으로 밀리지 않도록 주의한다.

3. 무릎이 원래 위치로 돌아오면 다리를 편다.

4. 부드럽고 둥근 원을 그리는 느낌으로 10회 회전한 후, 반대 방향으로도 10회 실시한다. 이후 반대쪽 다리도 동일하게 반복한다.

10 | 발목 스트레칭
발목 돌리기

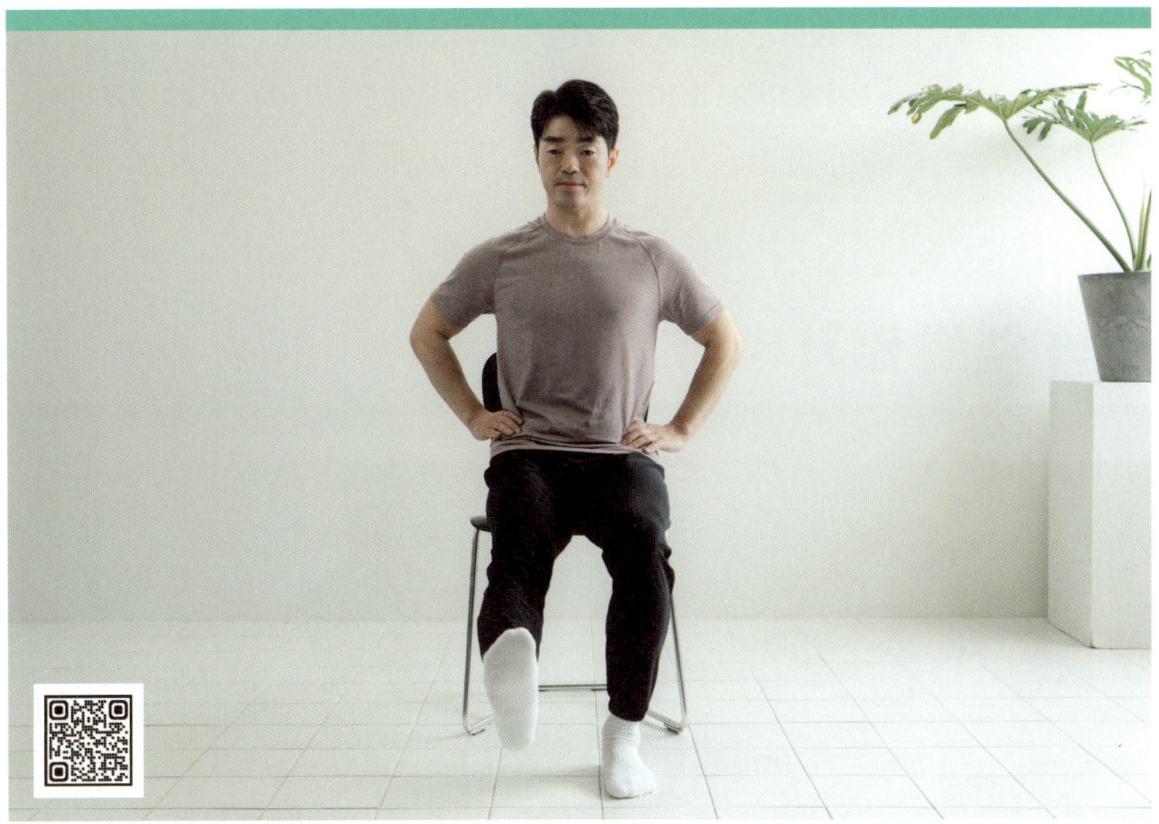

발목은 우리 몸에서 가장 많이 사용되는 관절 중 하나로 걷기, 달리기, 점프하기 등 다양한 동작에서 중요한 역할을 합니다. 하지만 발목이 뻣뻣하거나 가동 범위가 줄어들면 부상의 위험이 높아지고, 운동 능력이 떨어집니다.

오랜 시간 앉아있는 습관은 발목 주변 근육과 인대의 경직을 불러옵니다. 그리고 운동 부족이나 부상의 영향으로도 발목의 움직임이 작아질 수 있습니다. 발목의 움직임이 작아지면 보행의 크기도 줄어들고, 전체적인 활동량 감소에도 영향을 미칩니다.

발목 스트레칭을 꾸준히 하면 관절의 유연성을 높이고, 혈액순환을 촉진합니다. 이를 통해 전반적인 운동 수행 능력이 향상되고, 부상을 예방하는 데 큰 도움이 됩니다.

효과	발목의 앞뒤 움직임을 강화하여 근육과 인대를 이완시킨다. 회전 가동성을 향상시키고, 균형감각을 개선한다.
포인트	균형 유지하며 정확하게 동작하기, 근육을 느끼기
주의사항	▪ 빠르게 움직이면 근육이나 인대에 부담이 갈 수 있으므로, 천천히 움직이며 좋은 리듬을 만들도록 한다. ▪ 통증이 느껴질 경우 무리하지 말고 가동 범위 내에서 수행한다. ▪ 서서 동작해도 좋지만, 한 발을 들어 올릴 때 균형을 잃지 않도록 주의한다.

발목 엑셀 밟기 밀고 당기기

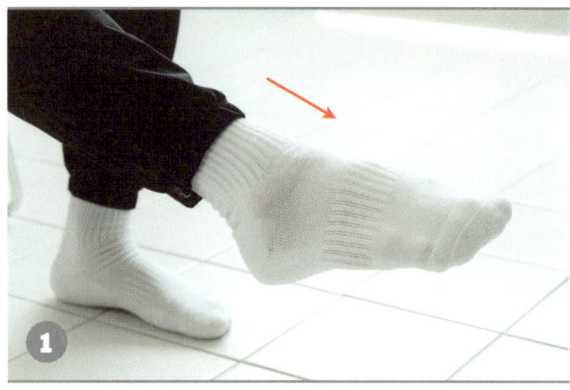
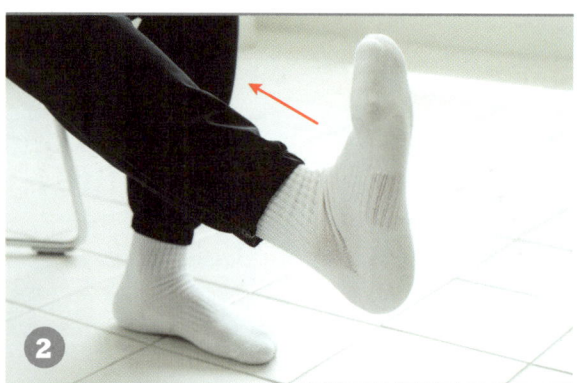

1. 의자에 앉아 한쪽 다리의 무릎을 펴고 앞으로 뻗는다. 발은 바닥에서 한 뼘 정도만 올라가도 된다.
2. 발끝을 몸쪽으로 당긴다. 다시 발끝을 멀리 밀어낸다. 당길 때 전경골근을 느끼고, 밀어낼 때 비복근을 자극하는 것이 중요하다. 양쪽 발을 15회씩 3세트 반복한다.

발목 회전하기

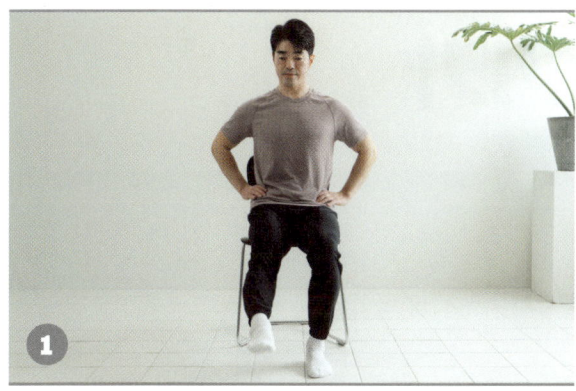 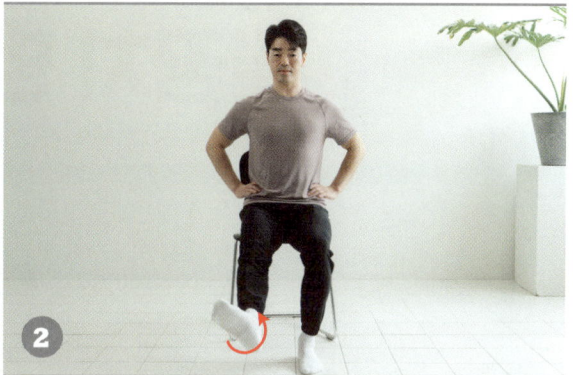

1. 의자에 앉아 한쪽 다리의 무릎을 펴고 앞으로 뻗는다. 발은 바닥에서 한 뼘 정도만 올라가도 된다.
2. 발끝으로 동그랗게 원을 그린다. 시계 방향으로 10회, 반시계 방향으로 10회 회전한다. 이때 삐뚤거나 각진 모양이 나오지 않도록 천천히 부드러운 원을 그리는 데 집중한다. 반대쪽 발목도 동일하게 3세트 진행한다.

응용. 서서 발목 회전하기

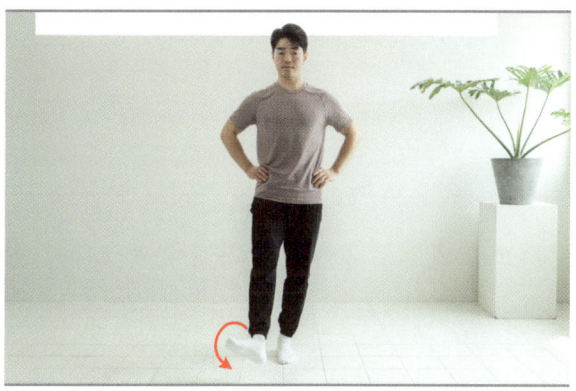

선 자세에서 발목만 살짝 들어 천천히 돌린다.

11 | 팔꿈치 스트레칭
팔꿈치 당기기

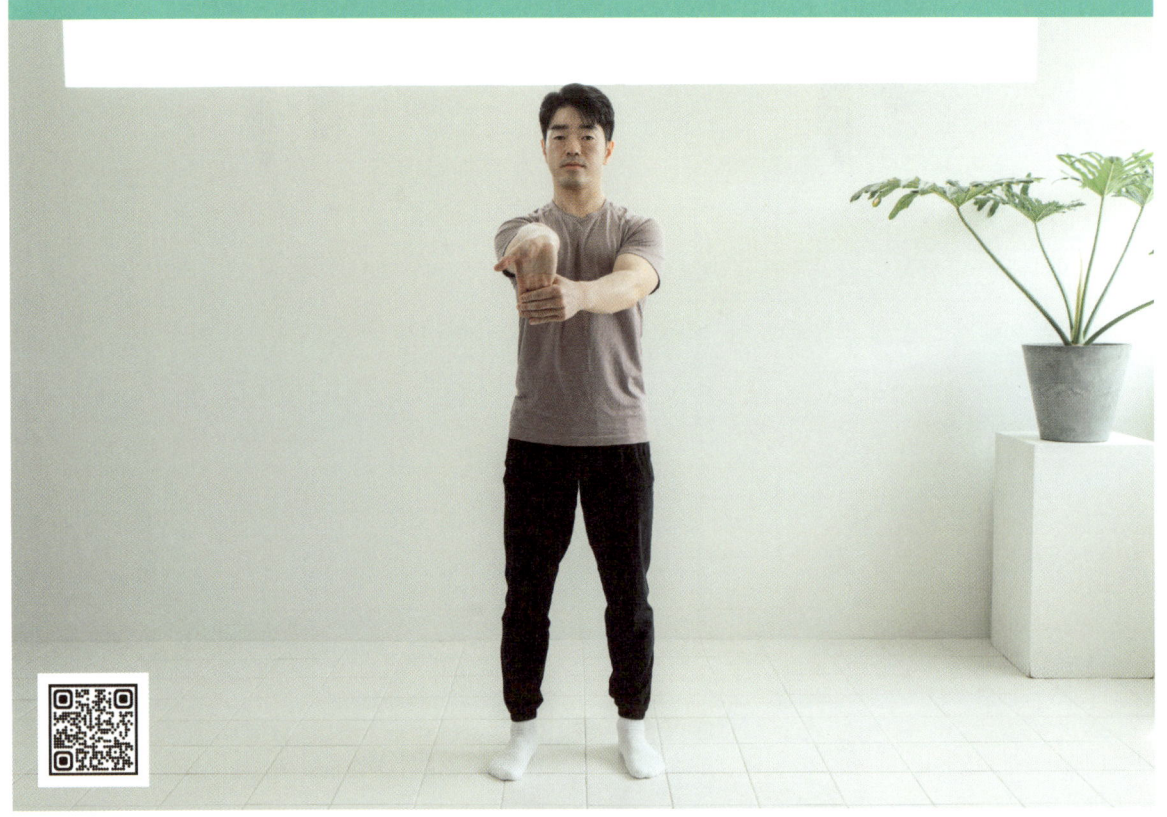

팔꿈치는 자주 사용되면서도 상대적으로 약한 구조를 가지고 있습니다. 그래서 특정한 동작을 지속하거나, 반복적으로 사용하면 쉽게 피로가 쌓이고, 통증이 발생할 수 있습니다.

특히 팔꿈치의 근육과 힘줄이 과도한 부담을 받으면 염증이 발생할 수 있습니다. 대표적인 증상으로 골프 엘보(내측 상과염)와 테니스 엘보(외측 상과염)가 있습니다. 골프 엘보는 손목을 반복적으로 구부리거나 힘을 줄 때 팔꿈치 안쪽에 통증이 발생하는 증상이고, 테니스 엘보는 손목을 반복적으로 펴거나 비틀 때 팔꿈치 바깥쪽에 통증이 발생하는 증상입니다. 이 두 가지 증상은 단순히 골프나 테니스 같은 스포츠뿐만 아니라 컴퓨터 작업, 스마트폰 사용, 운전, 요리, 청소 등의 일상적인 활동에서도 자주 발생합니다.

팔꿈치의 통증을 방치하면 손목, 어깨, 목까지 영향을 미쳐 전반적인 움직임에 제한이 생길 수 있습니다. 그러므로 지속적인 스트레칭을 통해 팔꿈치 주변 근육과 힘줄을 이완하고, 관절의 안정성을 높이는 것이 중요합니다.

효과 팔꿈치의 유연성과 안정성을 높인다. 올바른 스트레칭 습관을 통해 팔꿈치 통증 예방뿐만 아니라, 손목과 어깨의 움직임까지 원활해질 수 있다.

포인트 간단하지만 효과적인 동작, 당겨지는 느낌

주의사항
- 스트레칭 중 반동을 주지 말고 천천히 진행한다.
- 재발 방지를 위해 손목, 어깨, 팔 근력운동도 함께 병행하는 것이 좋다.

골프 엘보우 스트레칭 팔꿈치 안쪽 통증 완화

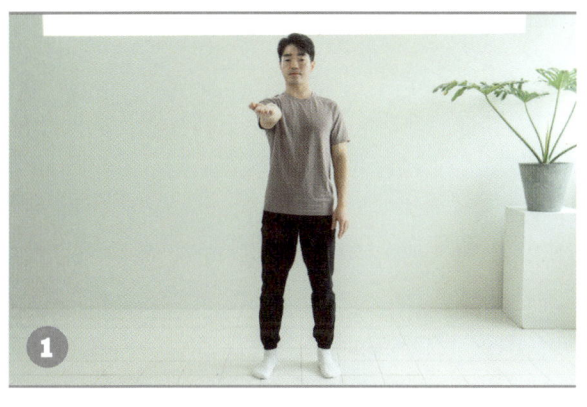
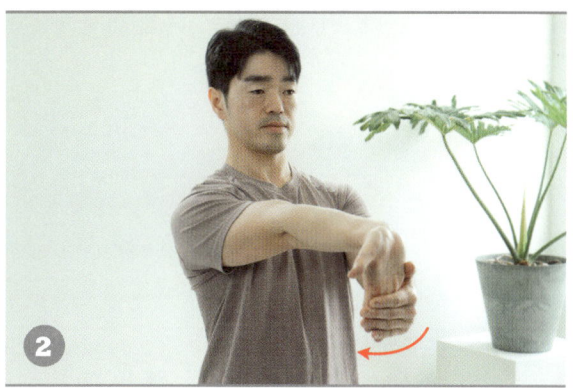

1. 오른쪽 팔을 앞으로 뻗고 오른쪽 손바닥이 위를 향하도록 한다. 이때 어깨가 솟지 않도록 주의한다.

2. 왼쪽 손으로 오른쪽 손가락을 잡고 천천히 아래로 눌러 오른쪽 손목을 젖힌다. 팔꿈치는 곧게 편 상태를 유지하고, 팔꿈치 안쪽에서 당기는 느낌이 들면 15~30초 유지 후 풀어준다. 이때 손목 굽힘 근육의 이완을 느낄 수 있다. 반대쪽도 동일하게 실시한다. 총 2~3세트 반복한다.

테니스 엘보우 스트레칭 팔꿈치 바깥쪽 통증 완화

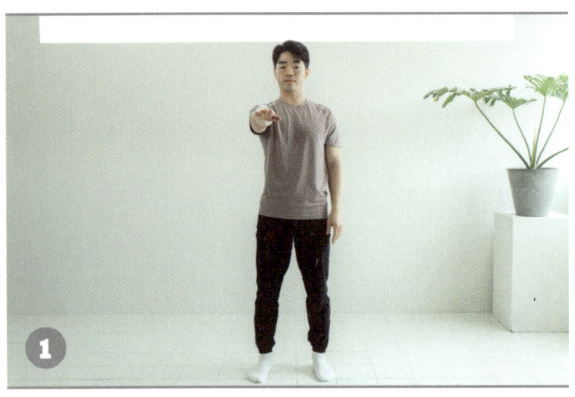 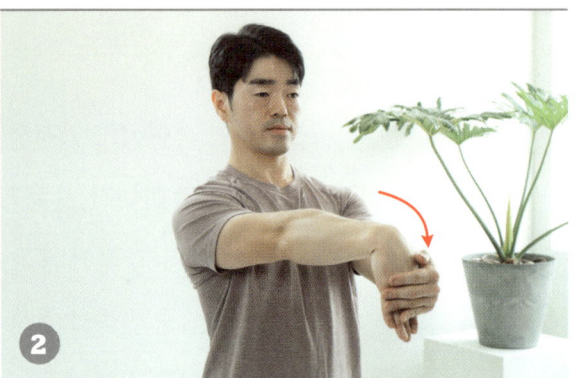

1. 오른쪽 팔을 앞으로 뻗고 오른쪽 손바닥이 아래를 향하도록 한다. 이때 어깨가 솟지 않도록 주의한다.
2. 왼쪽 손으로 오른쪽 손등을 잡고 천천히 아래로 눌러 오른쪽 손목을 몸 쪽으로 부드럽게 당긴다. 팔꿈치는 편 상태를 유지하고, 팔꿈치 바깥쪽에서 당기는 느낌이 들면 15~30초 유지 후 풀어준다. 이때 손목 폄 근육(전완신근)의 이완을 느낄 수 있다. 이 과정에서 손목을 너무 과하게 꺾지 않도록 한다. 반대쪽도 동일하게 실시한다. 2~3세트를 진행한다.

12 | 손목 스트레칭
손목 돌리기

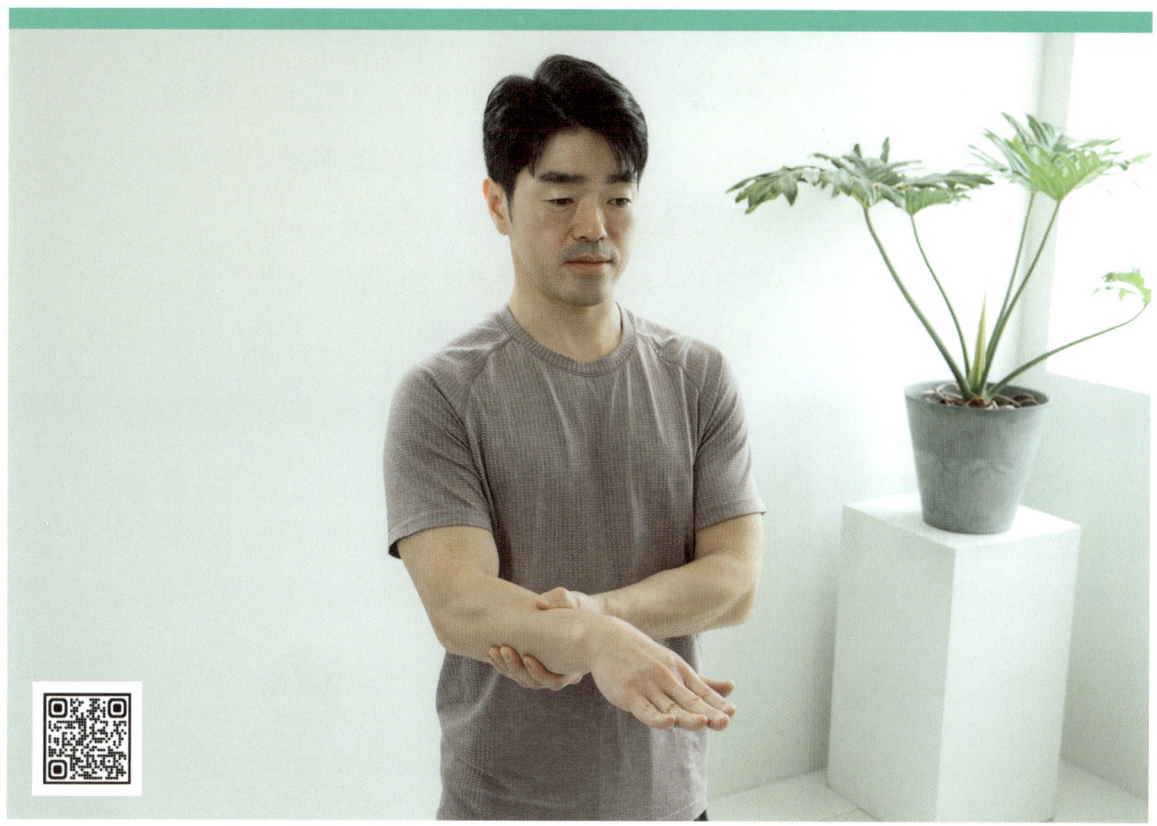

손목은 일상에서 많이 쓰게 되는 필수적인 관절 중 하나이며, 잘못된 습관으로 쉽게 피로해질 수 있습니다. 스마트폰이나 컴퓨터를 오래 사용할 때, 설거지나 빨래 등 가사 노동을 할 때, 직업적으로 무거운 물건을 반복적으로 들거나 밀 때와 같이 다양한 원인으로 손목이 약해질 수 있습니다.

이 외에도 손목을 꺾거나 무리한 압력이 가해지는 습관, 손목 주변 근육(전완근)의 약화나 유연성의 부족도 손목 통증의 원인이 됩니다. 평소 손목을 보호하는 습관을 가지고, 필요하면 보호대를 활용해야 합니다. 그리고 통증이 지속되면 전문가의 상담을 받아야 합니다. 특히, 손목터널증후군(손목 내부 신경이 압박되어 저림과 통증이 발생하는 증상)이 의심될 때는 정확한 진단을 받아야 합니다. 이처럼 손목은 반복적인 사용과 잘못된 습관으로 쉽게 약해질 수 있으므로 미리 관리하는 예방이 중요합니다. 이번에는 손목을 6가지 방향으로 움직이는 연습을 하며, 부상을 예방하고, 건강한 손목을 유지하는 방법을 알아보겠습니다.

효과 　손목의 뻣뻣함을 줄이고, 유연성을 증가시키는 데 효과적이다.

포인트 　손가락을 편 상태로 동작하기, 천천히 부드럽게 움직이기

주의사항
- 손목을 강하게 꺾거나, 갑자기 힘을 주지 않도록 한다.
- 손목이 뻣뻣한 경우 부드럽게 늘려가면서 점진적으로 진행한다.
- 손목이 긴장될 경우 스트레칭 후 충분한 휴식을 취한다.
- 통증이 심해지면 얼음찜질(냉찜질)을 병행한다.
- 통증이 지속되거나 심해지면 전문가와 상담한다.

1 | 손목 펴기와 굽히기 신전과 굴곡

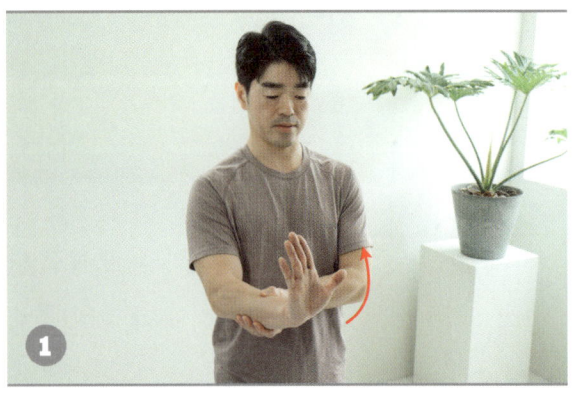 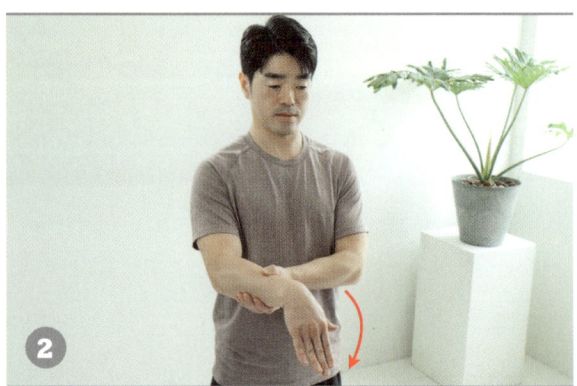

1. **손목 펴기 (신전)** | 손가락을 편 상태로 손목을 뒤로 젖힌다. 손목 앞쪽을 이완하는 동작으로, 손목이 뻐근할 때 활용한다.
2. **손목 굽히기 (굴곡)** | 손가락을 편 상태로 손목을 앞으로 구부린다. 손목 뒤쪽을 이완하는 동작으로 장시간 타이핑 후 유용하다.
3. 손목 펴기와 굽히기를 5초씩 10번 번갈아 가며 한다. 반대쪽 손목도 동일하게 진행한다.

2 | 손목 회전 운동 회내와 회외

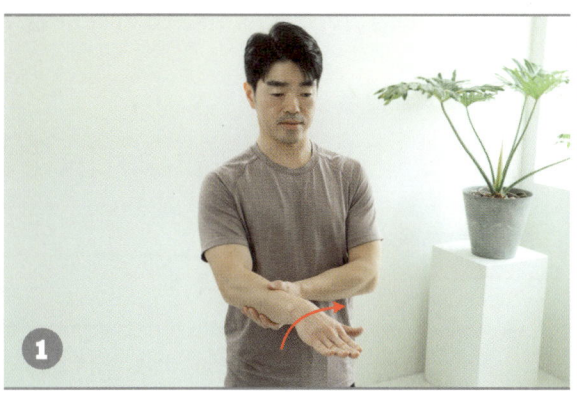 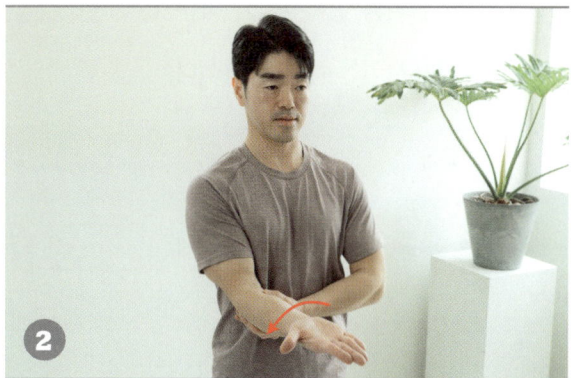

1. **손목 회내** | 손목을 회전해서 손바닥이 바닥으로 향하게 아래로 돌린다.
2. **손목 회외** | 다시 손목을 천천히 회전해서 손바닥이 하늘을 향하게 위로 돌린다. 이때, 팔꿈치는 고정하고 손목만 움직여야 효과적이다.
3. 손목 회내와 회외를 10~15회 반복한다. 반대쪽 손목도 동일하게 진행한다. 손목의 뻣뻣함을 줄이는 데 효과적이다.

3 | 손목 좌우 기울이기 척측과 요측

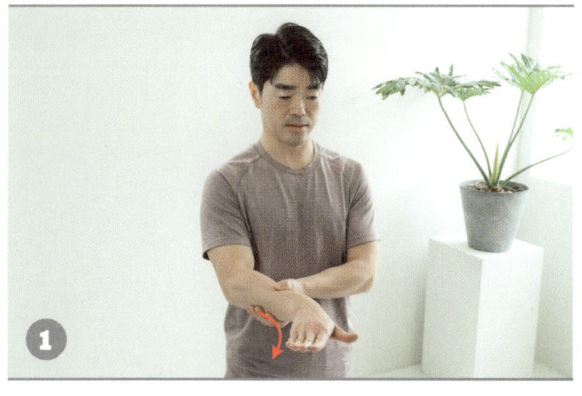 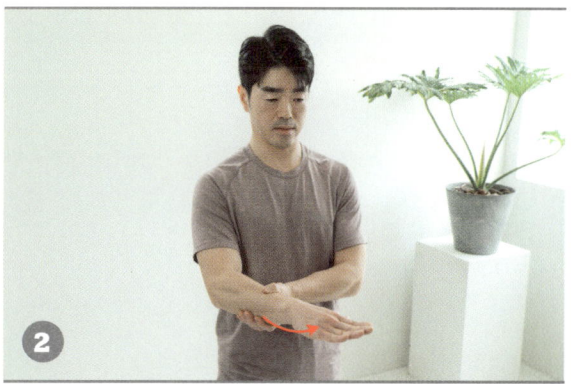

1. **척측 편위** | 손바닥을 바닥으로 향하게 하거나, 책상 위에 올려둔다. 반대쪽 손으로 해당 전완(아래팔)을 잡고 고정한 상태로, 손목을 천천히 새끼손가락 방향으로 기울인다.

2. **요측 편위** | 다시 엄지손가락 방향으로 기울인다. 반동을 주지 않고 천천히 부드럽게 움직이도록 한다.

3. 척측 편위와 요측 편위를 10~15회 반복한다. 반대쪽 손목도 동일하게 진행한다. 손목의 유연성을 증가시키는 데 효과적이다.

응용

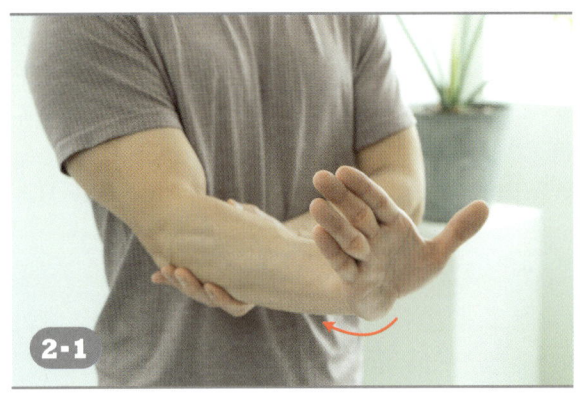
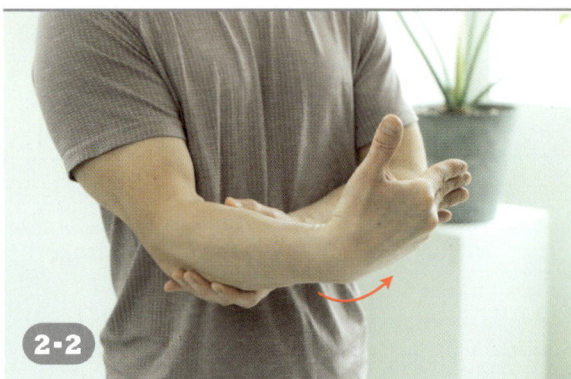

1. 위 3가지 움직임을 각각 명확하게 연습한다.
2. 두 가지를 조합하여 움직이는 연습을 해본다. 예를 들어, 손목 펴기(신전)와 손목을 엄지손가락 쪽으로 기울이기(요측 편위)를 조합하면 손목이 비스듬히 위로 꺾이는 움직임이 나온다.

13 | 전신 스트레칭
피겨 에잇

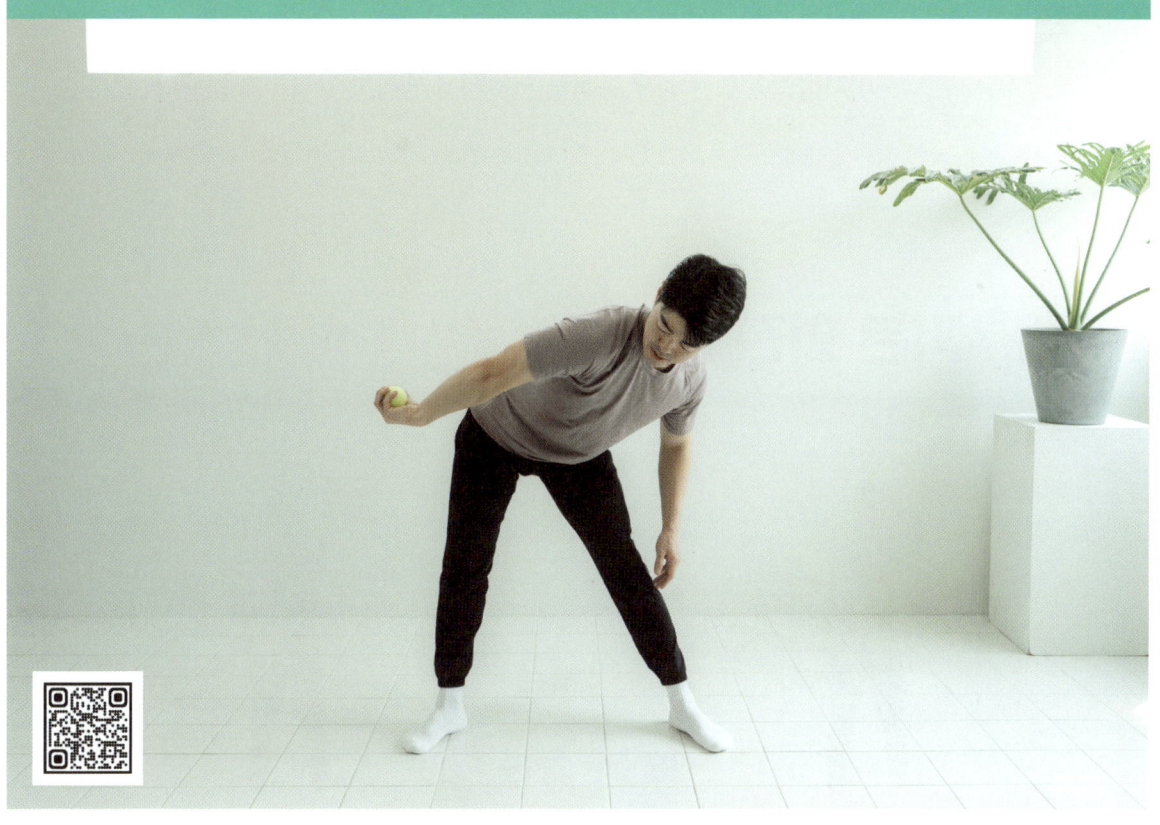

관절별로 스트레칭을 익히는 것은 가장 기본이 되어야 합니다. 하지만 2가지 이상의 관절이 함께 작용하며 협응력을 발휘하는 스트레칭이나 움직임은 더욱 효과적입니다. 이번에 소개하는 '피겨 에잇Figure Eight'이라는 전신 스트레칭은 팔과 상체를 8자 형태로 움직이며 어깨, 허리, 골반 등 여러 관절을 함께 활용해 전신을 부드럽게 풀어주는 동작입니다. 이를 통해 균형감각과 유연성을 향상하고 나아가 신체의 협응력을 향상시키는 데 도움을 받을 수 있습니다.

효과

어깨, 허리, 골반 등 전신의 유연성이 증가하고, 관절의 가동 범위가 확장된다. 상체와 하체의 조화로운 움직임이 강화되고, 균형감각과 신체 협응력 향상에 효과적이다.

포인트

몸을 이완하고 부드럽고 천천히 움직이기, 단계적으로 연습하기

주의사항

- 허리에 과도한 부담이 가지 않도록 부드럽게 움직인다.
- 반동을 주지 말고 천천히 자연스럽게 수행한다.
- 호흡을 멈추지 않고 일정한 리듬을 유지한다.
- 균형을 잃지 않도록 발을 안정적으로 지지한다.
- 어지럼증이 있는 경우 동작을 천천히 수행하고 무리하지 않는다.

1단계 | 기본 회전 연습

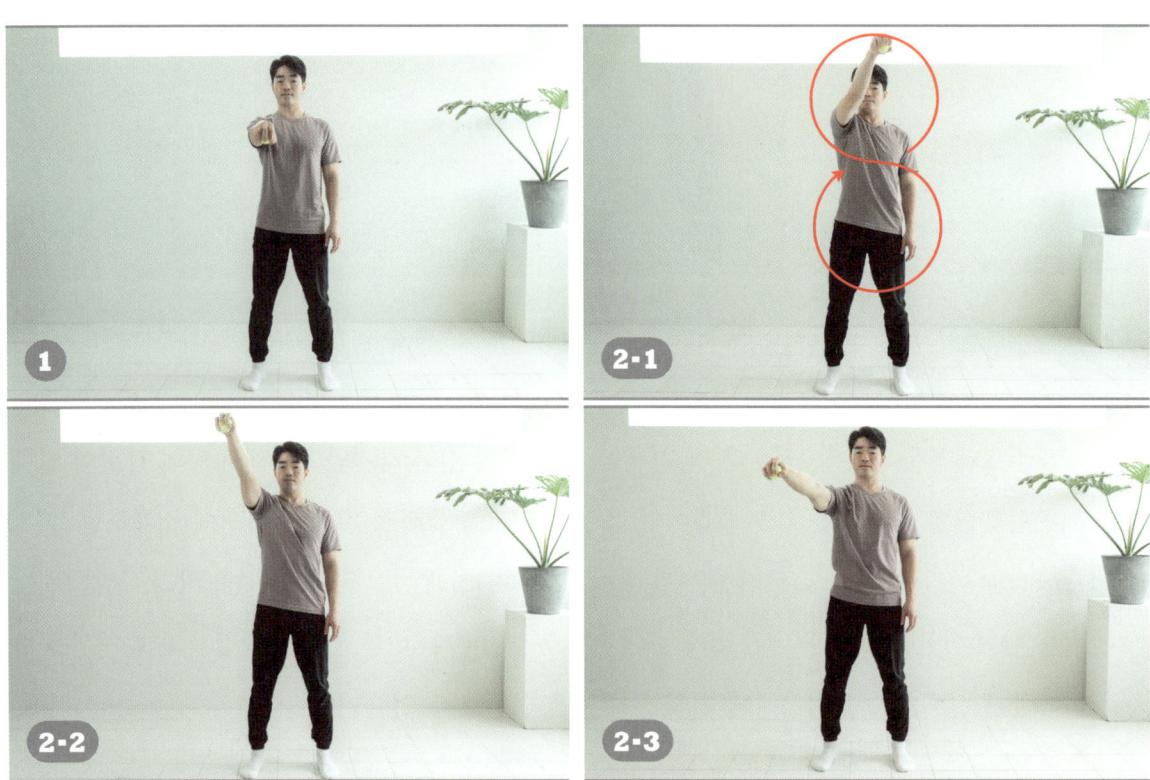

1. 두 발을 어깨너비로 벌리고, 몸의 긴장을 풀고 선다. 한 손에 작은 공을 잡고 팔을 자연스럽게 앞으로 뻗는다.

2. 뻗은 팔을 어깨 위쪽에서 시계 방향으로 원을 크게 그린다.
3. 다시 시작한 위치로 돌아와 아래쪽에서 반시계 방향으로 큰 원을 그린다.
4. 위쪽 원과 아래쪽 원을 연결하여 팔이 공중에서, 정면에서 8자 모양을 만들도록 반복 연습한다.

2단계 | 피겨 에잇 스트레칭 전신 활용

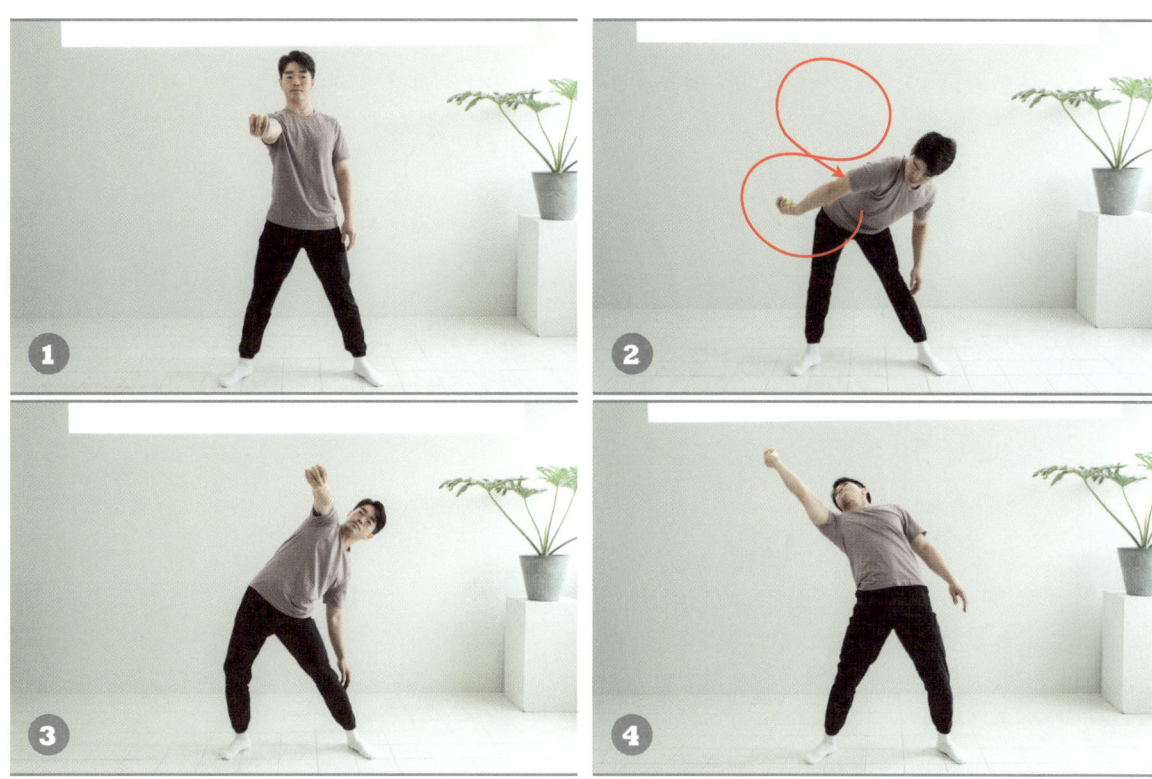

1. 두 발을 어깨너비로 벌리고 선다. 무릎을 약간 구부려 몸의 긴장을 풀어준다.
2. 한 손에 작은 공을 잡고 팔을 앞으로 뻗는다. 팔을 몸 안쪽으로 구부려 겨드랑이 아래를 지나, 몸 바깥쪽으로 펼친다.
3. 펼친 팔은 다시 몸 앞쪽 사선 위로 올라와 머리 위에서 원을 그린다. 동작을 수행하는 동안 시선은 계속 공을 바라본다.
4. 하체는 무릎을 살짝 구부린 상태에서 골반도 함께 원을 그리며 균형을 잡는다. 10바퀴 회전 후, 반대쪽도 동일하게 반복한다.

응용

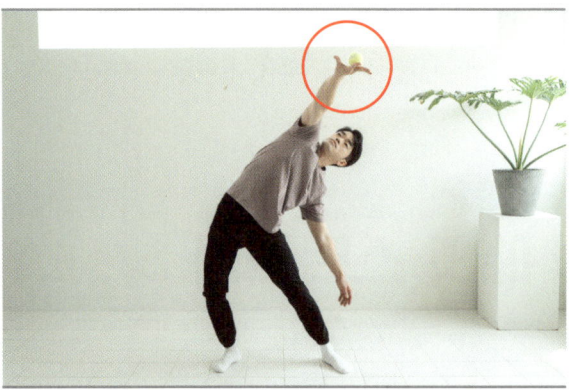

처음에는 공을 손에 단단히 쥐고 연습하고, 동작이 익숙해지면 손바닥 위에 올려놓고 도전한다.

Q&A   달리기와 무릎

"달리기를 많이 하면 무릎 연골이 손상되지 않나요?"

이 질문은 많은 사람들이 가진 대표적인 오해 중 하나입니다. 특히 달리기를 처음 시작하려는 사람들, 또는 이미 달리고 있는 사람들이 달리기가 무릎에 나쁜 영향을 미치지 않을지 걱정하며 주저하는 경우가 많습니다. 하지만 달리기가 무릎 연골을 손상시킨다는 주장은 과학적 근거가 없습니다. 오히려 달리기는 무릎 관절 주변 근육을 강화하고 체중 관리에 도움을 주며, 이를 통해 관절에 가해지는 부담을 줄이는 긍정적인 역할을 합니다. 연구에 따르면 비활동적인 사람들보다 취미로 달리는 사람들의 관절염 발병률이 훨씬 낮다는 사실이 확인되었습니다.

| 달리기 유형에 따른 관절염 발병률 |

달리기 유형	관절염 발병률
취미로 달리는 사람들	3.5%
달리지 않는 사람들	10.2%
경쟁적으로 달리는 사람들	13.3%

출처 : 〈American Journal of Sports Medicine〉 2020년

적당한 달리기는 무릎 주변 근육 강화, 연골 건강 유지, 체중 조절 등 건강에 긍정적인 영향을 줍니다. 좀 더 자세히 설명하자면, 달리기는 허벅지와 종아리 근육을 단련시켜 무릎 관절을 안정화하고, 부상을 예방하는 데 도움을 줍니다. 연골 세포의 건강을 유지하고, 관절의 윤활 작용을 합니다. 또한 달리기를 통해 체중을 관리하면 무릎에 가해지는 부담을 줄일 수 있습니다.

달리기를 시작하는 초반에 많은 사람들이 무릎 통증을 경험하는데, 이를 무릎 연골의 손상으로 오해하는 경우가 있습니다. "달리기를 하면 무릎 연골이 닳

는다"라는 것은 과학적 근거가 없는 오해인데, 이 통증은 왜 생기는 걸까요? 달린 이후의 무릎 통증은 무릎 주변 근육의 약함, 하지 관절들의 불균형, 잘못된 자세, 과도한 훈련 등으로 생길 수 있습니다. 하지만 이러한 문제는 충분히 개선할 수 있는 사항입니다.

허벅지 근육(대퇴사두근)과 하체 근육을 강화하는 운동(스쿼트, 런지)을 통해 보강 운동을 하면 됩니다. 달리는 강도(거리, 속도)를 천천히 늘리고, 주간 훈련량을 10% 이상 증가시키지 않도록 합니다. 발에 맞는 쿠션감 있는 러닝화를 선택해서 충격 흡수를 돕는 것도 중요합니다. 또한 통증이 느껴진다면 휴식을 취하고, 통증이 계속 지속될 경우 전문가와 상담해야 합니다. 이런 방법들을 활용하면 누구나 달리기를 안전하게 즐길 수 있습니다. 올바른 훈련 계획, 하지 보강 운동, 충분한 휴식을 통해 건강하고 행복한 달리기를 할 수 있습니다.

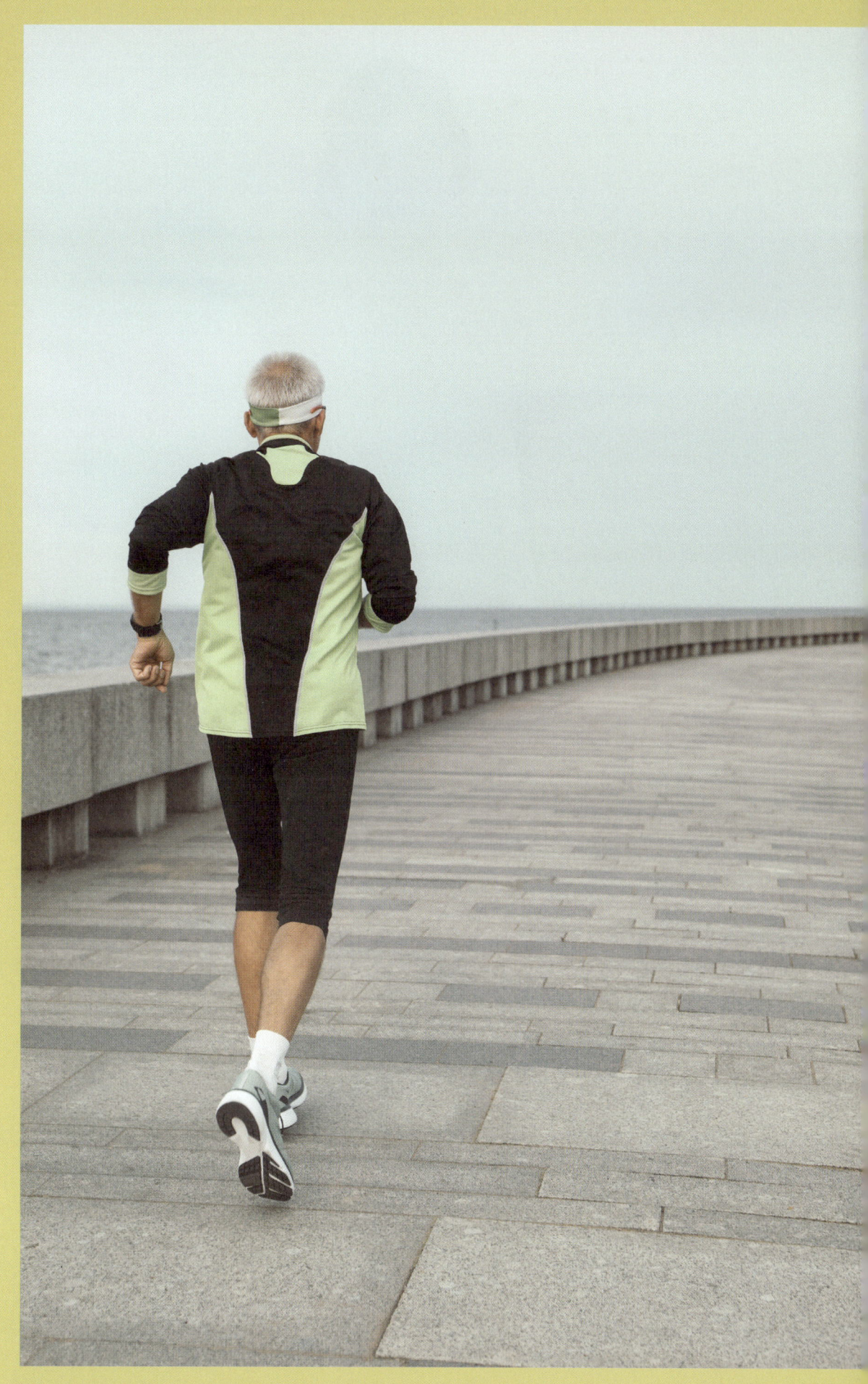

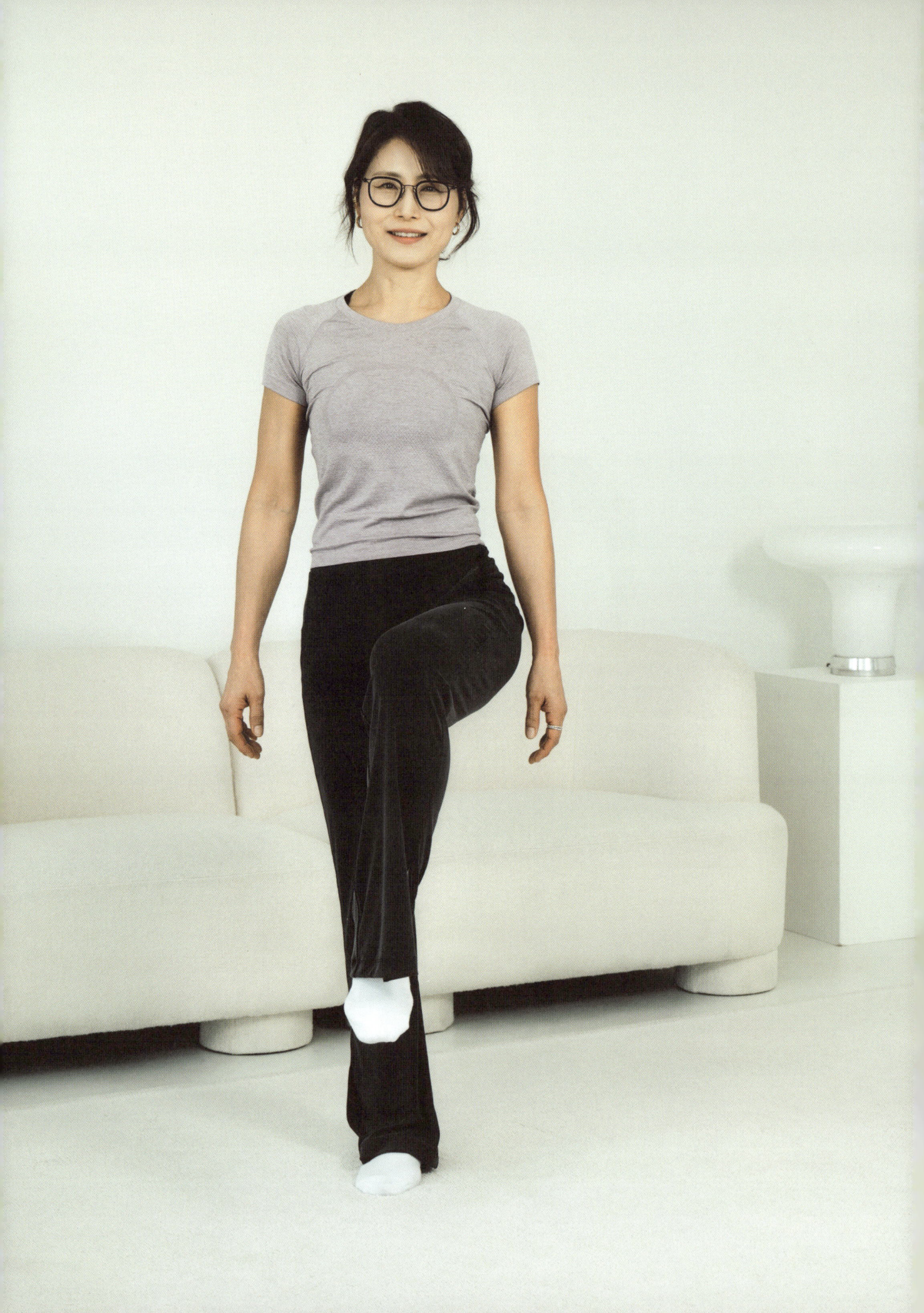

Part 3

집에서 하는 맨몸 운동

5분 홈트레이닝

01 집이 곧 최고의 운동장

운동이 필요하다는 것은 누구나 알고 있습니다. 하지만 막상 실천으로 옮기려 하면 생각보다 쉽지 않습니다. 헬스장에 가려면 준비도 필요하고, 시간을 따로 내야 하며, 날씨가 좋지 않거나 몸이 무겁게 느껴질 때는 발걸음조차 떼기 힘든 경우가 많습니다. 나이가 들수록 외출 자체가 번거롭게 느껴지는 상황도 많습니다. 그러나 중요한 사실은, 운동은 결코 멀리 있지 않다는 점입니다. 내가 있는 집, 이 작은 공간이 바로 최고의 운동장이 될 수 있습니다.

집에서 하는 맨몸 운동은 어떤 특별한 도구도 필요하지 않습니다. 내 몸 자체가 가장 훌륭한 운동 도구입니다. 바닥, 벽, 의자, 수건처럼 집안 어디에나 있는 생활 도구를 활용하면 근력 강화부터 균형 훈련까지 충분히 가능합니다. 덤벨이나 기구가 없어도 할 수 있고, 오히려 안전하면서도 기능적이라는 장점이 있습니다.

특히 시니어에게 맨몸 운동은 효과가 크고 의미가 깊습니다. 의자에 앉아 생활하는 시간이 많은 만큼, 의자에서의 움직임을 그대로 운동으로 변형시킬 수 있다면 그 효과는 상당합니다. 의자에 앉았다 일어나기, 앉은 채 상체를 회전하기, 균형을 잡으며 코어를 활용하는 동작은 관절에 무리를 덜 주면서도 근육 강화에는 도움을 줍니다. 이러한 맨몸 운동은 단순한 근력 강화에 그치지 않고, 넘어짐을 예방하고, 독립적인 생활을 이어가며, 삶의 질을 높이는 핵심 전략이 됩니다.

또한 집에서 하는 맨몸 운동은 '틈새 운동'으로 활용하기에 가장 적합합니다. 아침에 잠에서 깨어 누운 자세로 가볍게 스트레칭을 하거나 기지개를 켜며 하루를 시작하는 모닝 루틴, 앉은 자세에서 할 수 있는 근력운동, 서서 균형을 잡는 코어 운동 등 다양한 상황에서 손쉽게 이어갈 수 있습니다. 짧게는 5분, 길게는 10분의 작은 움직임이 쌓여 결국 건강의 큰 변화를 이끌어냅니다.

운동은 거창하게 시작할 필요가 없습니다. 중요한 것은 지금 있는 자리에서, 지금 당장 작은 움직임을 시작하는 것입니다. 오늘의 작은 습관이 내일의 건강을 만들고, 꾸준히 쌓인 시간은 여러분의 삶을 더 튼튼하고 활기차게 변화시킬 것입니다. 집은 머무는 공간을 넘어, 여러분의 몸과 삶을 단련하는 가장 가까운 운동장이 될 수 있습니다.

02 | 숨쉬기 운동

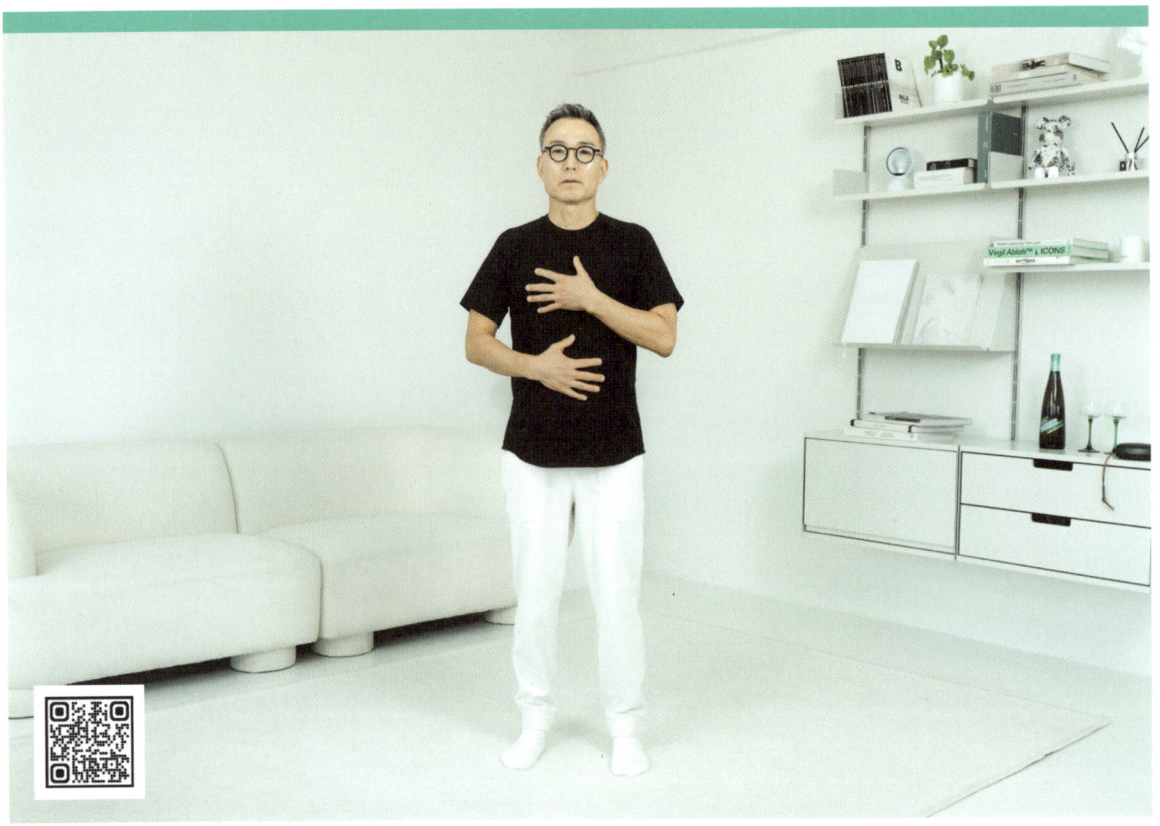

우리는 흔히 농담처럼 "나는 숨쉬기 운동밖에 안 해!"라고 말하는 경우가 많습니다. 하지만 우리가 하루 24시간 하는 활동인 이 '숨쉬기'만 제대로 해도 건강이 달라집니다.

많은 사람들이 무의식적으로 입으로 숨을 쉽니다. 하지만 입으로 숨을 쉬면 공기가 직접 목과 폐로 들어가 건조해지고, 면역력이 약해질 수 있습니다. 반대로 코로 호흡하면 코가 먼지, 세균, 바이러스를 걸러주는 필터 역할을 합니다. 그리고 공기가 기관지로 들어가기 전에 적절한 습도와 온도로 조절이 됩니다. 입으로 호흡을 할 때보다 체내 산소 활용도를 높여주고, 적절한 호흡 패턴을 통해 혈압을 안정시키기도 합니다.

입으로 숨을 쉬게 되면 과호흡(너무 많은 숨을 들이마시는 것)으로 인해 몸이 더 피곤해질 수 있습니다. 과호흡을 하면 혈중 이산화탄소 농도가 낮아지고, 산소가 제대로 전달되지 않습니다. 이는 어지럼증, 피로감, 불안감을 유발할 수 있습니다. 그러므로 천천히, 깊고 조용한 호흡이 중요하고, 코로 숨을 쉬는 것이 건강에 훨씬 유익합니다.

우리 몸의 가장 중요한 호흡 근육은 '횡격막(가로막)'입니다. 하지만 나이가 들수록 횡격막이 약해져서, 얕은 흉식 호흡(가슴으로만 숨 쉬는 호흡)을 하게 됩니다. 이로 인해 호흡의 질이 떨어질 수 있습니다. 하지만 횡격막을 잘 활용하여 복식호흡을 하게 되면 폐활량이 증가하고, 혈액순환이 원활해지고, 스트레스까지 줄어드는 효과가 있습니다. 효율적인 호흡법을 통해 몸과 마음을 건강하게 만들 수 있는 방법을 알아봅시다.

효과
- 폐활량이 증가하고, 혈액순환이 원활해진다.
- 스트레스가 줄어들고, 건강하고 활력 넘치는 생활을 할 수 있다.

포인트   코로 호흡하기, 천천히 깊은 호흡하기, 횡격막 잘 활용하기

주의사항
- 무의식 중에 입으로 숨을 쉬지 않도록 한다.
- 과호흡 습관이 있다면 고쳐 나가도록 한다.

1 | 복식(횡격막) 호흡 방법

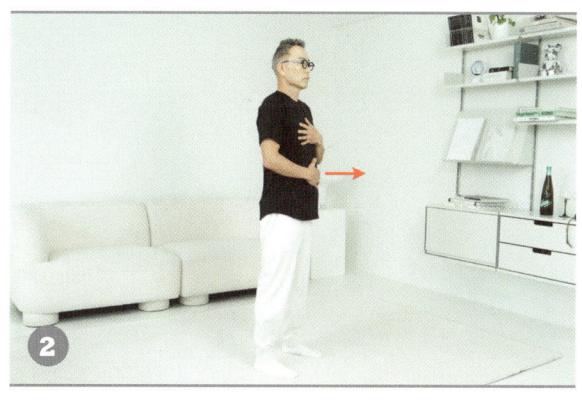
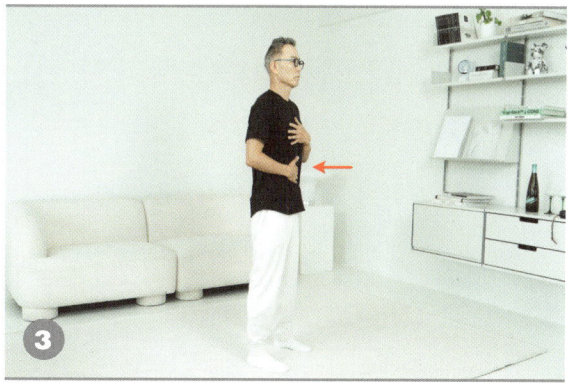

1. 편안한 자세로 선다. 한 손은 가슴에, 한 손은 배에 올린다.

2. 코로 천천히 숨을 들이마시며 배가 부풀어 오르는 것을 느낀다.
3. 입을 다문 채 천천히 코로 숨을 내쉬며 배가 줄어드는 것을 확인한다. 10회 반복하며, 호흡을 깊고 천천히 유지한다.

2 | 5-5-5 호흡법(심신 안정 효과)

1. 코로 5초간 숨을 들이마시고, 5초간 멈춘 뒤, 5초간 코로 천천히 내쉰다.
2. 하루 5~10분씩 반복한다.

3 | 걷기와 함께 하는 호흡법(심폐지구력 향상 효과)

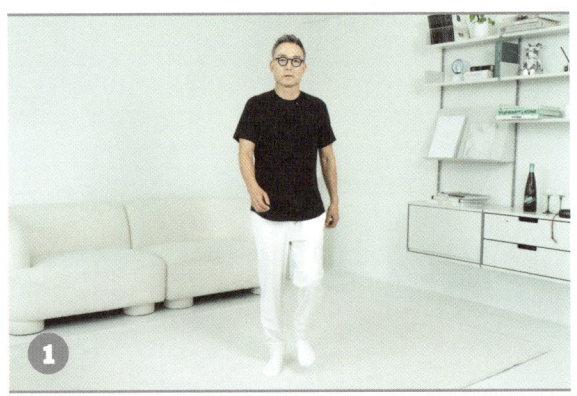

1. 코로 숨을 들이마시며 4걸음을 걷는다.
2. 숨을 멈추고 2걸음을 걷는다.
3. 코로 천천히 숨을 내쉬며 6걸음을 걷는다.

03 | 기본 스트레칭
준비운동, 마무리운동

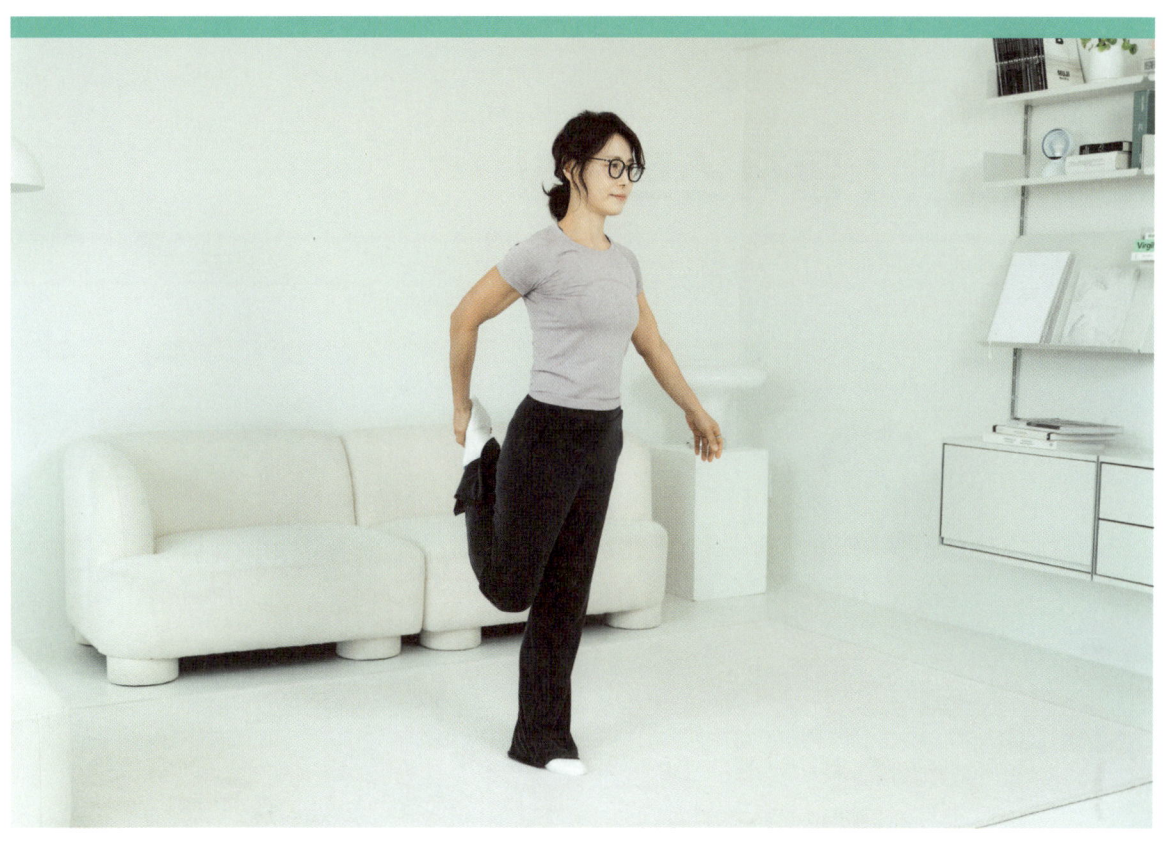

운동 전후 스트레칭은 부상 예방에도 좋고, 운동의 효율을 높이는 것에도 중요한 역할을 합니다. 운동 전 준비운동으로는 동적 스트레칭을 하면 좋습니다. 신체의 움직임을 부드럽게 만들어 운동 효율을 증가시키고, 심박수를 천천히 올려 심혈관계의 부담을 최소화할 수 있습니다. 운동 전 5~10분 정도 나만의 루틴을 만들어 활용한다면 운동 전 심리적으로도 편안한 상태를 유지할 수 있습니다.

운동 후에는 정적 스트레칭이 좋습니다. 충분히 사용된 관절과 근육을 천천히 늘려주면서 피로를 풀어주는 것입니다. 근육을 이완시키고, 유연성을 높이며, 피로 회복에 도움을 주며 마무리해 줍니다.

효과	▪ 운동 전, 동적 스트레칭은 운동 효율을 증가시키고, 심박수를 천천히 올려준다.
	▪ 운동 후, 정적 스트레칭은 근육의 피로 회복에 도움이 된다.
포인트	운동 전에는 동적으로 움직이기, 운동 후에는 천천히 근육을 늘려주기
주의사항	▪ 너무 무리하게 근육을 이완하거나 수축하지 않도록 한다.

1. 준비운동 | 동적 스트레칭

운동 방법

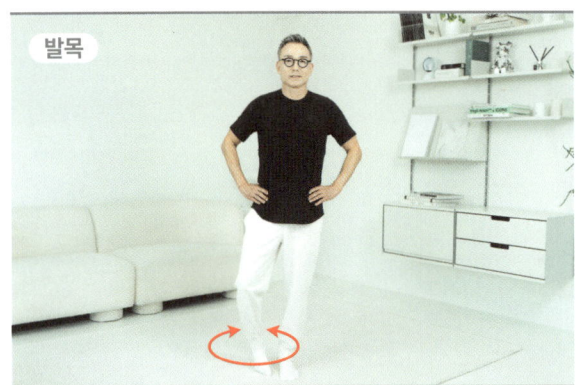
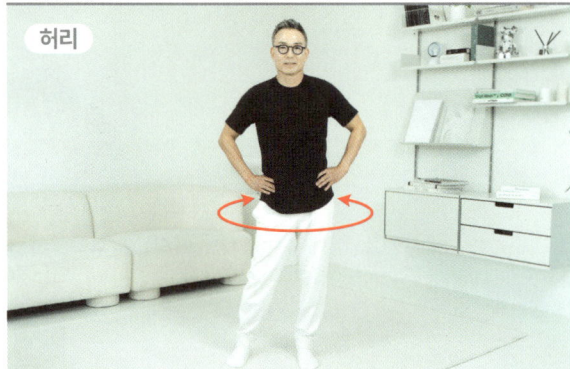
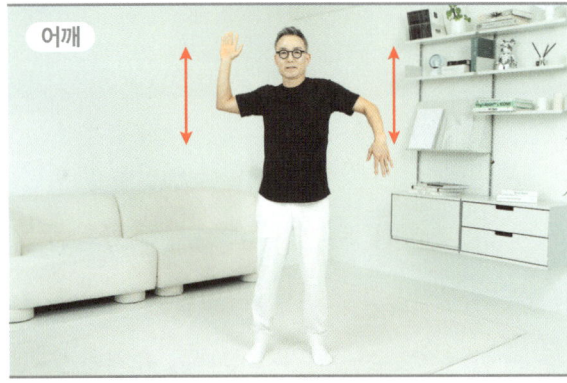
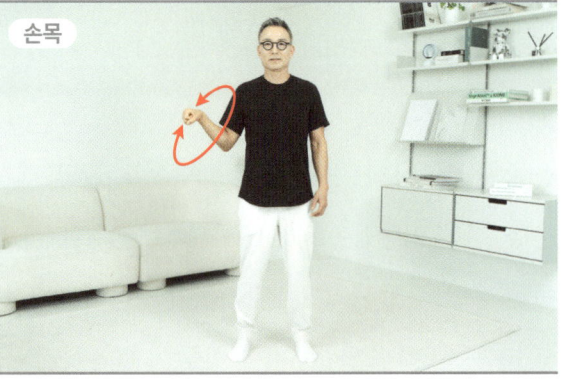

1. **관절 회전하기** 아래에서 위로 발목, 무릎, 고관절, 허리, 등, 목, 어깨, 팔꿈치, 손목 순서대로 회전시키거나 가볍게 털어준다. 순서는 반대로 위에서 아래로 내려가도 좋다.

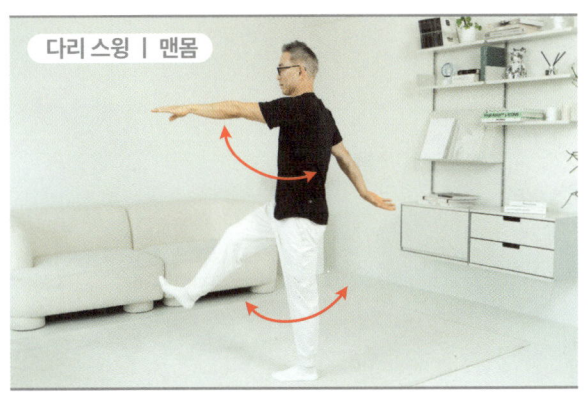 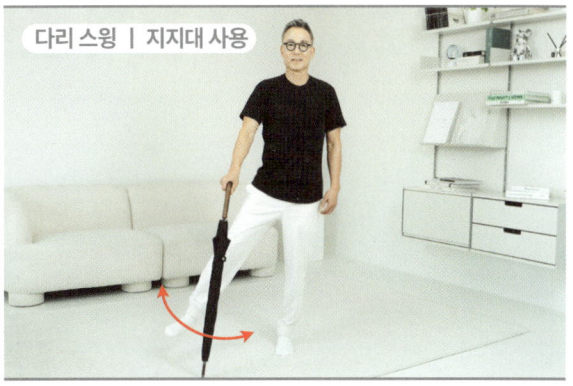

2. **다리 스윙** : 한 발은 균형을 잡고, 한쪽 다리는 살짝 들어 앞뒤로 흔든다. 팔도 리듬에 맞춰 흔들며 균형을 잡는다. 균형 잡기가 어려운 경우 벽이나 우산 등 지지대를 사용한다. 양발 10회씩 진행한다.

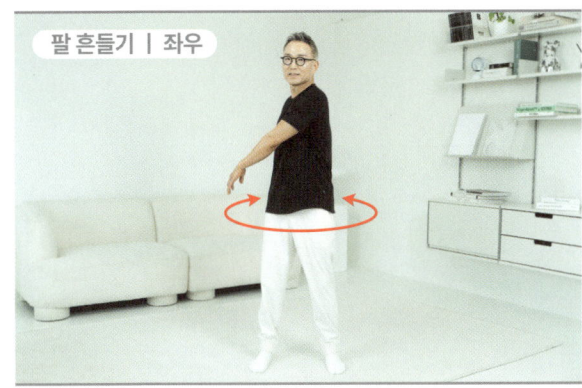 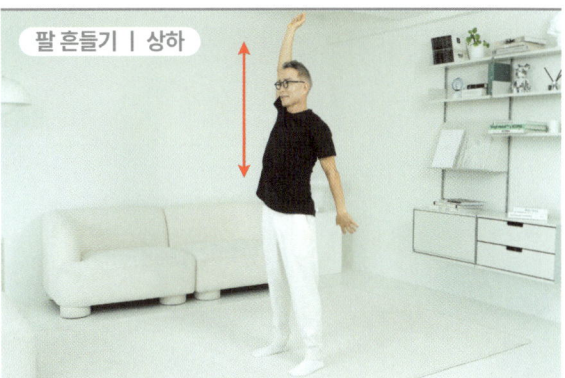

3. **팔 흔들기** : 양팔을 좌우로 흔들어 몸통과 함께 회전한다. 양팔을 위아래로 흔들어 어깨와 가슴을 펼쳐준다. 각각의 동작을 10회씩 진행한다.

2. 마무리운동 | 정적 스트레칭

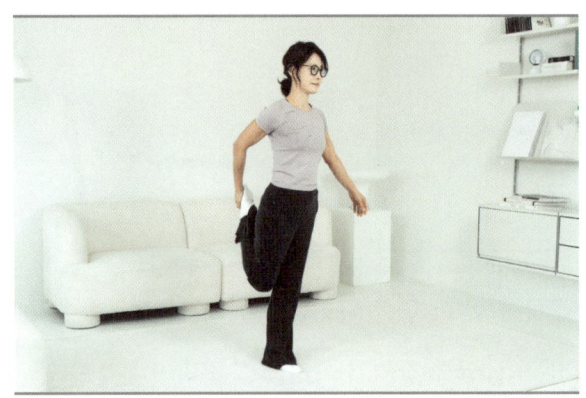

1. **허벅지 앞 근육 늘리기** : 가능하면 한 손으로 벽을 잡고, 반대쪽 손으로 발을 잡아 뒤로 당긴다. 허리를 젖히지 않고, 뒤꿈치를 엉덩이에 붙이는 느낌으로 스트레칭한다. 좌우 각각 10~15초 유지하고 시작 자세로 돌아오며 3회씩 반복한다.

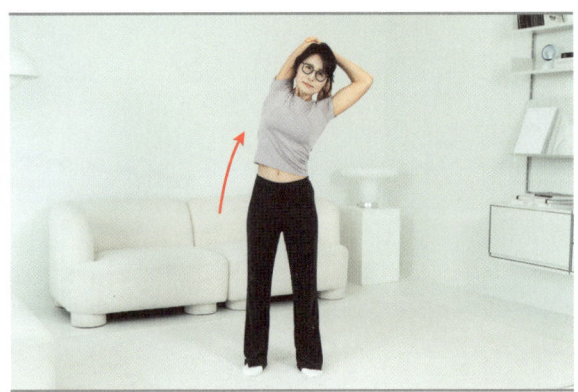

2. **허리, 옆구리 스트레칭** : 어깨너비로 서서 한쪽 팔을 위로 구부려 올리고, 반대 손으로 팔 꿈치를 감싸 잡는다. 몸을 옆으로 기울이며 허리와 겨드랑이까지 늘려준다. 좌우 각각 10초씩 유지하고 3회씩 반복한다.

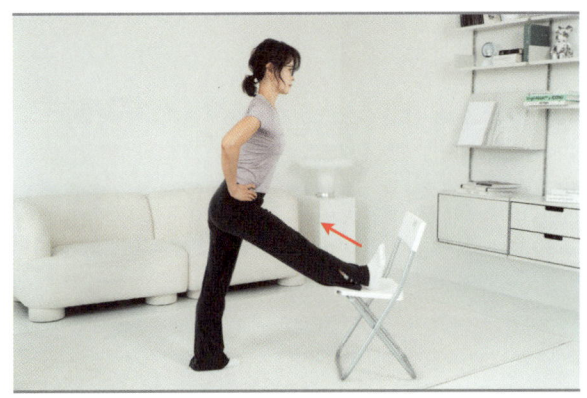

3. **햄스트링 스트레칭** : 단단히 고정된 의자에 한쪽 발을 올리고, 발목을 당긴 상태에서 무릎을 편다. 허리를 구부리지 않고, 상체를 살짝 앞으로 이동하여 햄스트링을 늘린다. 4초씩 5회 반복한다.

04 | 앉아서 하는 상체 운동
팔꿈치 모았다 펼치기

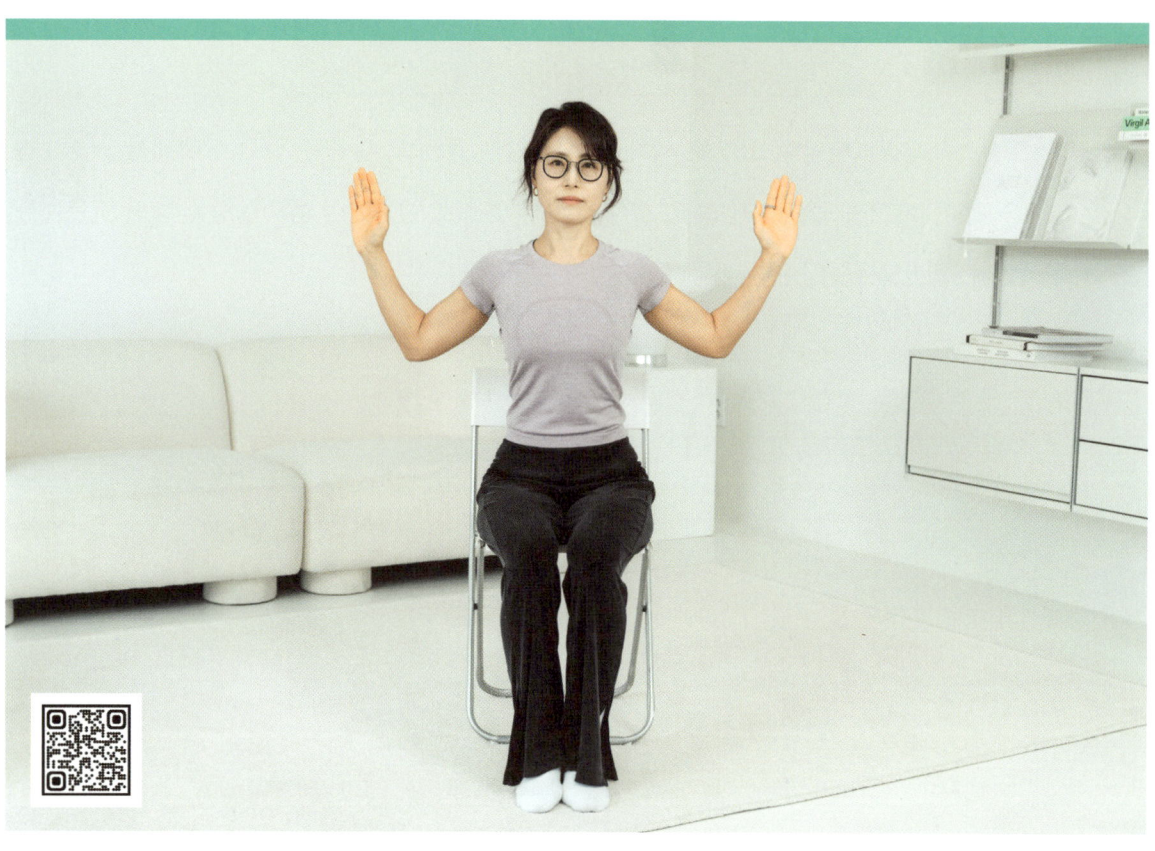

효과
- 가슴과 등 근육을 동시에 단련한다. 팔꿈치를 모을 때 가슴 근육이 수축하고, 팔을 펼칠 때 등 근육이 수축한다.
- 가슴과 등이 번갈아 활성화되면서 길항근의 균형이 강화된다.
- 어깨를 모으고 펼치는 동작이 회전근개(어깨 안정화 근육)를 자극하여 어깨의 유연성과 움직임이 개선된다.
- 장시간 앉아있거나, 구부정한 자세를 자주 하는 사람들에게 유용하다. 등과 어깨의 피로가 해소되며, 자세 교정에 도움이 된다.

포인트
가슴과 등 근육 동시에 활성화, 어깨 가동성 증가 및 자세 교정 효과, 어디서나

할 수 있는 간단하고 효과적인 운동

주의사항

- 반동을 이용하지 않고 천천히 근육의 움직임을 느끼면서 수행한다.
- 동작 중 어깨가 긴장되어 올라가지 않도록 힘을 빼고 자연스럽게 유지한다.
- 등을 펴고 코어에 힘을 주어서 허리가 과하게 휘지 않도록 조절한다.
- 팔꿈치를 펼칠 때 팔이 위아래로 흔들리지 않도록 손과 팔의 높이를 일정하게 유지한다.

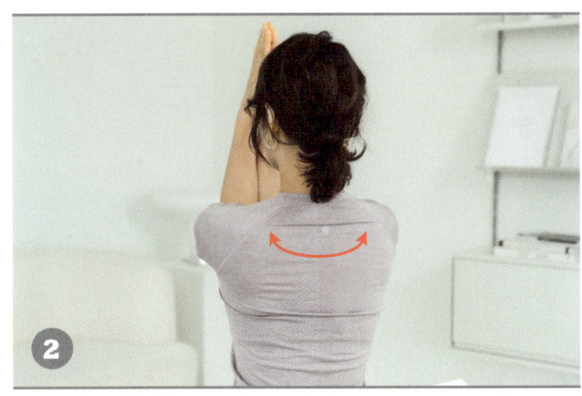
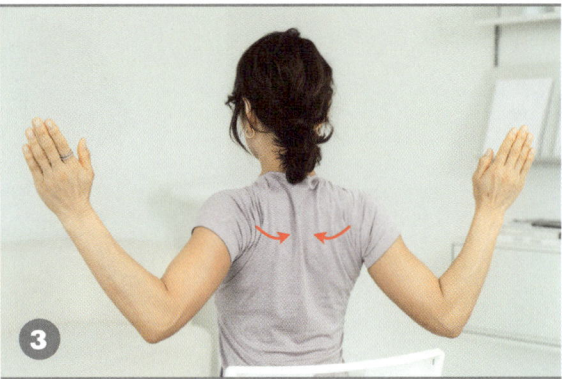

1. 의자에 허리를 곧게 펴고 바르게 앉는다. 발을 바닥에 편안하게 두고, 허리는 등받이에 기대지 않는다.
2. 양 팔을 90도 구부리고, 손은 얼굴 앞에서 모은다. 팔꿈치도 가슴 앞쪽에서 맞대어 모아준다. 가슴과 겨드랑이가 쪼이는 느낌을 유지하며 3초간 유지한다.
3. 팔을 그대로 천천히 옆으로 펼친다. 팔이 90도가 유지된 상태에서 양옆으로 활짝 펼친다. 이때 등 근육(날개뼈)이 서로 가까워지고 쪼이는 느낌을 유지하며 3초간 유지한다.
4. 동작을 10회 반복한다. 총 3세트 실시한다.

05 | 앉아서 하는 상체 운동
머리 한쪽 밀기

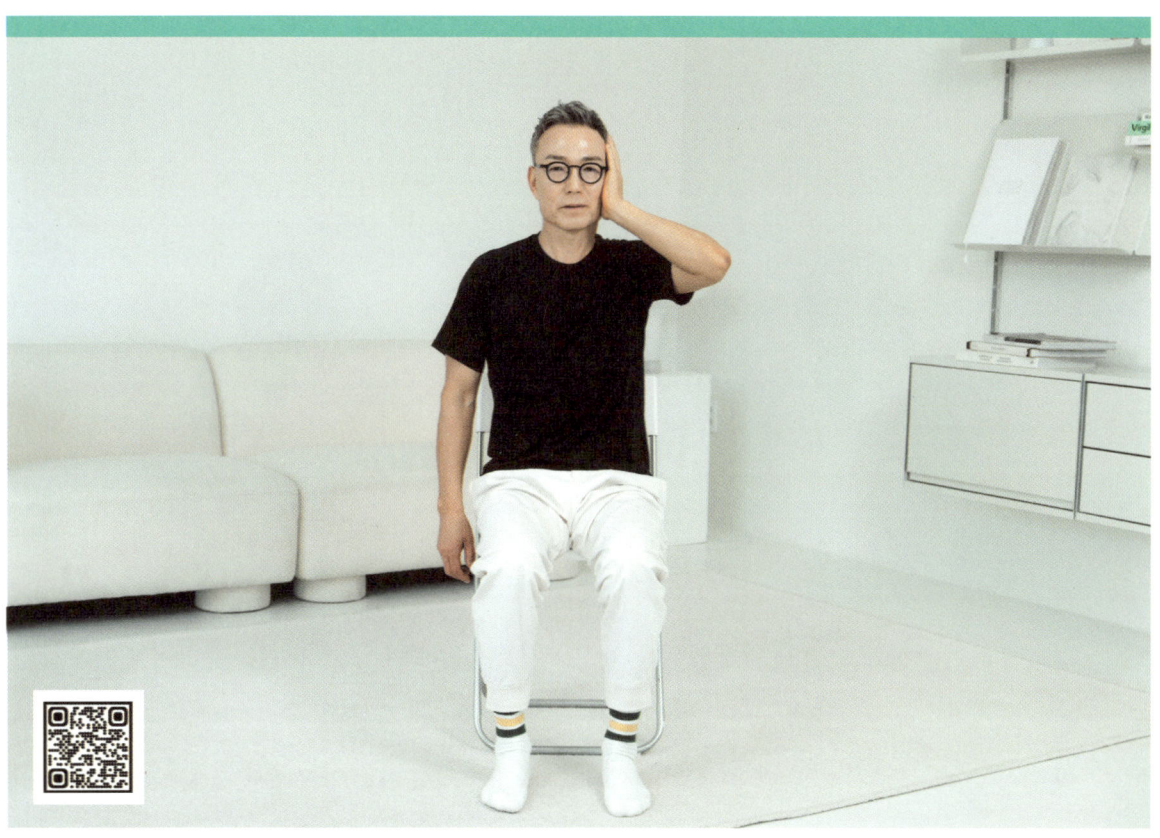

효과
- 목 근육이 강화된다. 목의 위치를 유지하는 근육(목빗근, 사각근 등)을 활성화하고, 머리를 밀리지 않게 버티면서 목의 안정성이 증가한다.
- 목을 좌우로 움직이는 힘을 조절하는 연습을 통해 유연성과 균형성이 강화된다.
- 목이 안정되면 어깨와 승모근의 불필요한 긴장이 완화되어 컨디션이 개선된다. 거북목 예방 및 바른 자세 유지에도 도움이 된다.
- 한쪽 근육만 과도하게 쓰는 습관을 줄이고, 좌우 밸런스가 유지된다. 목이 앞으로 기울어지는 것을 방지하여 척추 정렬도 개선된다.

포인트
목 근육 단련, 어깨와 승모근 긴장 완화, 무리하게 힘주지 않기, 호흡 조절하기

주의사항
- 과도한 힘을 사용하지 않고 적절한 저항만 주도록 한다.
- 머리는 정면을 유지한 상태에서 좌우로만 힘을 준다. 목이 뒤로 꺾이거나 앞으로 밀리지 않도록 유지한다.
- 손과 머리에만 힘을 주고, 어깨는 힘이 들어가지 않고 자연스럽게 유지한다.
- 힘을 줄 때 숨을 내쉬고, 힘을 뺄 때 들이마시며 호흡을 조절한다.

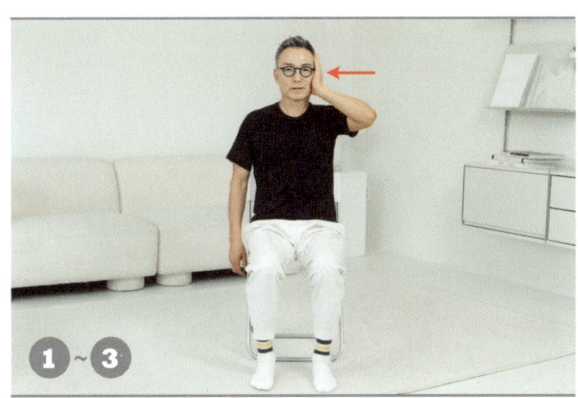

1. 허리를 펴고, 어깨를 자연스럽게 내린다. 발은 바닥에 평평하게 둔다.
2. 왼쪽 손바닥을 오른쪽 머리와 볼 옆쪽에 얹는다. 손으로 머리를 살짝 오른쪽으로 미는 힘을 준다.
3. 머리는 버티면서 밀리지 않도록 왼쪽 방향으로 힘을 준다. 손으로 미는 힘과 머리가 버티는 힘이 균형을 이루도록 조절한다. 이때 손의 힘은 중간 강도 이하로 준다.
4. 5초간 유지한 후, 천천히 힘을 뺀다. 힘을 줄 때와 뺄 때 최대한 부드럽게 조절한다. 양쪽 모두 10회씩 총 2세트 실시한다.

06 | 앉아서 하는 하체 운동
무릎 펴기

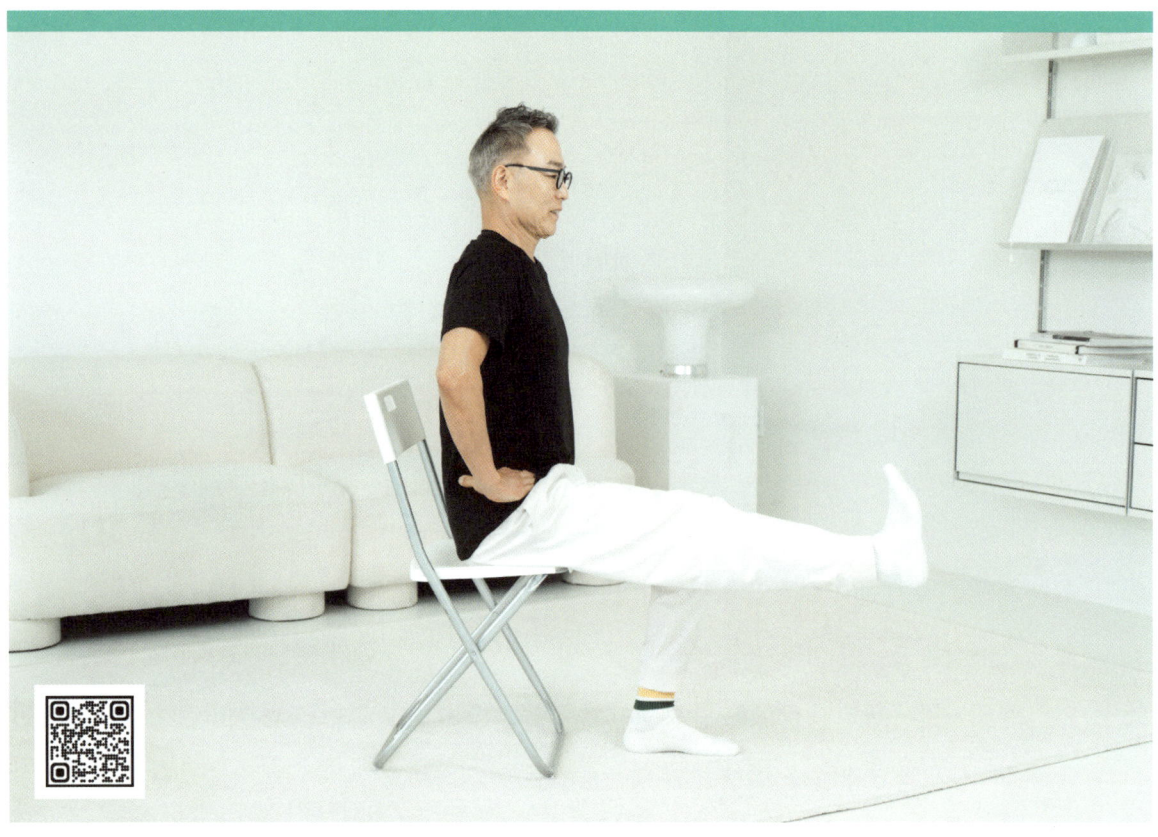

효과
- 무릎을 펴는 근육(대퇴사두근)이 강화된다.
- 의자에 앉은 상태로 체중을 분산하여 무릎의 부담을 최소화한다.
- 발목 움직임을 향상시키고, 다리 뒤쪽(햄스트링)의 스트레칭 효과가 있다.
- 걸을 때 무릎 관절의 안정성을 높여서 일상 활동에 도움이 된다.

포인트
단단히 고정된 의자, 코어에 힘 유지하기, 반동 이용하지 않기

주의사항
- 반동을 이용하지 않고 천천히 다리를 편다.
- 무릎을 과하게 펴지 않고 자연스러운 범위 내에서 운동한다.
- 허리가 구부러지지 않도록 코어에 힘을 주고 상체를 바르게 유지한다.

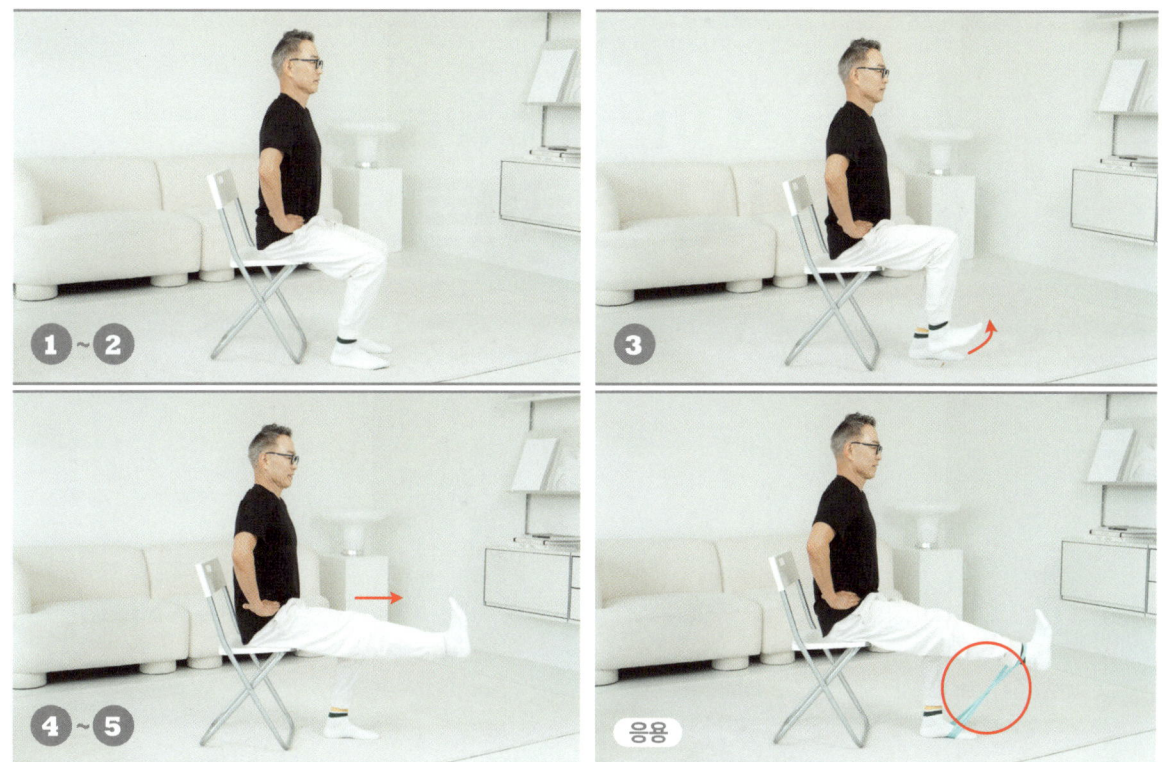

1. 단단히 고정된 의자에 반쯤 걸터앉는다.
2. 허리를 곧게 펴고, 양손을 골반 위에 올려 안정적인 자세를 유지한다.
3. 한쪽 무릎을 90도로 구부리고, 발목을 몸 쪽으로 당겨 바닥에서 살짝 들어 올린다.
4. 허벅지 앞쪽 근육(대퇴사두근)에 힘을 주면서 천천히 무릎을 편 상태로 뻗는다.
5. 뻗은 상태를 3초 유지한 후, 천천히 시작 자세로 돌아온다. 15회 반복 후 반대쪽도 동일하게 운동한다.

―――――――――――――――――― 응용 ――――――――――――――――――

강도를 추가하려면 한쪽 발바닥으로 루프밴드를 밟고, 반대쪽 발목에 루프밴드를 걸어서 동작한다.

07 | 앉아서 하는 하체 운동
힙힌지 스쿼트

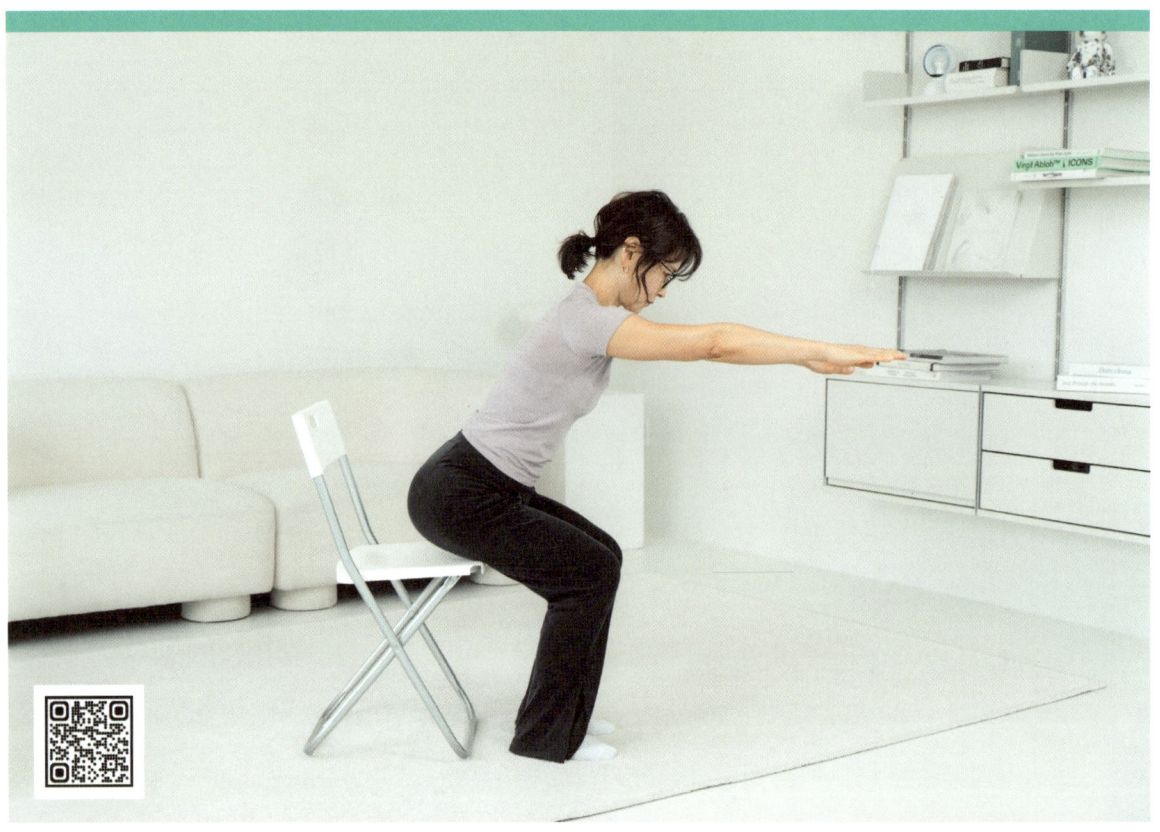

효과
- 일상에서 필수적인 '앉고 일어나는' 동작을 보다 효율적으로 할 수 있도록 한다.
- 고관절 사용을 익혀서 무릎 부담을 줄이고, 무릎을 보호한다.
- 엉덩이(대둔근)와 허벅지(대퇴사두근, 햄스트링) 근육을 강화한다.
- 천천히 앉는 연습을 통해 균형감각과 근지구력을 향상시킨다.

포인트
고관절의 쓰임을 느끼기, 의자에 살짝 닿았다 올라오기, 바른 자세 연습하기

주의사항
- 고관절 중심으로 움직이며, 무릎보다 엉덩이를 먼저 뒤로 보낸다.
- 쿵 소리 없이 천천히 앉고, 엉덩이에 힘을 주어 일어난다.
- 너무 낮은 의자는 부담이 될 수 있다. 의자가 낮을 경우 완전히 앉지 않고 3초를

유지하고 다시 일어난다.

- 힙힌지 동작은 이후 여러 하체 근력운동에 많이 사용되기 때문에 제대로 연습해 두는 것이 중요하다.

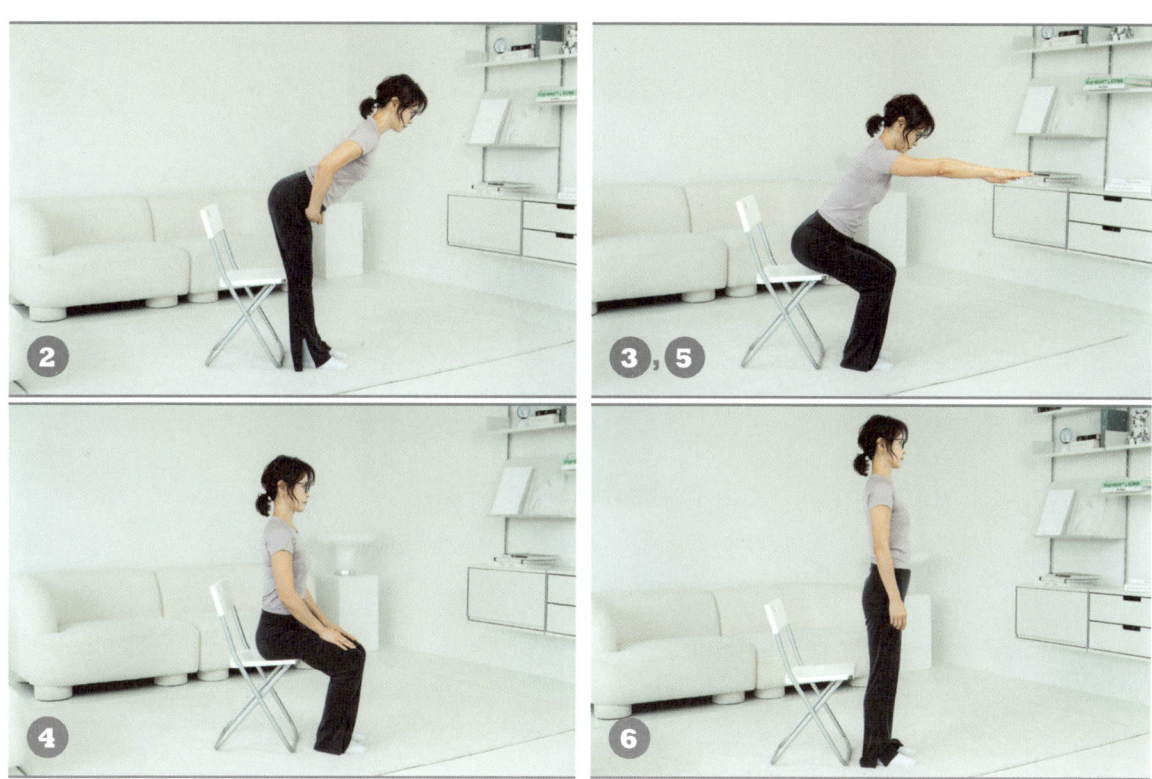

1. 단단히 고정된 의자 앞에 한 뼘 거리에 선다.
2. 양손으로 고관절을 짚어 아랫배와 허벅지 위쪽이 가까워지는 느낌을 유지한다. 고관절 중심으로 움직이며, 엉덩이를 뒤로 보내면서 상체를 자연스럽게 숙인다.
3. 양손을 앞으로 뻗으며 엉덩이를 뒤로 보낸다.
4. 무릎을 천천히 구부리며 중심을 뒤로 이동시키면서, 엉덩이가 의자에 살짝 닿도록 앉는다. 이때 '쿵' 소리가 나지 않도록 천천히 앉는 것이 중요하다.
5. 다시 일어날 때 상체를 먼저 앞으로 숙이며 고관절을 좁혀준다.
6. 엉덩이에 힘을 주면서 엉덩이를 앞으로 밀어 올린다. 동시에 앞으로 뻗었던 팔을 자연스럽게 다리 옆으로 내린다. 한 세트당 10회, 총 3세트 운동한다.

08 | 앉아서 하는 수건 운동
만세&턱걸이

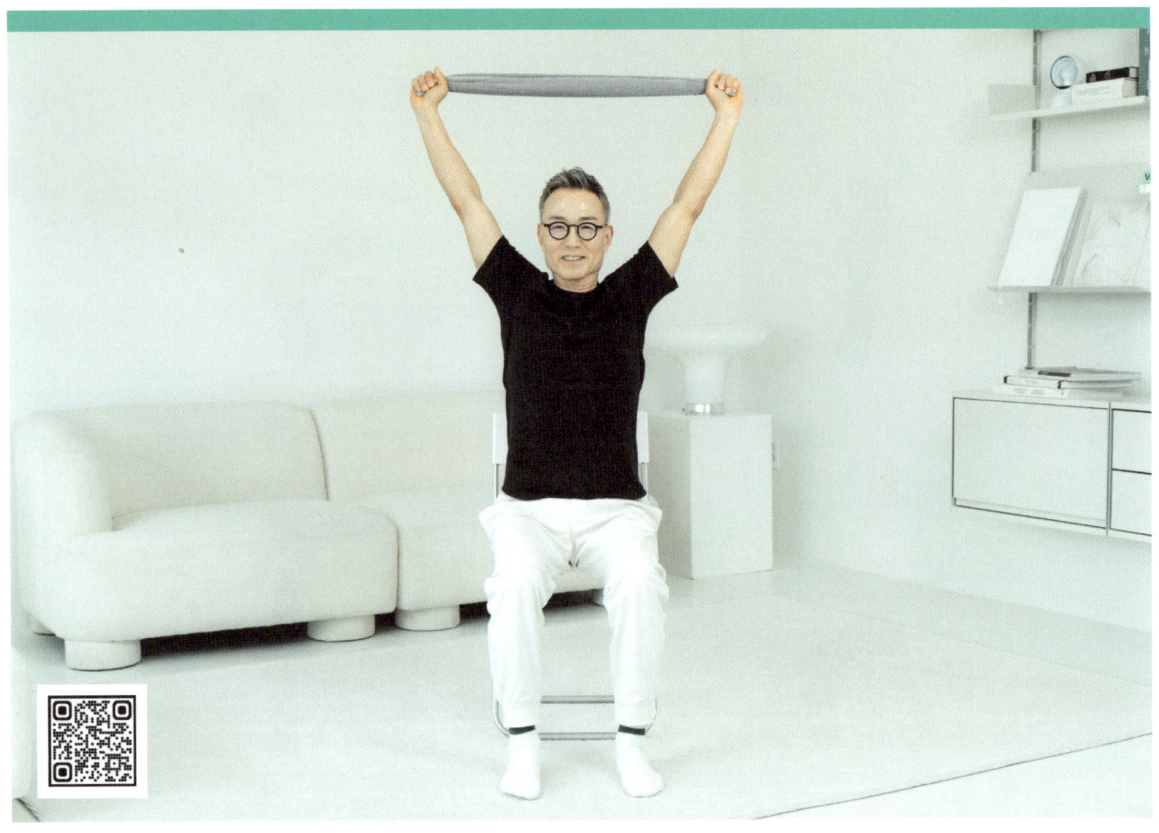

효과
- 수건을 활용하여 상체의 유연성과 근력을 강화하는 운동이다.
- 어깨의 가동 범위를 증가시켜 오십견, 라운드 숄더를 개선한다.
- 허리를 바르게 유지하기 위해 코어 근육이 활성화된다.
- 상체를 열어주는 척추 신전 움직임에 도움이 된다.
- 등(광배근, 승모근)과 어깨를 안정시키는 후면 근육이 강화된다.

포인트
코어에 힘주기, 어깨의 가동 범위를 고려하여 운동하기, 만세 동작이 익숙해지면 턱걸이 진행하기, 턱걸이할 때 등 근육을 느끼기

주의사항
- 허리가 젖혀지지 않도록 배에 힘을 준다.

- 수건을 계속 팽팽하게 유지하여 어깨와 등 근육을 제대로 사용하도록 한다.
- 어깨에 통증이 있으면 가동 범위를 줄여 진행한다.
- 팔이 귀 옆을 지나 수직으로 올라가는 것을 목표로 운동한다.

1 | 만세

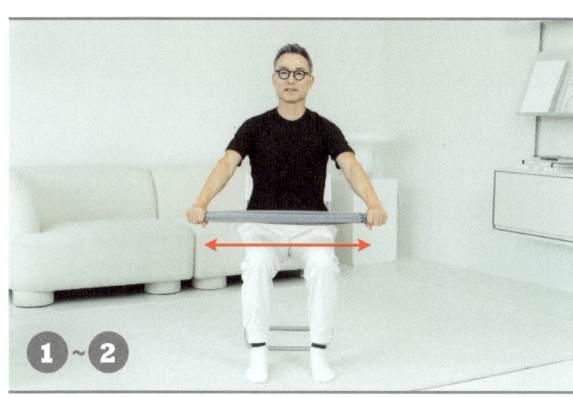
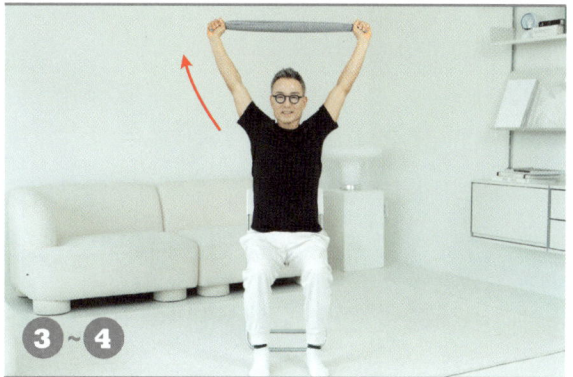

1. 고정된 의자에 앉아 허리를 곧게 펴고, 바른 자세를 유지한다.
2. 수건을 어깨보다 넓게 잡고, 바깥쪽으로 팽팽하게 당긴 상태를 유지한다.
3. 팔을 쭉 편 상태에서 수건을 머리 위로 천천히 올린다. 허리가 젖혀지지 않도록 배에 힘을 준다.
4. 어깨의 가동 범위를 고려하여 가능한 범위까지 올리고 3초간 유지한다.
5. 천천히 시작 자세로 돌아온다. 한 세트당 10회, 1~2세트 반복한다. 만세 동작이 익숙해지면 뒤의 턱걸이를 운동한다.

2 | 턱걸이

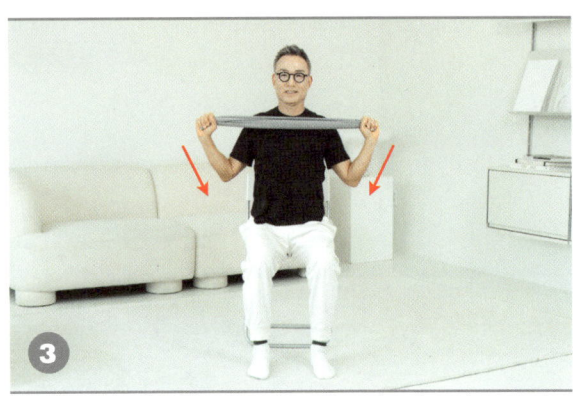 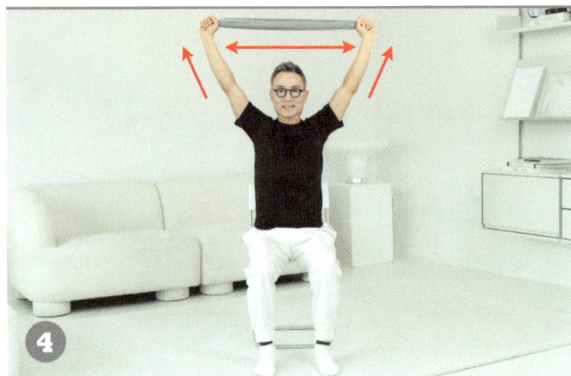

1. 만세 상태에서 수건을 바깥쪽으로 당겨 팽팽하게 유지한다.
2. 팔꿈치를 구부리지 않은 채 어깨와 날개뼈를 아래로 내린다.
3. 그 후, 팔꿈치를 구부려 턱 아래까지 수건을 당긴다.
4. 수건을 팽팽하게 유지하며 머리 위로 팔꿈치를 천천히 편다.
5. 만세 동작을 하며 숨을 들이마시고, 당겨 내릴 때 호흡을 뱉는다. 한 세트당 10회, 1~2세트 반복한다.

09 앉아서 하는 수건 운동
몸통 회전

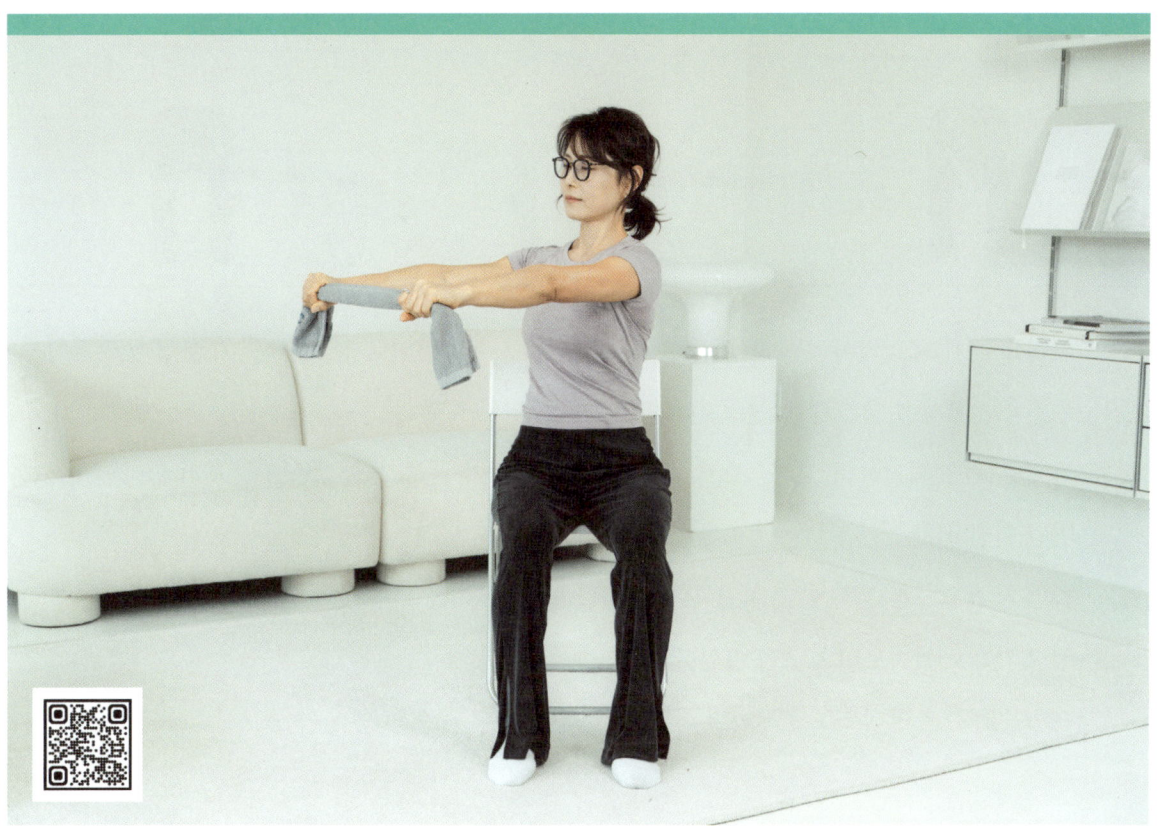

효과
- 척추의 회전 기능과 유연성이 길러진다. 척추의 자연스러운 회전 움직임을 강화하고, 앉아서 생활하는 동안 줄어든 척추의 가동성을 회복한다.
- 상체와 하체를 분리하여 움직이는 패턴을 훈련한다.
- 코어 근육이 강화되어 일상생활에서 자연스러운 코어 활용 능력이 올라간다.

포인트
하체는 고정하기, 상체는 전체적으로 회전하기, 호흡 조절하기

주의사항
- 팔만 따로 움직이지 않고 몸통과 함께 회전한다.
- 허리를 과도하게 젖히거나 허리만 비틀지 않도록 한다.
- 하체(엉덩이와 무릎)를 고정하여 허리가 아닌 코어를 활용한다.

▪ 디스크 등 허리의 문제가 있다면 회전 각도를 줄여 진행한다.

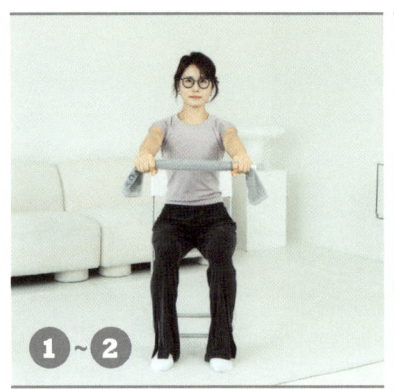 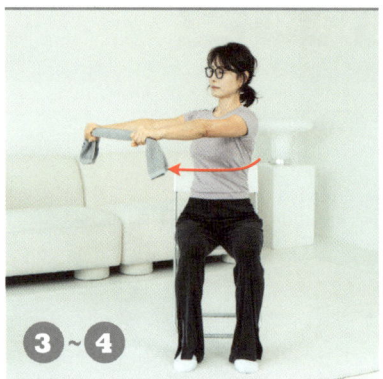 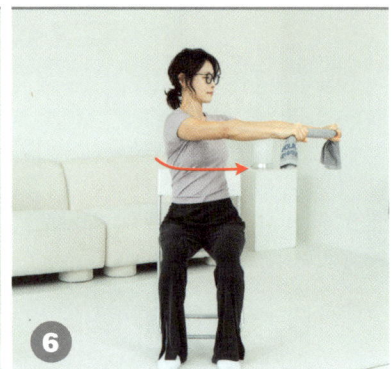

1. 허리를 곧게 펴고 앉아있는 하체를 고정한다. 수건을 어깨너비로 잡고, 팔을 가슴 높이로 든다.
2. 수건을 팽팽하게 당긴 상태를 유지하며 팔을 곧게 앞으로 편다.
3. 상체만 60도 회전하며, 오른쪽으로 돌린다. 만약 허리가 약하거나, 디스크 문제가 있다면 45도까지만 회전한다.
4. 팔만 가지 않도록 몸과 함께 회전한다. 회전할 때 호흡을 뱉으며 천천히 회전한다.
5. 시작 자세로 돌아오며 호흡을 마신다.
6. 반대쪽도 같은 방식으로 움직이며 좌우로 10회 반복한다. 오른쪽, 왼쪽 총 2세트를 운동한다.

10 서서 하는 상체 운동
옆으로 구부리기

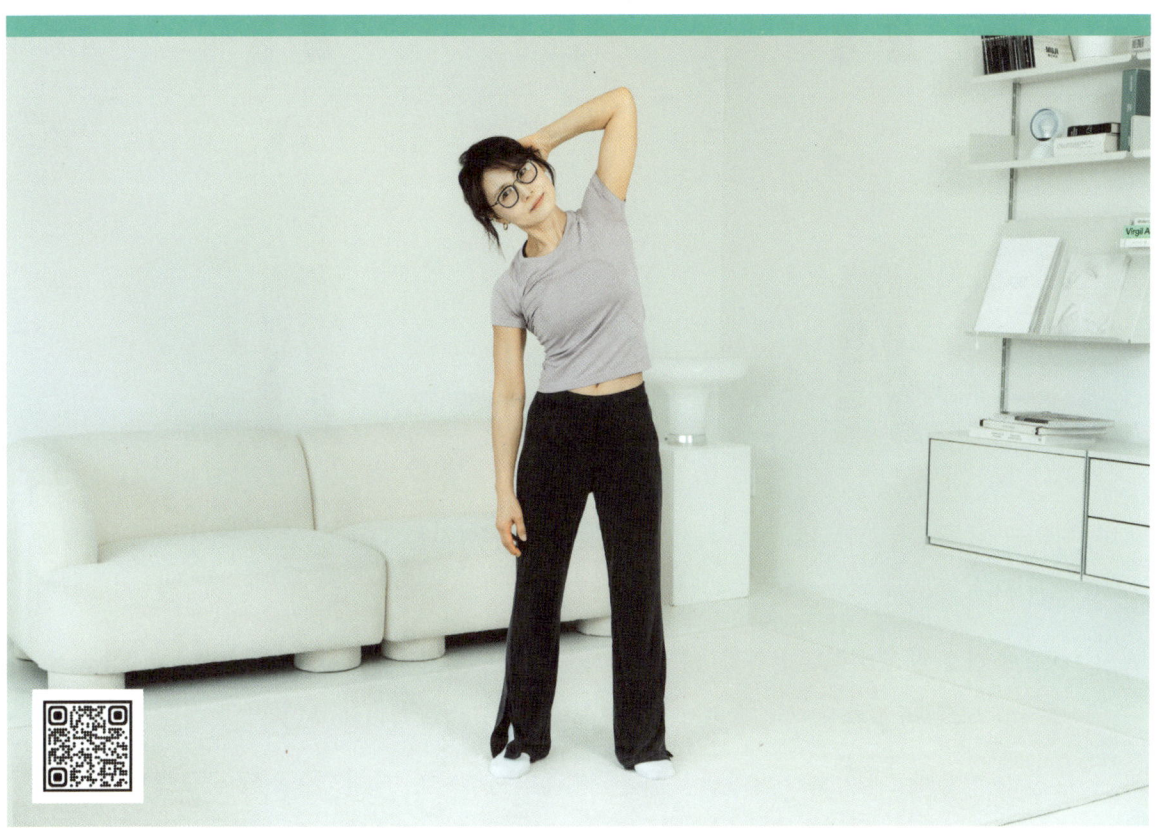

효과
- 몸통을 옆으로 구부리는 동작을 통해 복사근(옆구리 근육)을 강화한다.
- 복사근 강화로 허리 건강이 향상되고, 허리의 유연성을 높인다.
- 이 동작은 척추의 기능을 잘 활용한 운동이다. 좌우의 느낌이 다른 경우 이 운동을 통해 몸의 균형을 유지할 수 있다.

포인트
복사근의 움직임 느끼기, 복부에 힘 사용하기, 호흡과 리듬 익숙해지기, 맨몸 운동이 익숙해지면 무게를 활용하여 강도 높이기

주의사항
- 복부의 힘을 함께 사용하지 않으면 허리에 피로감이 발생할 수 있다.
- 올라갈 때는 천천히, 내려올 때는 빠르게 돌아온다.

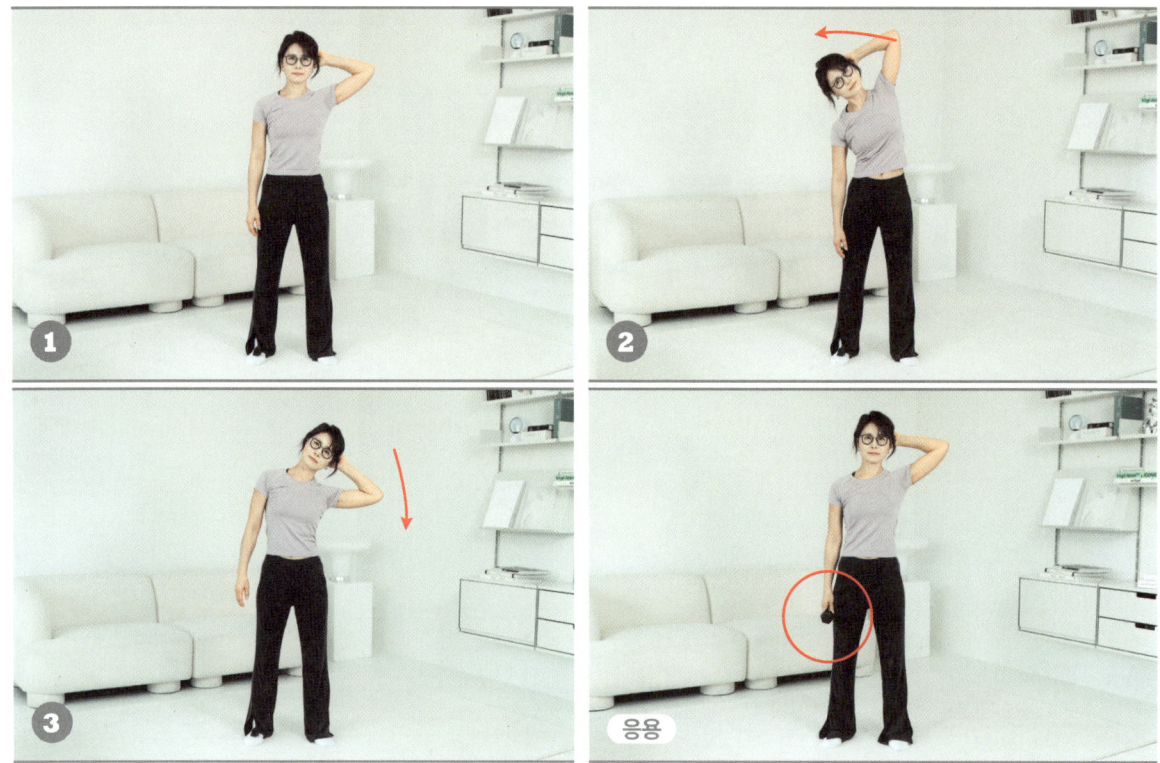

1. 다리를 어깨너비로 벌리고 차렷 자세로 선다. 시선은 정면을 보고, 한 손은 머리 뒤에, 반대 손은 다리 옆에 자연스럽게 둔다.

2. 위로 올린 손의 옆구리를 운동한다는 것을 알아두자. 올린 손의 팔꿈치를 사선방향 위쪽으로 늘려준다. 이때, 반대 손은 힘을 빼고 다리 옆을 스치며 아래로 향하게 한다.

3. 다시 시작 자세로 돌아오기 위해 팔꿈치를 끌어내리며, 늘어난 쪽의 옆구리에 힘을 주며 돌아온다.

4. 올라갈 때는 3초 동안 천천히, 내려올 때는 1초 정도로 빠르게 돌아온다. 올라가며 호흡을 마시고, 내려오며 호흡을 뱉는다. 총 12회씩 3세트 운동한다.

─────── 응용 ───────

동작이 익숙해지면 아래로 내려간 손에 가벼운 무게의 덤벨이나 물병 등을 활용하여 운동하면 운동 강도를 높일 수 있다.

11 서서 하는 상체 운동
옆으로 치기

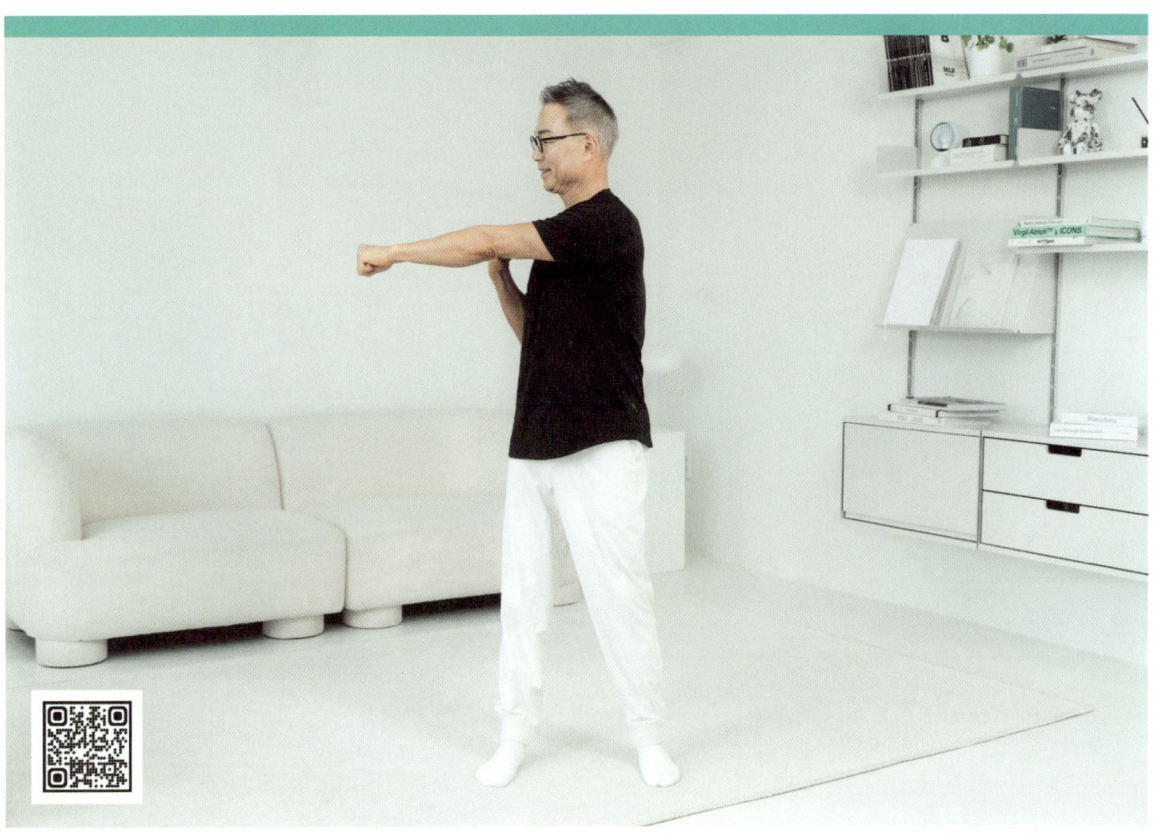

효과
- 몸통을 회전하는 동작을 통해 코어 근육(복사근, 복직근)과 가슴 근육이 강화되고, 서서 하는 운동이라 허벅지, 엉덩이 근육도 함께 강화된다.
- 미니 스쿼트 동작을 추가하여 하체를 사용하면 허리를 보호하는 힘이 좋아진다.
- 몸통을 회전하며 물건을 집거나, 움직이는 동작을 쉽게 수행할 수 있게 된다.

포인트
팔, 시선, 몸통, 하체 모두 함께 회전하기, 호흡과 리듬 익숙해지기, 맨몸 운동이 익숙해지면 강도 높이기

주의사항
- 팔만 움직이지 않고, 시선, 몸통, 하체가 모두 함께 움직이도록 한다.
- 허벅지와 엉덩이에 힘을 유지하고, 발뒤꿈치는 뜨지 않게 바닥에 고정한다.

▪ 맨몸 운동 동작이 충분히 익숙해진 뒤에 운동 강도를 높이도록 한다.

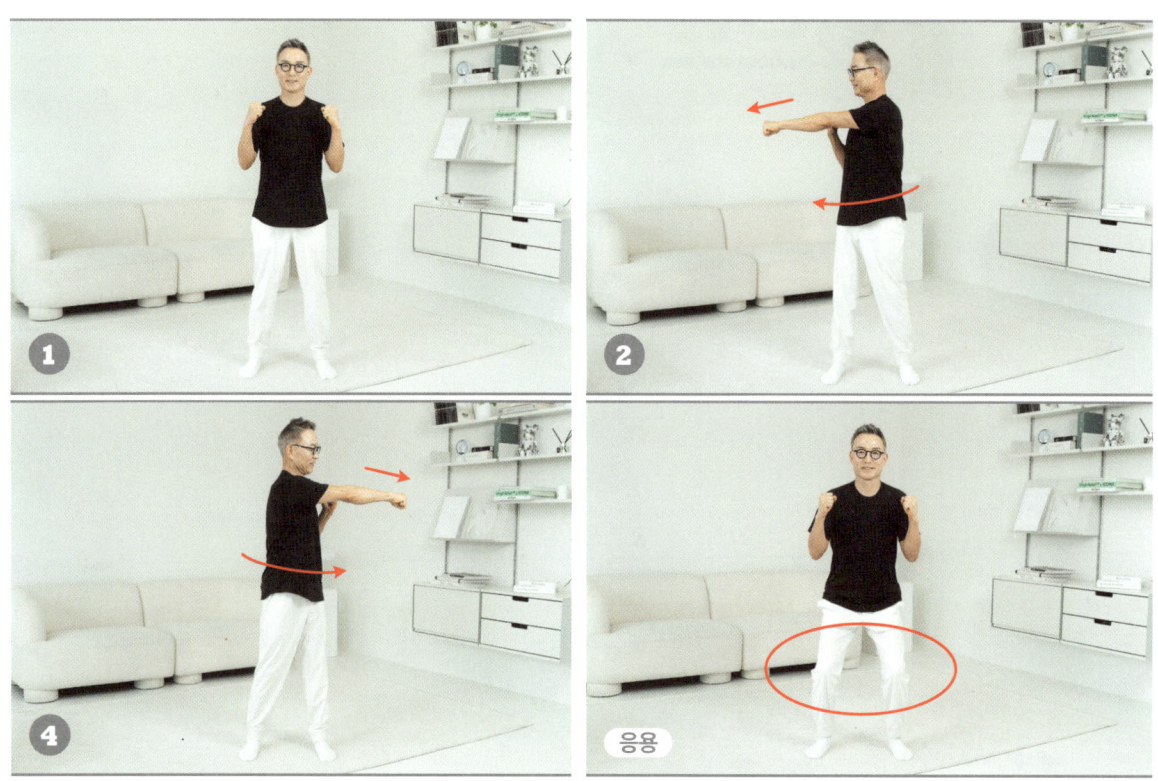

1. 다리를 어깨너비로 벌린 뒤 정면을 바라보고 선다. 양손을 주먹을 쥐고, 팔꿈치를 구부려 가슴 앞에 위치시킨다.
2. 왼손 주먹을 오른쪽으로 힘차게 뻗으며, 몸통도 90도로 같이 회전한다. 시선은 주먹을 따라가고, 하체도 자연스럽게 회전한다.
3. 다시 가슴 앞으로 주먹을 가져오며 정면을 본다.
4. 반대쪽도 같은 방식으로 회전한다. 주먹을 뻗을 때 호흡을 내쉬고, 정면으로 돌아올 때 숨을 들이마신다. 좌우 번갈아 가며 20회, 총 3세트 운동한다.

― 응용 ―

동작이 익숙해지면 덤벨을 활용하거나, 앉았다 일어나는(미니 스쿼트) 동작을 추가하여 운동 강도를 높일 수 있다. 응용 동작을 할 때 뒤꿈치를 살짝 띄우고 하면 더욱 효과를 볼 수 있다.

12 | 서서 하는 상체 운동
노 젓기

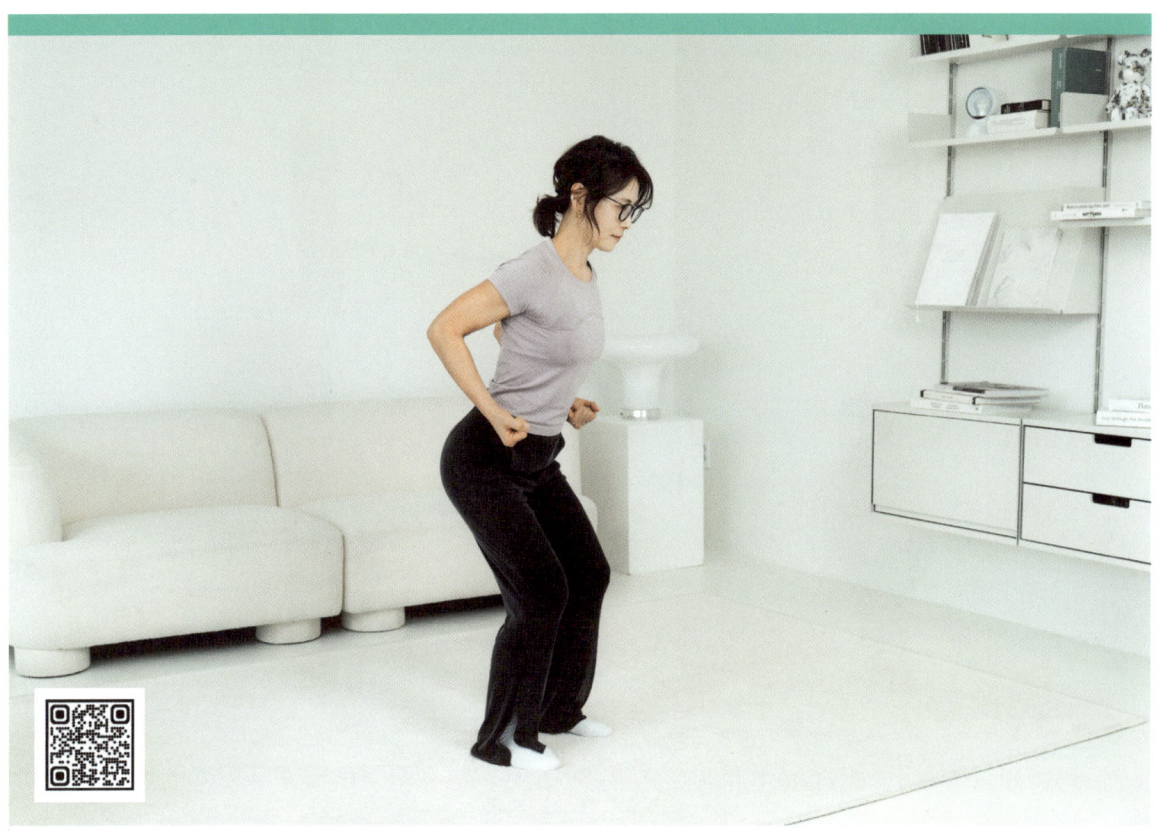

효과
- 노 젓기, 태권도 시작 자세와 비슷하게 팔을 당기는 동작으로, 등 근육(광배근, 승모근, 능형근)을 강화한다.
- 어깨가 자연스럽게 펼쳐지는 동작을 하며 라운드 숄더 자세를 개선할 수 있고, 어깨의 가동 범위 개선에도 도움이 된다.
- 미니 스쿼트를 통해 하체 근력이 강화된다.
- 상체와 하체를 함께 사용하는 운동으로 전신의 협응력이 좋아진다.

포인트 등 근육의 수축 느끼기, 상·하체를 동시에 움직이며 운동하기

주의사항
- 주먹을 옆구리로 당겨올 때 날개뼈를 모으는 느낌에 집중한다.

- 상체의 움직임과 함께 하체의 미니 스쿼트도 동시에 진행한다. 상·하체를 동시에 움직이는 운동 리듬에 익숙해지도록 한다.

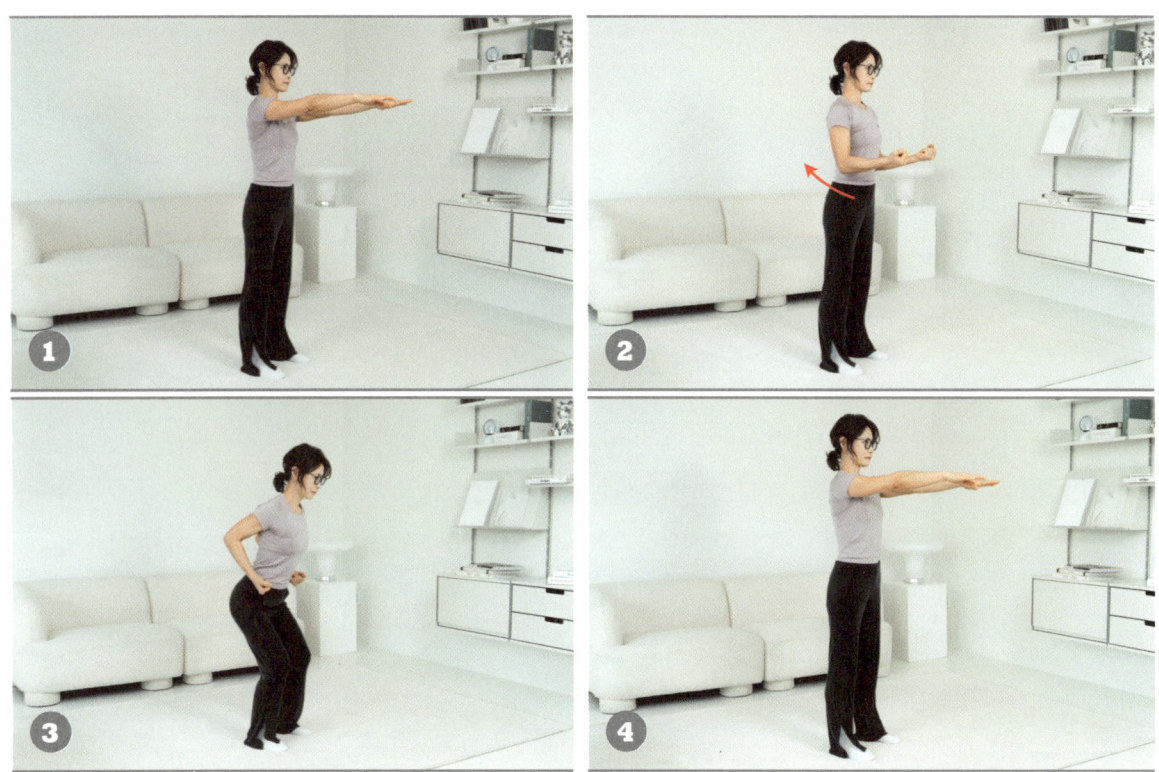

1. 다리를 어깨너비로 벌리고 선다. 손등이 위로 가도록 양팔을 앞으로 나란히 펼친다.
2. 손가락은 길게 뻗은 상태에서 주먹을 쥐며 손등이 아래로 향하게 회전함과 동시에 팔꿈치를 구부려 주먹을 옆구리로 당겨온다. 이때, 어깨와 날개뼈를 뒤로 모으며 등 근육을 수축한다.
3. 팔꿈치를 당길 때, 미니 스쿼트를 하며 하체를 사용한다.
4. 다시 팔을 앞으로 뻗으며 일어선다. 팔을 당길 때 호흡을 내쉬고, 팔을 펼칠 때 숨을 들이마신다. 한 세트당 15회, 3세트 반복한다.

─── 응용 ───

동작이 익숙해지면 덤벨 또는 밴드를 사용해 운동 강도를 높일 수 있다. 덤벨을 사용할 경우 양손에 하나씩 쥔 상태로, 탄력 밴드를 사용할 경우에는 문고리에 걸고 양손에 잡은 상태로 운동한다.

13 | 서서 하는 하체 운동
제기차기

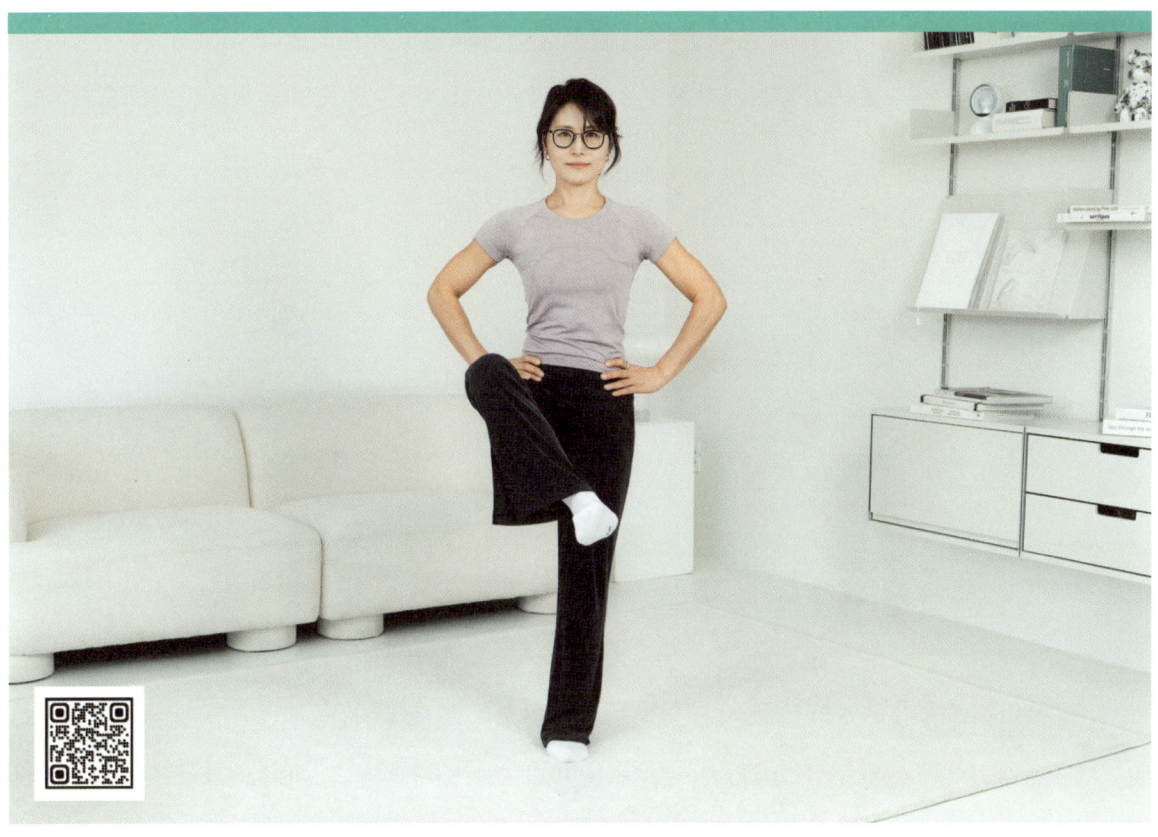

효과

- 제기차기는 실제 제기가 없는 상태로 자유롭게 할 수 있는 운동이다. 다리의 외회전 동작을 포함한 전신 운동으로, 다리의 전반적인 기능과 근력을 강화하는데 효과적이다.
- 엉덩이(대둔근), 허벅지(대퇴사두근, 햄스트링)가 활성화된다. 한쪽 다리로 균형을 잡으면서 고관절 안정화에 도움이 되며, 전반적인 하체 근력이 증가한다.
- 발을 차는 동작에서 발목과 종아리의 협응력이 높아진다.
- 복부의 힘을 이용해 다리를 들어 올리는 동작이므로 코어 근육(복직근, 복횡근, 장요근)이 활성화된다.

- 한쪽 다리로 균형을 잡는 동작으로, 몸의 중심을 잡는 균형감각이 향상되어 낙상 예방에 효과적이다.
- 반복 횟수가 많아지면 심박수가 올라가면서 체지방 연소에도 도움이 되어, 유산소운동 효과가 증가한다.

포인트 고관절의 외회전, 다리 근력 강화하기, 몸의 중심 잡기, 유산소운동 효과 느끼기

주의사항
- 다리를 올릴 때 균형을 잃고 넘어지지 않도록 주의한다.
- 허리가 구부러지거나, 상체가 기울어지지 않도록 복부에 힘을 단단히 유지한다.

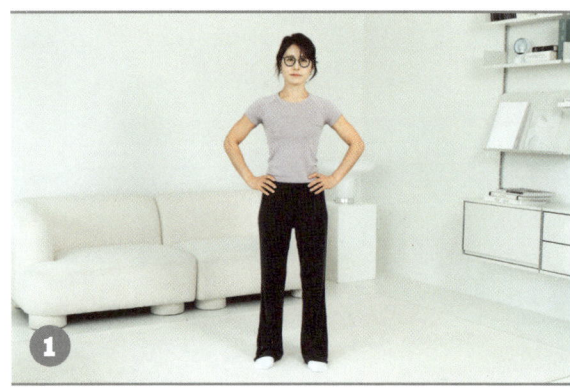
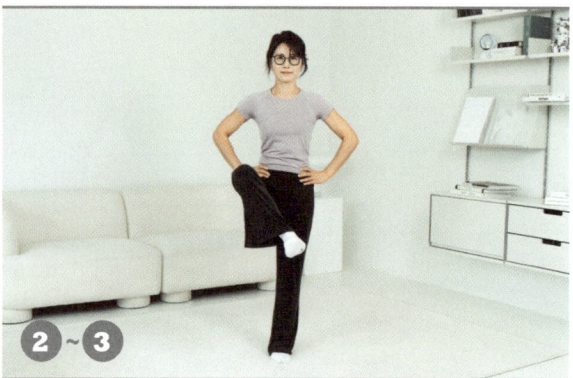

1. 양손을 허리에 올리고 바르게 선다. 허리가 굽지 않도록 복부에 힘을 준다.
2. 한쪽 다리의 무릎을 구부리며 발 안쪽을 배꼽 방향으로 들어 올린다. 이때 고관절의 외회전이 발생하며, 허벅지와 엉덩이가 주로 사용된다. 제기를 차듯 올렸다 낮추기를 반복한다.
3. 상체가 기울어지지 않도록 코어 근육으로 버티고 중심을 유지한다. 다리를 올릴 때 호흡을 뱉는다. 반대 발과 교차하며 20회, 3세트 반복한다.

응용

동작이 익숙해지면 다리 올리는 속도를 빠르게 하거나, 무릎을 더 높이 들어 올려 강도를 올릴 수 있다.

변형 동작 1

발을 1번 차고, 제자리 걷기 2번 후, 반대 발을 찬다. 숨이 차거나 힘들 경우 제자리 걷기를 더 길게 이어

가며 강도를 조절하면 된다.

---- 변형 동작 2 ----

팔을 자연스럽게 흔들며, 리드미컬하게 동작하면 전신의 협응력과 유산소 효과가 높아진다.

14 | 서서 하는 하체 운동
고관절 열기

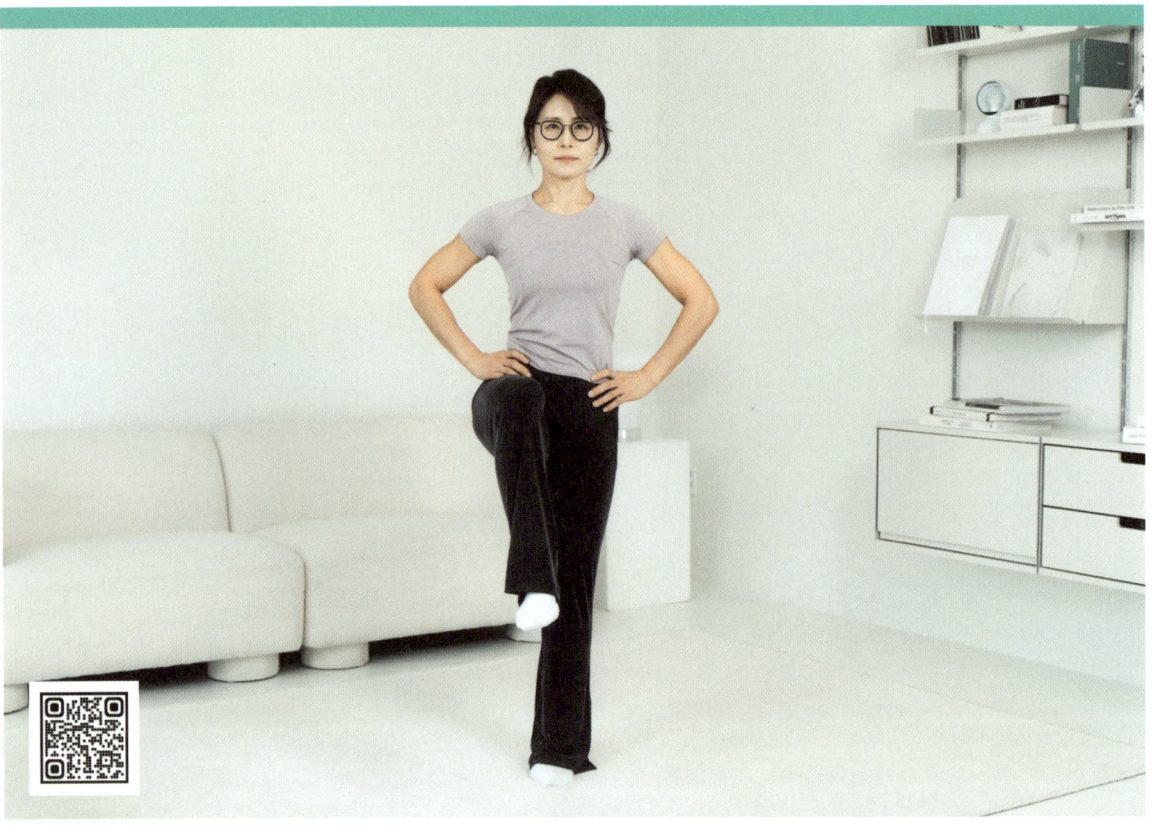

효과

- 이 운동은 고관절의 가동 범위를 증가시키고, 균형감각과 엉덩이 근력을 동시에 강화하는 효과적인 운동이다.
- 고관절의 외회전과 내회전을 반복하면서 관절의 가동성을 높인다. 고관절의 유연성을 높여서 움직임을 부드럽게 만들어준다.
- 엉덩이 근육(둔근)과 허벅지 근육(대퇴근)을 강화하여 하체의 힘이 좋아진다. 특히 중둔근이 활성화되어 골반의 안정성이 높아진다.
- 한쪽 다리로 서서 움직이므로 균형감각이 향상되고, 코어가 강화된다.
- 고령자나 하체 근력이 약한 사람에게 특히 유용한 운동이다. 걸음걸이와 보

행 능력 향상에 도움이 된다.

- 좌우 고관절 움직임의 불균형을 개선하여 골반의 정렬을 맞추는 데 도움이 된다. 장시간 앉아있는 사람에게 추천하는 운동이다.

포인트 고관절의 가동 범위와 유연성 높이기, 코어 힘 유지하기, 균형 잡기, 엉덩이의 근력 느끼며 운동하기

주의사항
- 허리가 구부러지거나 몸이 기울어지지 않도록 코어에 힘을 준다.
- 다리를 올릴 때 무릎이 흔들리지 않도록 천천히 움직인다.
- 무릎이 과도하게 회전되지 않도록 조절한다.
- 통증이 있는 경우 작은 범위부터 시작하고 점진적으로 범위를 늘려간다.

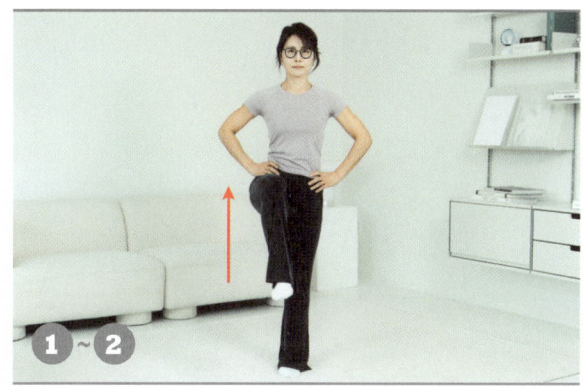 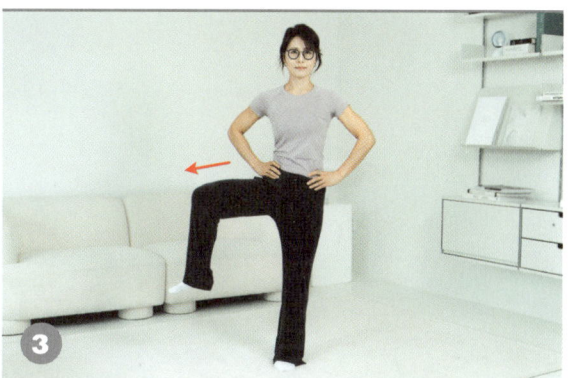

1. 발을 모으고 서서 두 손을 허리에 올린다. 몸의 중심을 잡고 코어와 엉덩이에 힘을 준다.
2. 한쪽 무릎을 90도로 구부려 앞으로 들어 올린다.
3. 허벅지가 바닥과 평행한 높이가 되도록 유지한다. 90도로 구부린 무릎을 옆으로 펼치며 고관절을 외회전한다. 가능하다면 옆으로 90도 정도로 열어주면서 엉덩이 근육을 활성화한다. 버티는 다리의 엉덩이와 허벅지 근육을 써서 균형을 유지한다. 이때 몸통은 같이 회전하지 않고 계속 정면을 향한다.
4. 다시 무릎을 안쪽으로 당겨와 내회전한 후 천천히 내린다.
5. 한쪽 다리당 10회 반복 후에 반대쪽도 운동한다. 양쪽을 각 2세트 진행한다.

응용

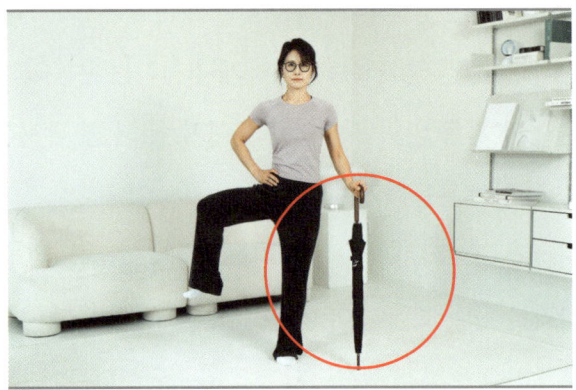

초보자는 작은 범위부터 시작하여, 점점 가동 범위를 늘린다. 균형 잡기가 어려운 경우 손을 벽에 대거나, 우산이나 지지대를 활용한다.

15 균형감각 운동
일자 서기

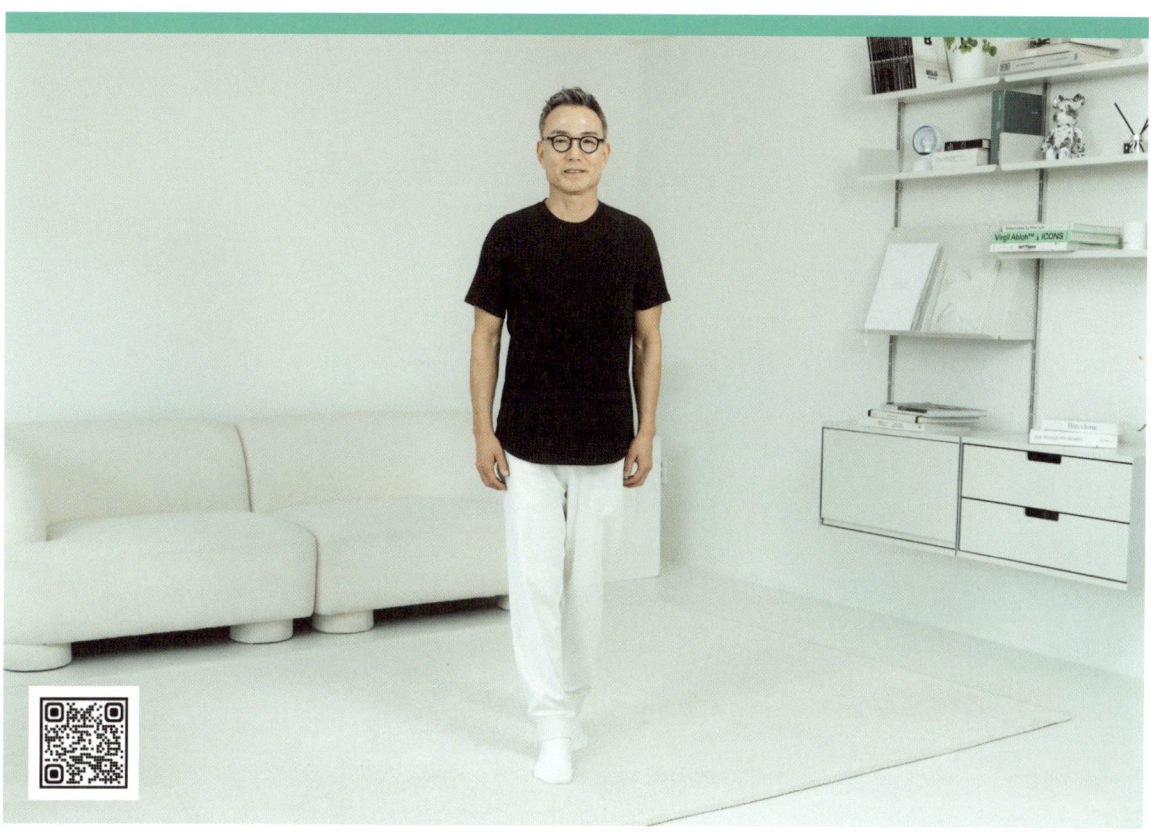

효과

- 평소에는 양발을 나란히 두는 '11자 자세'가 가장 안정적이다. 보행이나 조깅처럼 빠른 속도로 움직이면 발 간격이 좁아지면서 일직선에 가까워지고, 이때 균형감각이 높아진다. 그런데 속도를 높이는 운동을 자주 하지 않으면 균형감각이 약해질 수 있다. 그러므로 꾸준히 일자 서기 운동을 따로 해주면 균형감각을 유지할 수 있고, 이는 우리 몸의 기능을 유지하기 위해 꼭 필요하다.
- 몸이 흔들리는 상황에서 균형을 잡는 능력을 훈련한다.
- 시니어의 안정적인 보행과 낙상 예방에 도움이 된다.
- 발목, 무릎, 엉덩이 관절 등 하지 관절과 근육의 협응력이 향상된다.

포인트
- 언제 어디서든 짧은 시간 동안 쉽게 실천할 수 있어 틈새 운동으로 좋다.
- 흔들리지 않고 균형 유지하기, 틈새 운동으로 자주 활용하기, 익숙해지면 시선의 변화로 강도 높이기

주의사항
10초 미만으로 유지될 경우 균형 능력이 저하된 상태일 수 있으므로 꾸준한 연습이 필요하다.

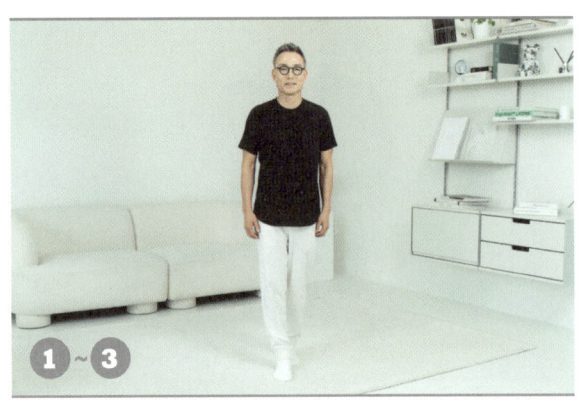

1. 한쪽 발의 뒤꿈치를 반대쪽 발의 앞쪽 발가락에 닿도록 하여 선다. 정면을 바라보고 양팔은 편안하게 둔다.
2. 최소 10초 동안 흔들리지 않고 유지한다. 목표는 30초까지 자세를 유지하는 것이다.
3. 발을 바꿔 반대쪽도 동일하게 수행한다. 번갈아 가며 2세트 진행한다.

── 응용 1 ──

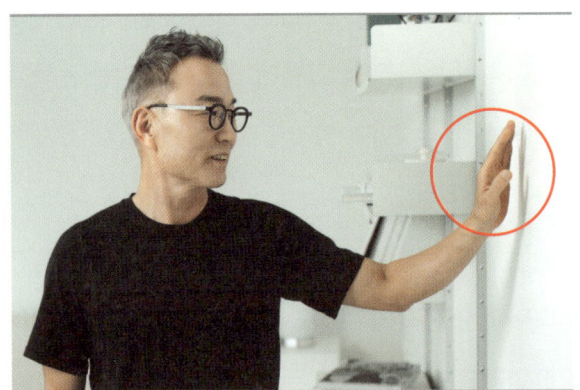

균형을 유지하기 어려운 경우 벽을 활용하여 손끝 감각의 도움을 받는다.

응용 2

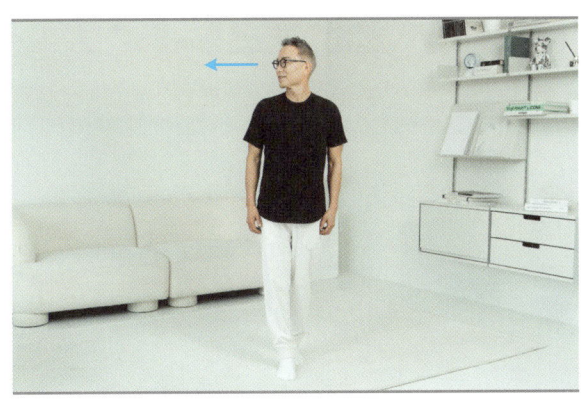 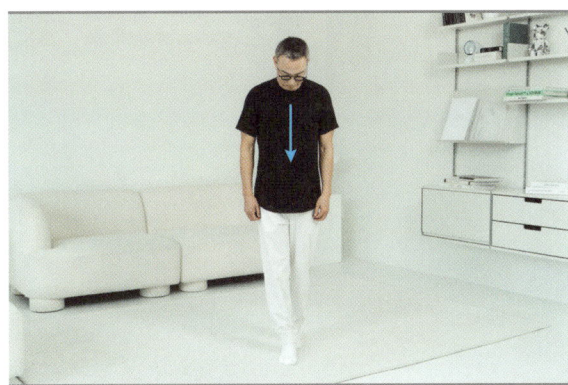

강도를 올리는 방법은 시선에 변화를 주는 것이다. 눈을 감은 채로 버텨보기, 눈을 뜬 채로 고개를 좌우로 돌리기, 눈을 뜬 채로 고개를 위아래로 움직이며 중심 잡기를 해본다.

16 | 균형감각 운동
옆으로 걸어 무릎 올리기

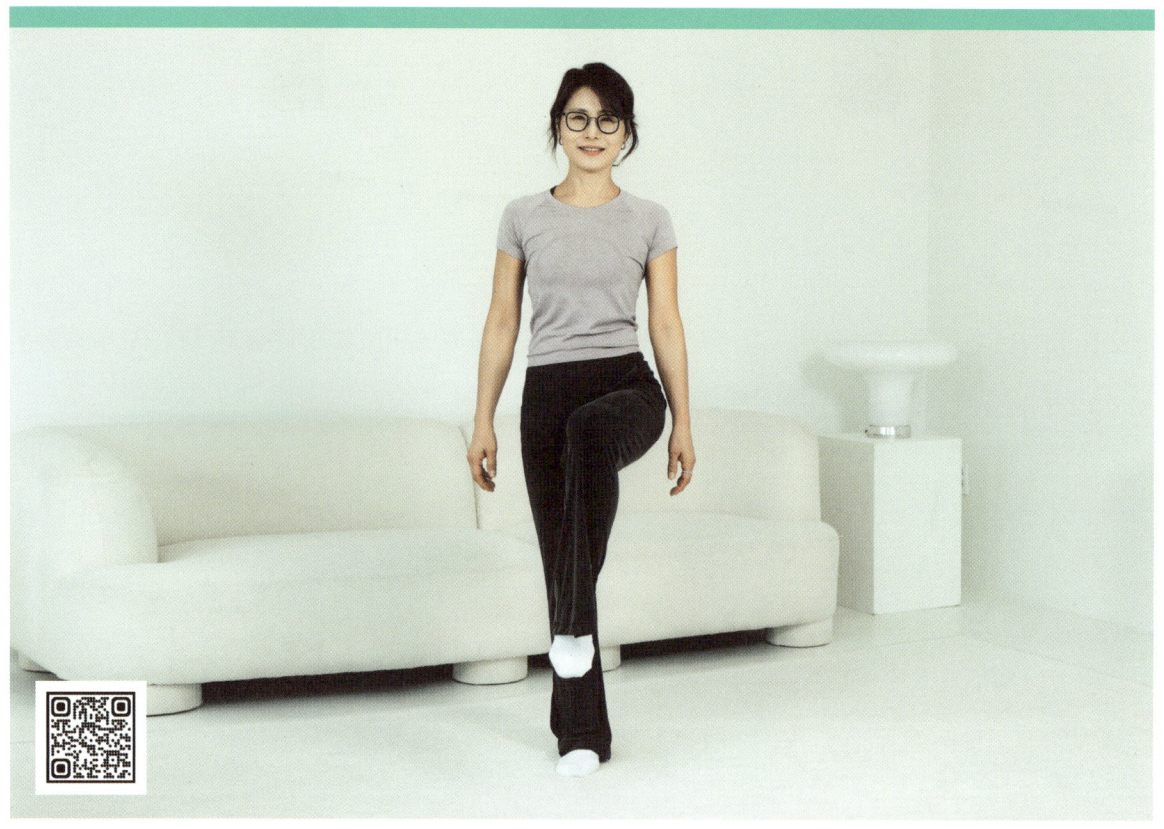

효과

- 균형을 잡는 데 중요한 근육 중 하나는 엉덩이의 중둔근이다. 중둔근이 약하면 짝다리를 짚거나, 걸을 때 골반이 좌우로 흔들리게 된다. 계단을 정면으로 내려가지 못하고, 옆으로 내려가는 경우도 중둔근을 사용해서 안정적으로 움직이기 위한 것이다. 옆으로 걸어 무릎 올리기는 균형감각과 엉덩이 근육을 동시에 강화하는 운동이다.
- 발목, 무릎, 고관절과 같이 하체의 주요 관절을 활성화하여 균형 유지에 도움이 되고, 부상도 예방할 수 있다.
- 신체의 측면 움직임을 강화해서 불규칙한 지면에서도 안정적으로 걷는 것이

가능해진다.

- 보폭을 조절하며 움직이는 능력이 향상되어 다양한 환경에서도 균형을 유지할 수 있다.

포인트 하체의 근육과 관절의 움직임 느끼기, 중심 잡기, 보폭을 늘리며 강도 올리기

주의사항
- 무릎을 올릴 때 90도까지 올리는 것이 어렵다면 가능한 범위 내에서 올린다.
- 무릎을 올릴 때 골반이 한쪽으로 기울어지지 않도록 신경 쓴다.
- 발을 내디딜 때 너무 강한 충격을 주지 않도록 조심하고 부드럽게 착지한다.
- 처음에는 천천히 진행하며, 익숙해지면 보폭과 속도를 조절한다.

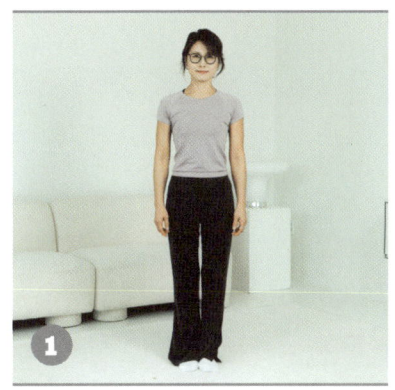
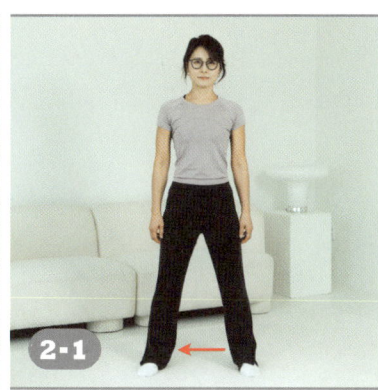
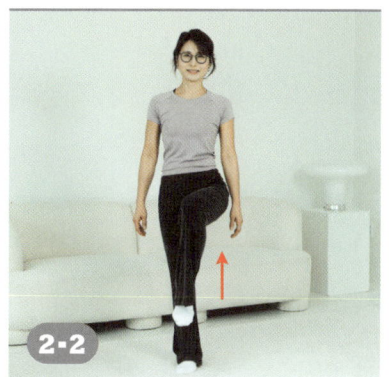

1. 두 발을 나란히 모으고 선다. 몸의 중심을 잡고, 시선은 정면을 향한다.
2. 한 발을 옆으로 한 보폭 정도(40cm) 이동한다. 반대쪽 발을 따라 이동하며, 무릎을 90도로 들어 올린다.
3. 들어 올린 무릎을 3초간 유지한 뒤, 발을 원래 자리로 천천히 내려놓는다.
4. 반대 방향으로 같은 동작을 반복하며, 반대쪽 무릎을 90도로 들어 올린다. 좌우로 20회씩 반복한다.

응용

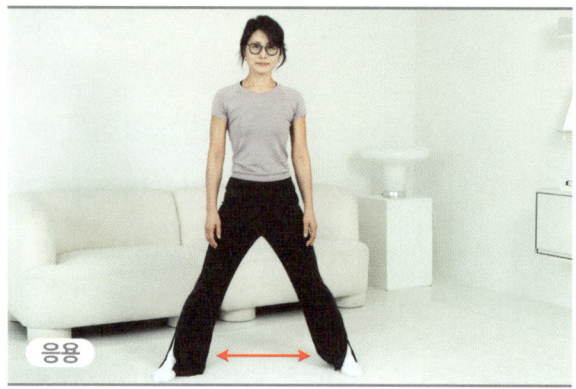

동작에 익숙해지면 옆으로 이동하는 보폭을 50cm~1m까지 점차 늘려본다.

17 | 코어 운동
벽 밀며 무릎 올리기

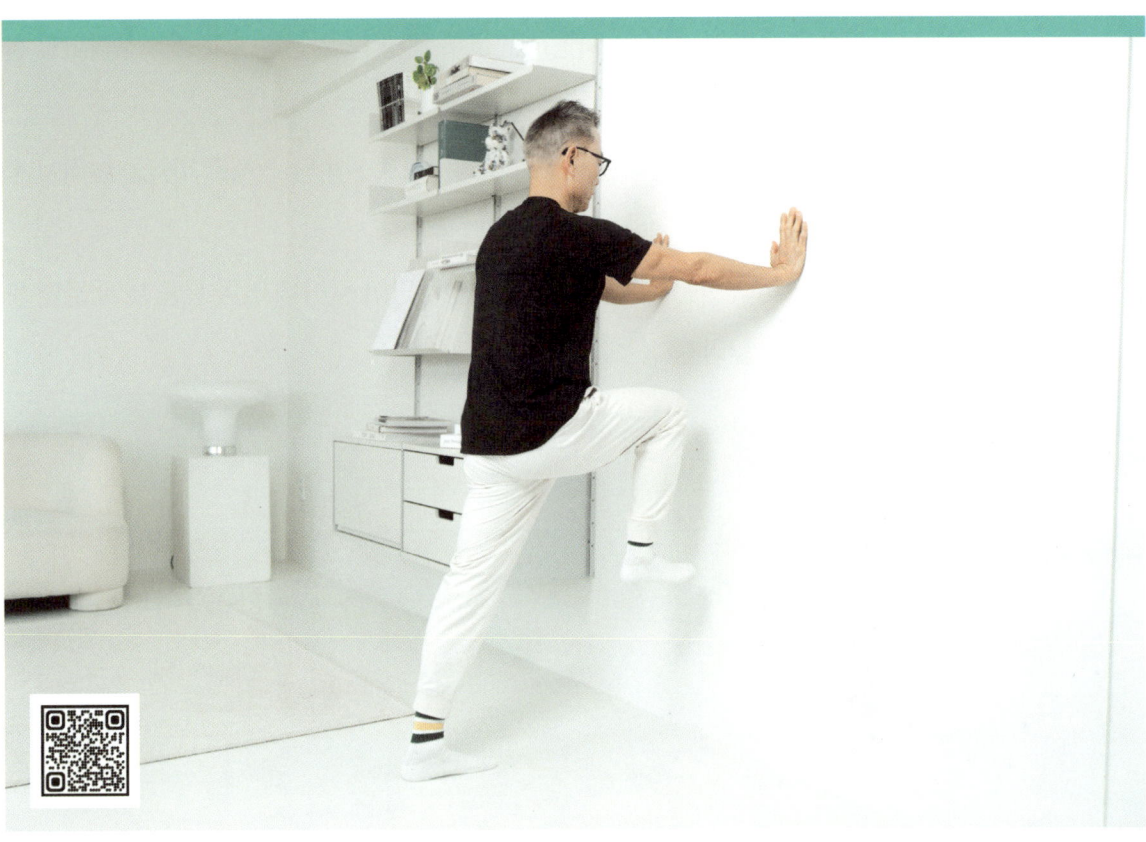

효과
- 몸의 중심을 이루는 복부, 허리, 골반, 엉덩이까지 근육을 동시에 강화한다.
- 코어의 속근육(복횡근, 골반저근)과 겉근육(복직근, 외복사근, 둔근 등)을 동시에 활성화하여 코어의 힘을 효과적으로 발생시킨다. 이 동작을 통해 더 큰 운동으로 확장성을 높일 수 있다.
- 한쪽 발을 들어 올림으로써 몸의 균형을 잡는 능력이 올라간다.
- 발바닥으로 바닥을 눌러 하체 근력이 좋아지고, 하체와 코어를 함께 사용하는 협응력이 강화된다.

포인트
코어와 하체 힘으로 균형잡기, 발바닥으로 바닥 누르기, 무릎을 천천히 올리면

서 코어의 긴장감 유지하기

주의사항

- 팔은 벽을 밀어 지지하는 역할이지만 너무 힘을 주면 어깨에 부담이 갈 수 있으니 주의한다.
- 허리가 뒤로 꺾이면 코어의 활성화가 떨어지고, 허리에 부담이 갈 수 있으니 주의한다. 복부에 힘을 주며 허리를 중립 상태로 유지한다.
- 무릎을 올릴 때 반동을 사용하면 코어 대신 다리 근육이 주로 사용되므로 반동을 사용하지 않는다.
- 지지하는 발이 흔들리면 균형이 무너지므로 발바닥 전체로 바닥을 눌러서 중심을 잘 잡는다.
- 벽에서 더 가까운 위치에서 시작하면 부담이 줄어들고, 무릎을 낮게 들면 운동 강도가 낮아진다.

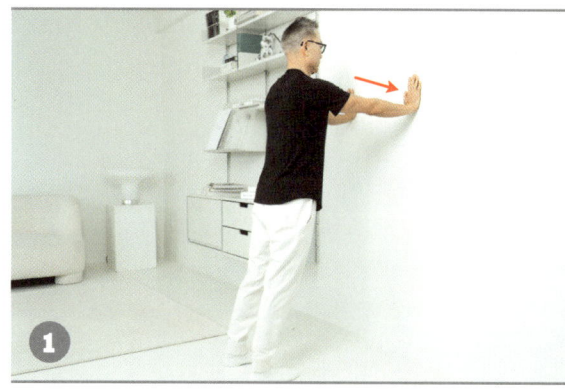 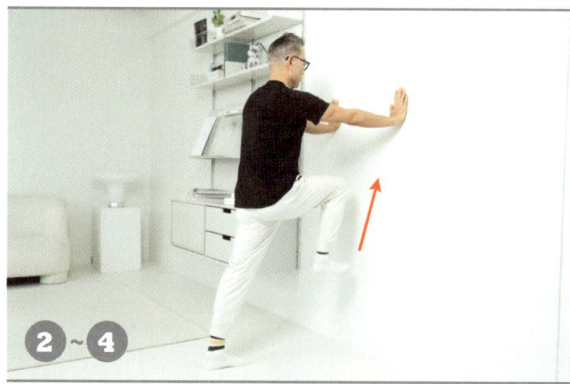

1. 벽에서 한 발짝 크게 떨어진 위치에 선다. 양손은 가슴 높이, 어깨너비로 벽을 짚고 상체를 기울인다.
2. 팔을 펴고, 벽을 밀어내듯이 힘을 준다. 발바닥 전체로 바닥을 눌러 안정감을 만든다. 복부에 힘을 주며 코어의 속근육이 활성화되는 느낌을 찾는다.
3. 한쪽 무릎을 천천히 가슴 쪽으로 들어 올린다. 팔은 계속해서 벽을 밀며 상체를 지지한다. 이때 코어의 겉근육까지 함께 활성화된다.
4. 무릎을 든 상태로 5초간 유지하며, 코어의 긴장감을 유지한다.
5. 천천히 원래 자세로 돌아가고, 반대쪽도 동일하게 수행한다. 좌우 10회씩, 2~3세트를 진행한다.

응용

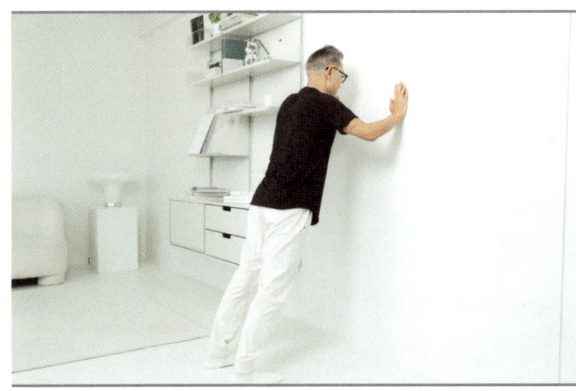 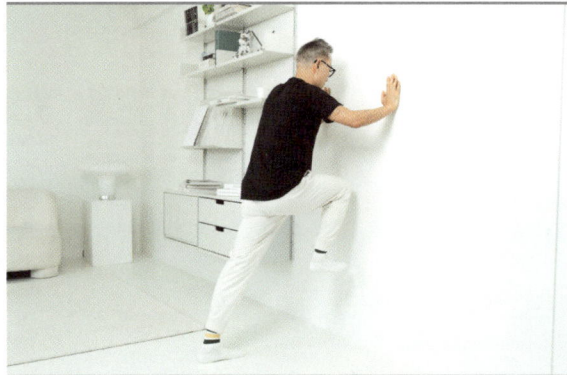

난이도를 올리고 싶다면, 벽에서 더 멀리 떨어져서 상체 기울기를 크게 하면 된다. 팔꿈치를 반만 구부리며 벽을 밀어내듯이 힘을 준다. 기울어진 상체 각도는 엉덩이와 코어를 더 강하게 자극할 수 있다.

18 | 코어 운동
마이클 잭슨

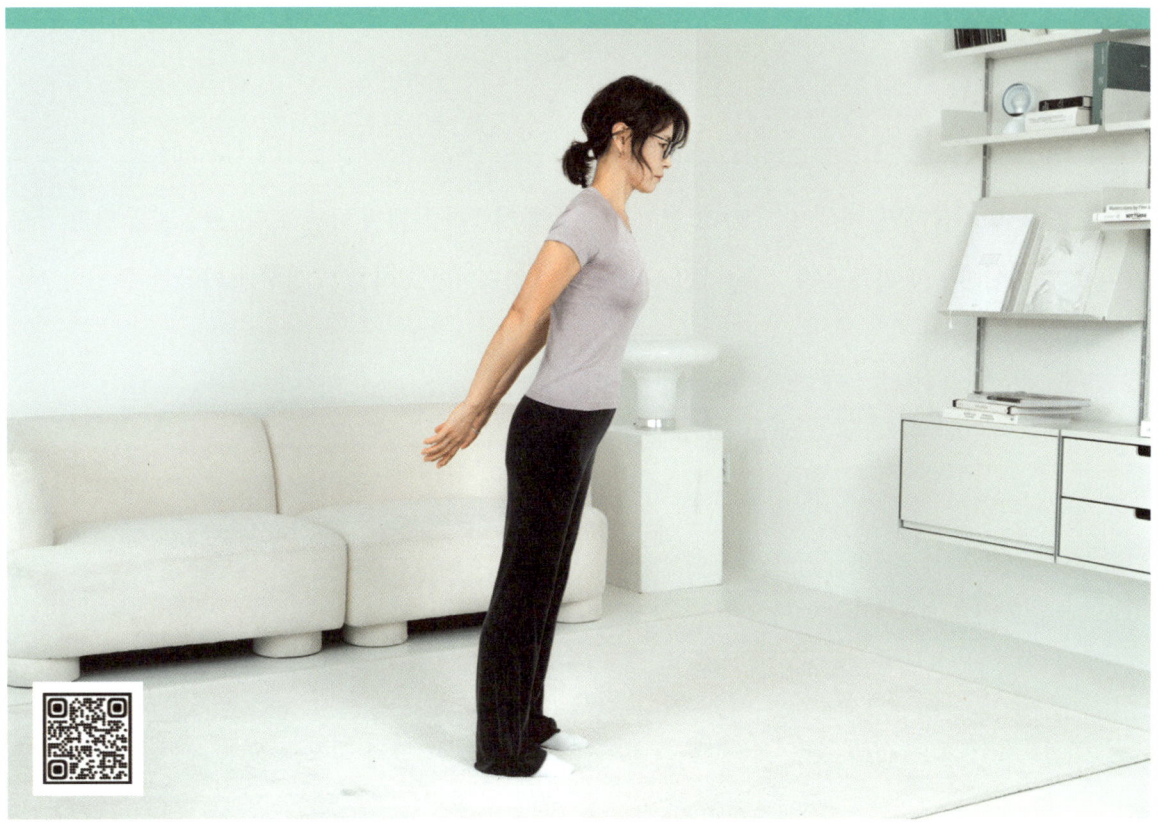

효과
- 몸의 중심이 어디로 이동하는지 느끼고, 조절하는 능력이 향상된다.
- 코어가 활성화되어 몸의 균형을 잡고, 기울어진 몸을 바로잡는 능력이 생긴다.
- 지면 반력(발가락으로 바닥을 누르는 힘)을 이용해서 하체 근육과 코어를 효과적으로 사용할 수 있다.
- 자세 교정에 좋으며, 상·하체의 협응력이 좋아진다.

포인트 몸의 중심 이동을 인지하고 조절하기, 코어를 적극적으로 사용하기, 발가락으로 바닥 잘 누르기, 몸 전체가 하나로 움직이는 느낌 유지하기

주의사항
- 몸을 앞으로 기울일 때 허리가 과하게 꺾이지 않도록 복부에 힘을 주어 지지해

야 한다. 허리를 젖히지 않고 몸 전체를 하나로 유지하는 느낌으로 진행한다.

- 엉덩이가 뒤에 머무르지 않고 몸과 함께 자연스럽게 기울어야 한다.
- 몸이 앞으로 기울어질 때 발가락으로 바닥을 강하게 누르며 중심을 잡아야 한다.
- 목과 어깨의 긴장을 풀고 과도한 힘이 들어가지 않도록 주의한다.
- 초보자는 기울이는 각도를 작게 하여 점진적으로 연습한다.

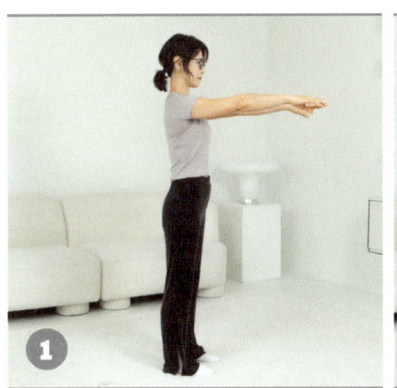 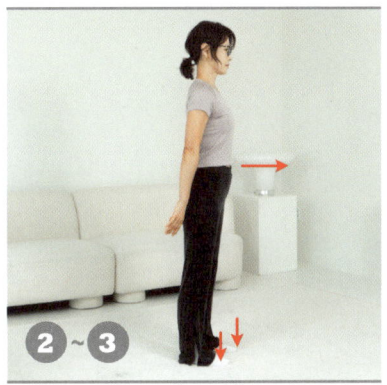 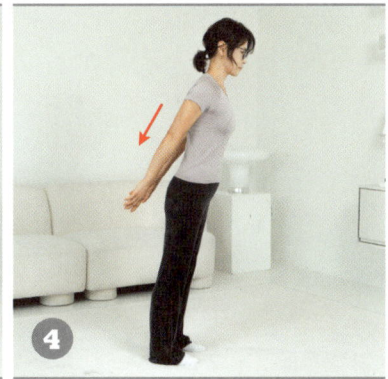

1. 발 간격은 주먹 하나 정도 유지하고, 바르게 선다. 양팔을 가슴 높이로 뻗는다. 복숭아뼈, 골반, 어깨, 머리가 일직선을 이루도록 정렬한다.
2. 몸의 중심을 앞으로 살짝 기울이며 체중이 이동되는 것을 느낀다. 동시에 팔은 겨드랑이를 조이듯이 아래로 낮췄다가 몸 뒤쪽으로 이동시키며, 가슴을 열고 날개뼈를 뒤에서 모아주는 힘을 준다. 이때, 엉덩이도 몸과 함께 앞으로 기울이도록 신경 쓴다.
3. 몸이 앞으로 기울어질수록 발가락으로 바닥을 강하게 누르는 힘을 준다. 엉덩이가 뒤로 빠지지 않도록 계속 주의한다.
4. 앞으로 기울인 상태에서 5초간 유지하며 코어의 긴장감을 느낀다.
5. 팔을 다시 앞으로 뻗으며 원래 자세로 돌아온다. 한 세트에 10회, 2~3세트 진행한다.

19 | 코어 운동
무릎 밀기 + 데드벅

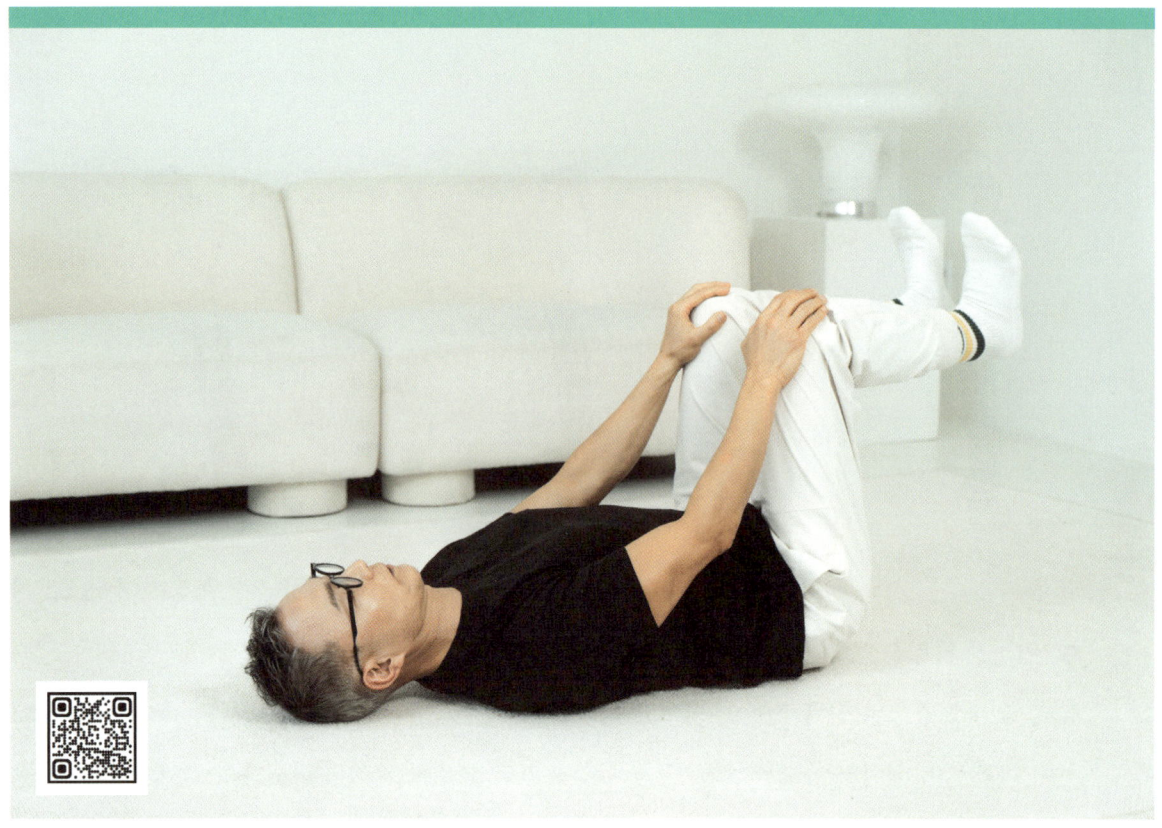

효과
- 서서 걸을 때처럼 팔과 다리의 교차 리듬을 쓰고, 몸통의 기둥 힘을 쓰게 된다. 평소에는 서서 발을 바닥에 지지한 상황에 코어를 가장 자연스럽게 쓰게 되지만 이 동작을 통해 누운 자세에서의 코어 힘을 기를 수 있다.
- 복부에 힘을 유지한 상태에서 사지가 움직이는, 안정화 중심의 코어운동이다.
- 겉근육보다 속근육(복횡근, 다열근 등)에 자극이 들어가는 것을 느낄 수 있다.

포인트
누운 자세에서도 코어를 인식하고 조절하는 연습하기

주의사항
- 어깨가 말려 올라가지 않도록 견갑골은 매트에 안정되게 고정한다.
- 허리가 뜨지 않고 바닥에 닿도록 한다.

▪ 팔이나 다리를 너무 낮게 뻗지 말고 복부 힘이 유지되는 범위에서 동작한다.

1 | 무릎 밀기

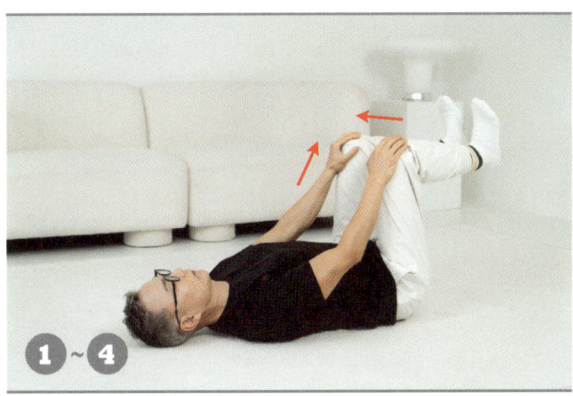

1. 매트에 등을 대고 누워 무릎을 90도로 들어 올린다. 자연스럽게 허리가 바닥으로 닿는 느낌이 들면서 배에 힘이 느껴진다.
2. 양손은 각각 같은 쪽 허벅지 위에 올린다.
3. 호흡을 마시고, 손으로 허벅지를 밀어내는 힘을 준다. 다리는 그 힘에 저항하며 밀어내지 않으려는 힘을 준다.
4. 서로 대립하는 힘을 주며 복부 깊은 곳에 힘이 들어가는 느낌을 5초간 유지한다.
5. 호흡을 뱉으며 천천히 힘을 풀고 다시 반복한다.

2 | 데드벅

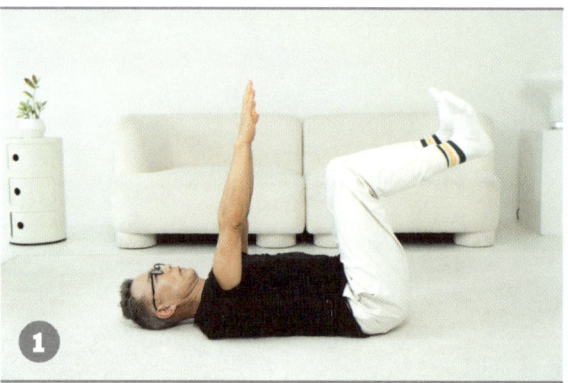

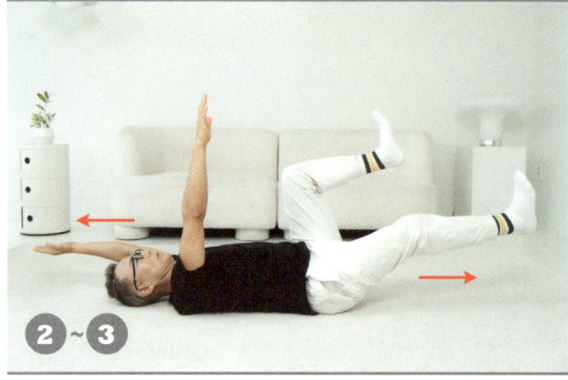 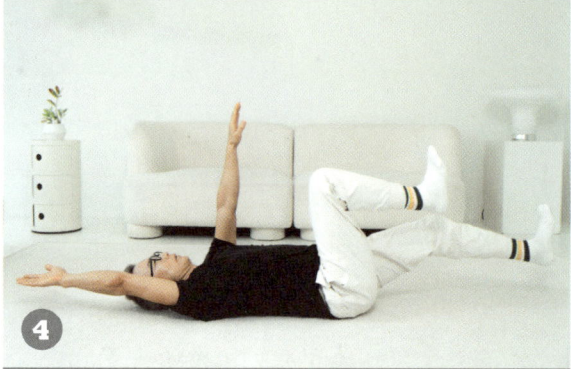

1. 양팔을 천장 쪽으로 들어 올리고, 다리는 그대로 90도를 유지한다.
2. 한쪽 팔과 반대쪽 다리를 천천히 뻗어 내리며 데드벅 동작을 한다.
3. 이때 '무릎 밀기'에서 느꼈던 복부의 긴장감을 유지하며 동작을 진행한다.
4. 반대쪽도 같은 동작을 실시한다. 이때 허리가 뜨지 않게 배꼽을 당기는 힘을 유지한다. 좌우 교차로 10회씩 반복한다.

20 유산소운동
제자리 + 런지 달리기

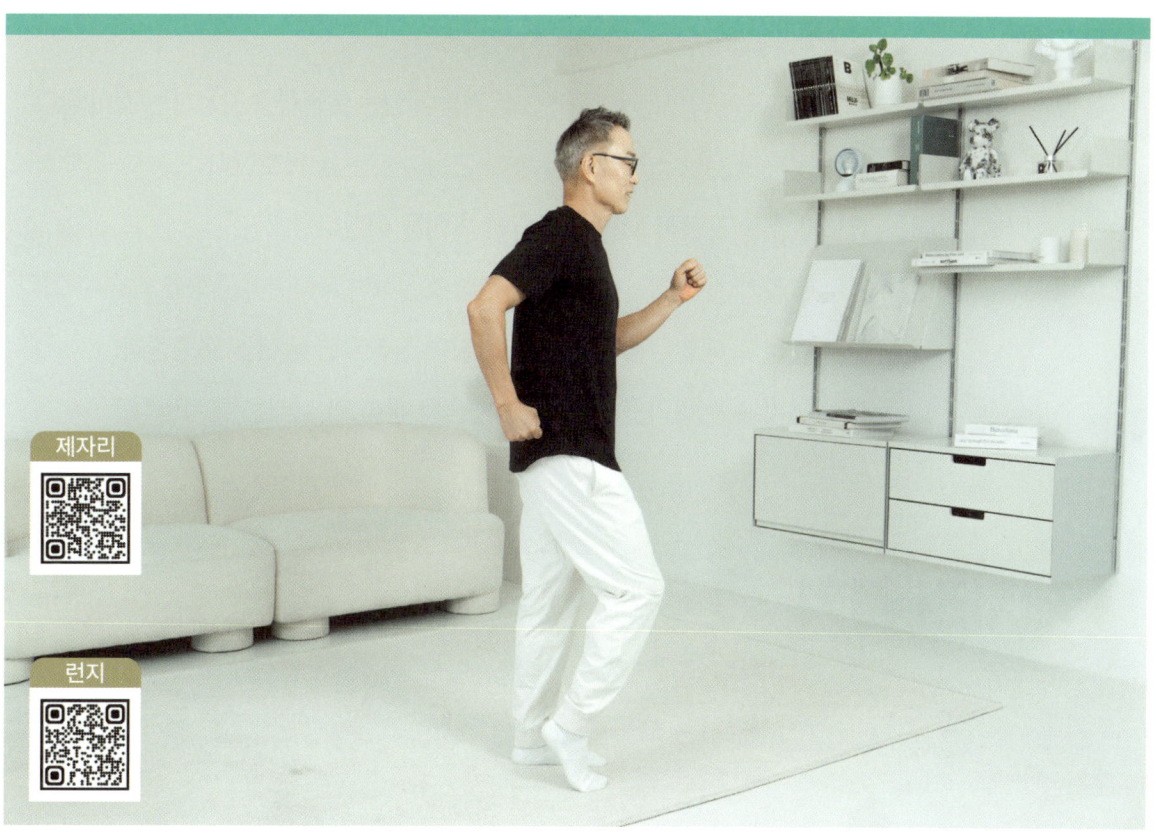

효과

- 트레드밀(러닝머신)이 없어도 집에서 쉽게 할 수 있고, 날씨와 관계없이 꾸준히 할 수 있는 운동이다.
- 좁은 공간에서도 효과적으로 심폐지구력을 향상시킬 수 있다. 짧은 시간 동안 높은 심박수를 유지할 수 있어 체지방 연소 효과가 높다.
- 관절의 부담을 줄이면서 달리기 동작을 할 수 있다. 발목, 무릎, 고관절을 협응시키는 리듬이 좋아진다.
- 근력운동과 병행하여 서킷 트레이닝으로 활용할 수 있다. (ex. 런지, 스쿼트 등과 조합하여 다양한 루틴을 구성할 수 있다.)

- '런지 달리기'는 '런지'보다 심폐 지구력을 더욱 강화하고, 체지방 연소 효과가 극대화된다. 짧은 시간에도 강도 높은 운동 효과를 낼 수 있다.
- 틈새 운동으로 활용하기 적합하며, TV를 보거나 음악과 함께 하면 지루함을 줄일 수 있다.

포인트 언제 어디서나 할 수 있는 운동, 뛰어난 유산소운동 효과, 관절들의 협응력 향상

주의사항
- 발을 너무 세게 딛지 않도록 주의한다.
- 무릎과 발목이 약한 경우 충격 흡수 기능이 있는 운동화를 착용하는 것이 좋다.
- 운동 전후 충분한 스트레칭을 통해 근육과 관절을 보호한다.
- 과도한 호흡 곤란이 느껴지면 즉시 휴식을 취한다.
- 런지 달리기 시 내려갈 때 몸을 천천히 조절하며 움직여야 균형을 잡을 수 있다.
- 런지 달리기 시 발뒤꿈치로 지면을 밀어 올라오면서 힘을 조절한다.
- 런지 달리기 시 허리를 곧게 펴고 가슴을 활짝 연 상태를 유지한다.

1 | 제자리 걷기

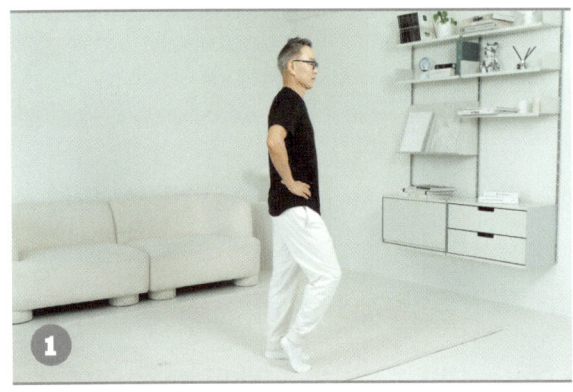 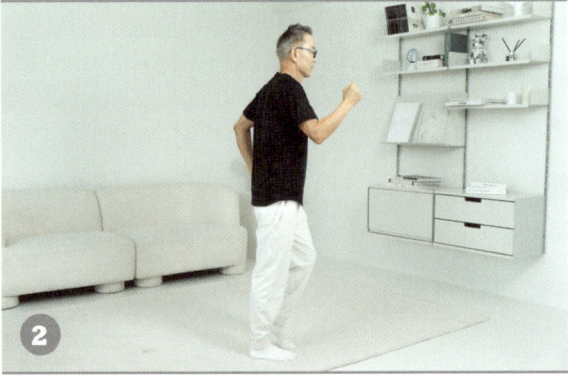

1. 양손을 허리에 올리고, 한 발씩 뒤꿈치를 교차하여 올렸다가 내린다.
2. 배에 힘을 주고 팔꿈치를 구부린 상태에서 앞뒤로 교차하며 흔들며 1번 동작을 함께 한다. 주먹은 가슴 높이까지만 올라가고, 뒤로 가는 팔꿈치에 집중한다. 동작을 1분간 반복한다.

응용

팔을 흔들 때 손에 가벼운 물병이나 덤벨을 쥐면 어깨와 팔 근육을 추가로 단련할 수 있다.

2 | 팔로 달리기

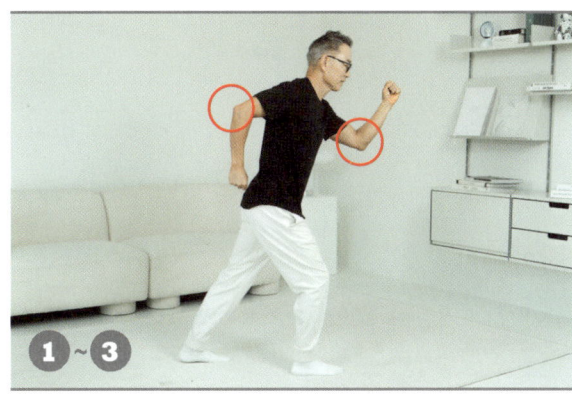

1. 앞뒤로 한 발짝 간격을 유지하고 앞쪽 무릎을 살짝 구부리고 고정한다.
2. 상체를 앞으로 20~30도 정도 기울이고, 팔꿈치를 90도로 구부린다.
3. 팔을 앞뒤로 빠르게 흔드는 동작을 30초간 한다.
4. 10초 휴식 후, 발을 바꿔서 3번 동작을 반복한다. 처음에는 낮은 강도로 시작하고, 점점 속도를 올려 리듬감 있게 동작을 진행한다. 총 5회 실시한다.

3 | 런지 달리기

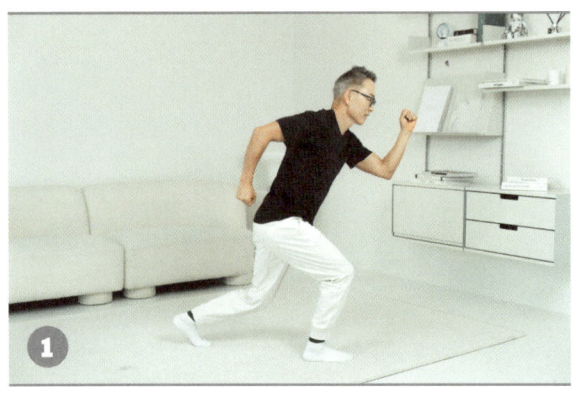
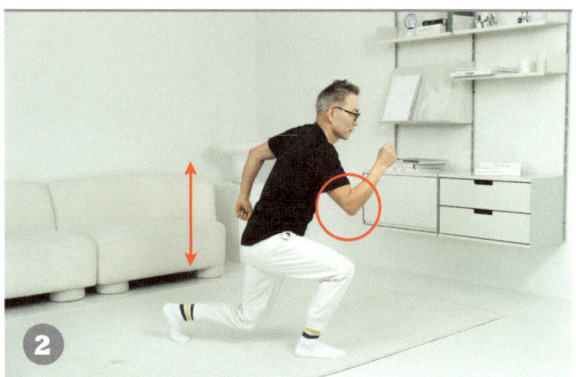

1. 발을 어깨너비로 벌리고 선다. 한쪽 발을 50~60cm 정도 앞으로 내디딘다. 상체를 20~30도 정도 앞으로 기울이며, 코어에 힘을 준다.
2. 양쪽 무릎을 구부려 아래로 내려간다. 가능하다면 뒤쪽 무릎이 바닥에 닿기 직전까지 내려간다.
3. 앞쪽 허벅지와 엉덩이에 힘을 집중하여 밀어 올린다.
4. 팔꿈치를 90도로 구부리고, 팔을 앞뒤로 흔들며 밸런스를 맞춘다. 내려갈 때 팔을 4번 흔들고, 올라올 때도 팔을 4번 흔든다. 10회 반복 후, 발을 바꿔 진행한다.

21 | 유산소운동
발 벌려 걷기

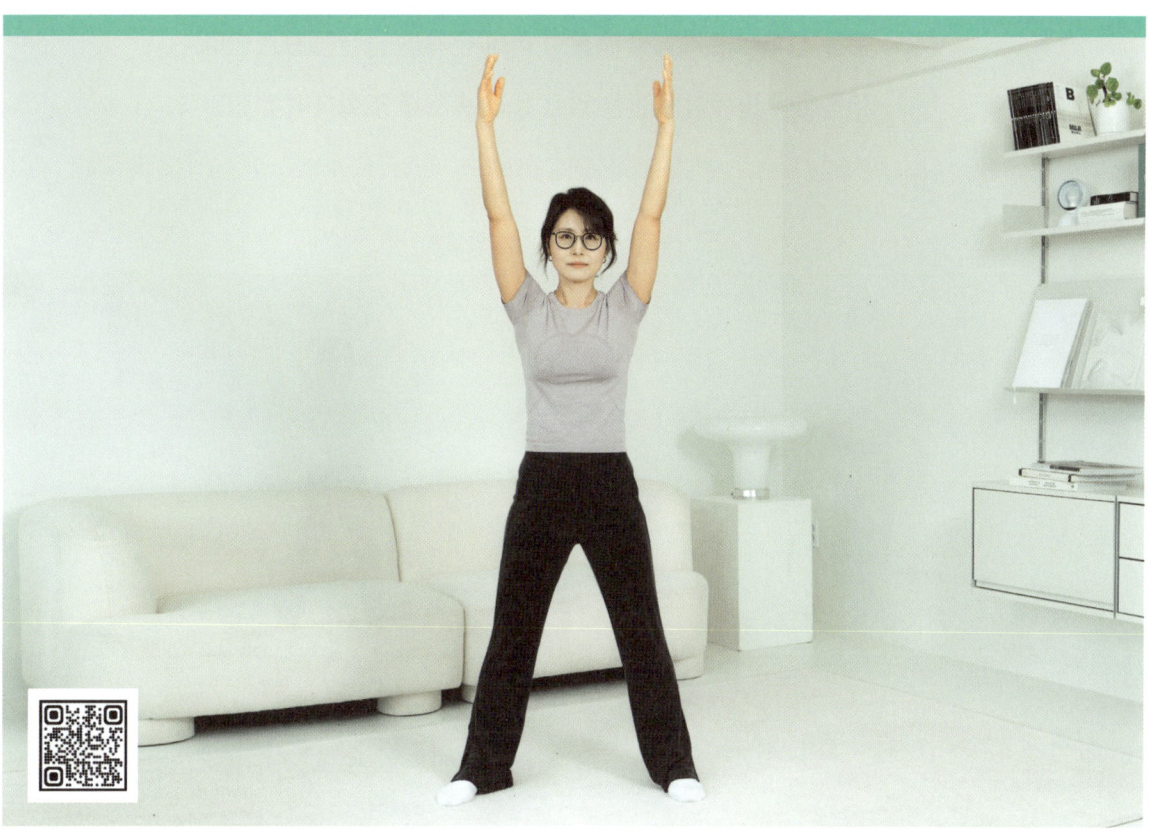

효과

- '점핑잭Jumping Jack'은 상체와 하체를 동시에 사용하는 유산소운동으로 심박수를 높이고, 칼로리 소모를 증가시키는 효과적인 운동이다. 하지만 점프 동작이 관절에 부담이 될 수 있기 때문에 옆으로 걷는 동작으로 변형하면 더 안전하면서도 유산소 효과를 유지할 수 있다.
- 점프를 하지 않고 한 발씩 옆으로 이동하기 때문에 무릎, 발목, 허리의 부담이 적다. 관절이 약한 사람이나 초보자도 안전하게 운동할 수 있다.
- 엉덩이, 허벅지, 코어 등 전신 근력이 강화된다.
- 팔을 함께 움직여 상체와 하체의 협응력과 균형감각이 좋아진다.

| 포인트 | ▪ 유산소운동으로 칼로리 소모 효과가 있고, 꾸준히 운동하면 심폐 기능이 향상된다. 리드미컬한 움직임, 강도 조절을 통해 유산소운동 극대화, 언제 어디서든 틈새 운동으로 활용 |

| 주의사항 | ▪ 무릎의 충격을 방지하기 위해 발을 너무 세게 딛지 않도록 주의한다.
▪ 허리가 굽지 않도록 복부에 힘을 주고 운동한다.
▪ 운동 전후 스트레칭을 충분히 하여 근육과 관절을 보호한다.
▪ 무릎이나 발목이 불편할 경우 동작 속도를 조절하며 진행한다. |

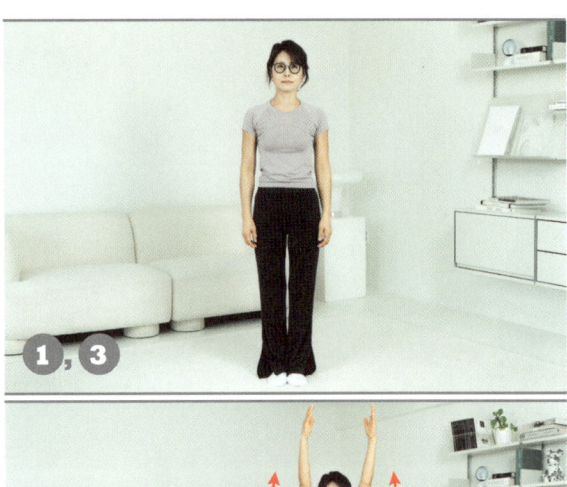
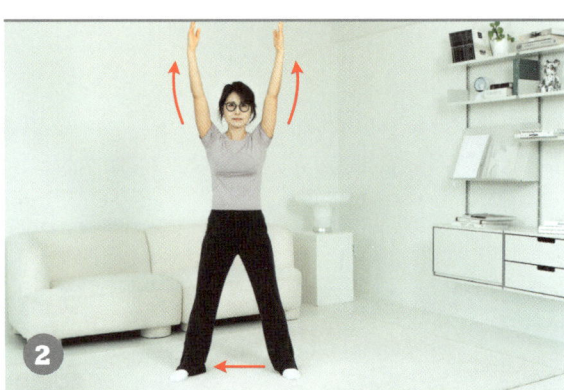
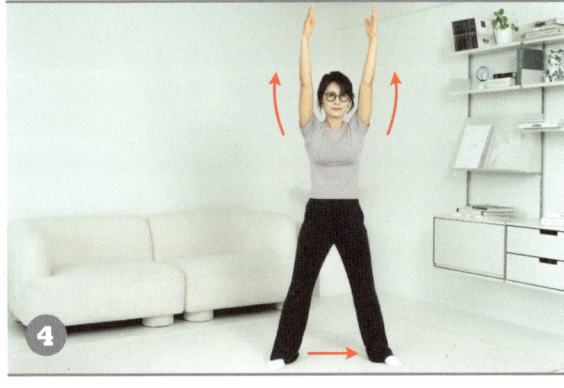
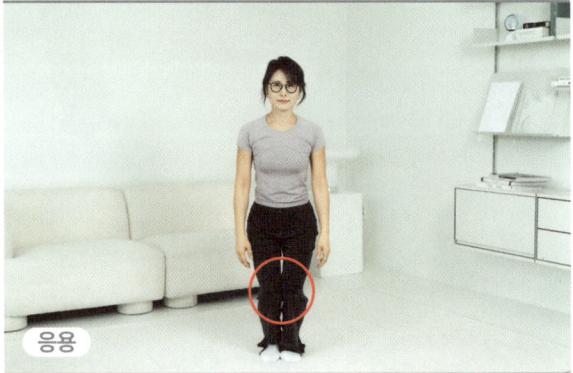

1. 발을 모아 서고, 손은 몸 옆에 편하게 둔다. 복부에 힘을 주고 허리를 곧게 편다.
2. 오른발을 옆으로 이동하면서 양팔을 얼굴 높이 정도까지 들어 올린다.
3. 다시 원래 자리로 돌아오며 팔을 내린다.
4. 반대쪽도 동일한 방식으로 반복한다.
5. 이 과정을 리드미컬하게 반복하며, 발이 옆으로 갔을 때 무릎을 살짝 구부렸다가 편다.

6. 이때 팔을 더 높이 올리면 어깨 및 상체 운동 효과가 올라가고, 템포를 빠르게 하면 심박수가 상승하여 유산소 효과가 극대화된다. 한쪽당 10회씩, 좌우로 20회 반복한다.

응용

스쿼트할 때처럼 살짝 앉는 느낌을 준 상태로 운동하면 근력에 더 도움이 된다.

22 | 5분 홈트레이닝 추가 추천운동

앞서 자세히 소개한 핵심 운동 외에도 집에서 하기 좋은 다양한 운동이 있습니다. 그중 쉽게 따라할 수 있는 몇 가지 운동을 간단히 소개합니다. 자세한 운동 동작을 알고 싶다면 QR코드를 확인해 보세요.

1 | 손바닥 마주 대고 밀기

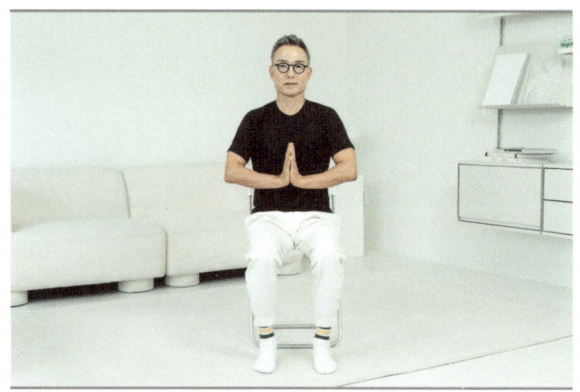

어깨 관절을 부드럽게 움직이면 가동 범위가 넓어지고 근육의 긴장이 풀리면서 유연성이 높아집니다. 상체 전면 근육이 활성화되어 팔꿈치와 손목이 안정되고, 복부에 힘을 주면 코어가 강화되어 자세 유지에 도움이 됩니다.

2 | 앉아서 하는 하체 니업

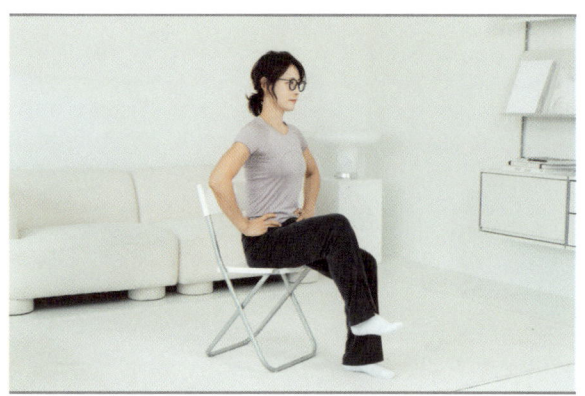

무릎에 부담을 덜 주면서 보행에 필요한 근육을 강화해 계단이나 오르막길을 오르는 능력이 향상됩니다. 의자에 앉아 상체를 고정하고 복부에 힘을 주며, 무릎은 천천히 자연스럽게 올리고 내리는 것이 좋습니다.

3 | 앉아서 하는 수건 외회전

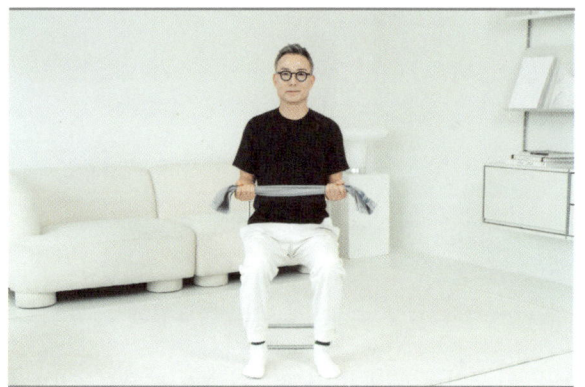

가슴을 열어 상체 정렬을 바로잡고 라운드 숄더와 거북목을 완화합니다. 동시에 날개뼈 조절 능력이 높아지고 회전근개가 강화됩니다. 어깨와 팔 관절이 부드럽게 움직이며, 팔꿈치는 90도로 유지하고 수건은 무리하게 당기지 않아야 합니다.

4 | 서서 하는 하체 미니 스쿼트

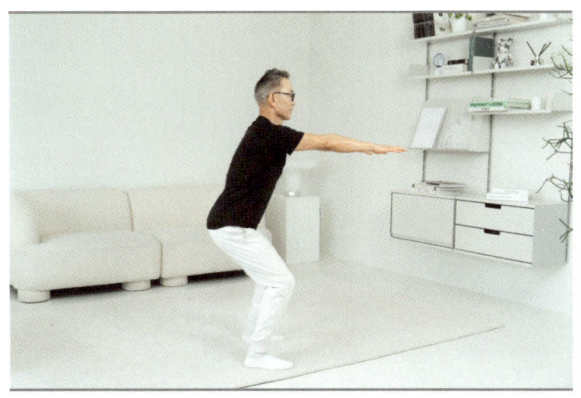

무릎을 깊게 굽히지 않아 관절에 부담이 적고, 초보자나 시니어도 쉽게 따라 할 수 있습니다. 허벅지·엉덩이·종아리를 고르게 단련하고 코어 안정성도 높이며, 반복하면 유산소 효과까지 기대할 수 있습니다.

5 | 발바닥 롤링

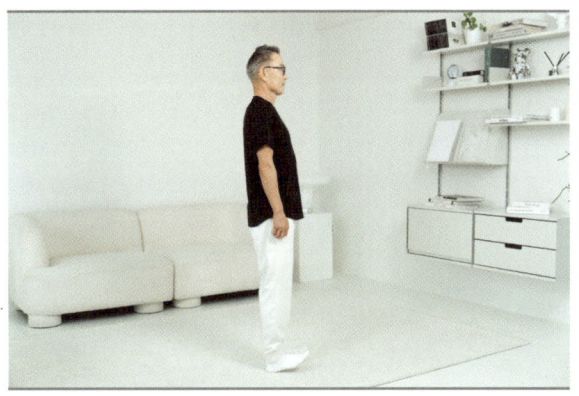

바른 보행은 뒤꿈치에서 중앙, 앞꿈치로 무게가 자연스럽게 이동하는 것이지만, 습관에 따라 특정 부위만 쓰는 경우가 많습니다. 발바닥 굴리기 운동은 발 감각을 깨우고 발목의 바른 움직임을 익히는 데 도움이 됩니다.

6 | 코어 사이드 니업

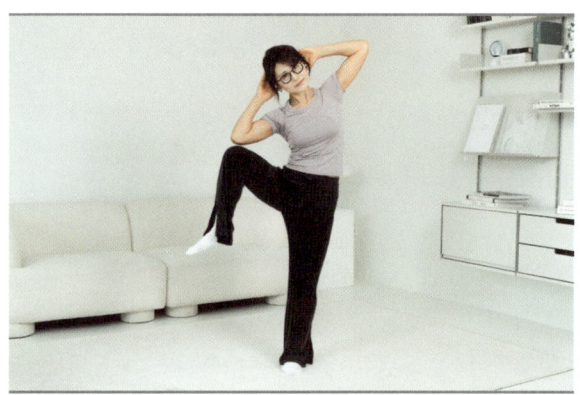

무릎을 옆으로 들어 올리며 몸통을 기울이면 복사근과 코어 근육이 활성화되어 안정성과 가동성이 함께 향상됩니다. 척추기립근이 균형을 잡아 상체를 지탱하고, 옆구리 강화와 스트레칭 효과로 허리 통증 예방에도 도움이 됩니다.

Q&A 노년기의 근육 성장과 근손실

많은 시니어들이 나이가 들면 근육을 키울 수 없다고 생각하거나, 며칠만 운동을 쉬어도 근육이 다 빠진다고 오해합니다. 그러나 근육은 그렇게 쉽게 손실되지 않습니다. 꾸준히 사용하고 적절한 자극을 주면 오랜 기간 유지할 수 있으며, 70~80대에도 근력운동을 통해 근육을 늘릴 수 있다는 사실이 연구로 입증되었습니다.

서울·경기 지역의 65세 이상 노인 274명을 대상으로 한 국내 연구•에서도, 근력운동에 자주 참여할수록 근육량이 증가한다는 결과가 확인되었습니다. 물론 청년층처럼 빠르게 증가하지는 않지만, 꾸준한 훈련을 통해 80세 이상에서도 근육량을 늘릴 수 있습니다. 근육은 단순히 힘만 키우는 것이 아니라, 인지 기능·균형감각·유연성까지 함께 향상시켜 독립적인 일상생활 유지에 큰 도움을 줍니다.

근육 감소를 막으려면 지속적인 자극과 균형 잡힌 영양 섭취가 필요합니다. 특히 하체·등·가슴·코어 같은 대근육은 자주 자극해 주어야 합니다. 근력운동을 병행하지 않고 유산소운동만 하면 대근육 자극이 부족해 근육 감소로 이어질 수 있습니다. 따라서 유산소와 근력운동을 균형 있게 병행하는 것이 중요합니다.

영양도 빠질 수 없습니다. 체중 1kg당 0.8g 이상의 단백질 섭취가 권장되며, 비타민 D·오메가3·탄수화물, 충분한 수면도 근육 유지와 성장에 중요한 역할을 합니다.

노화로 인한 근감소증에 맞서는 최고의 방법은 근력운동이며, 핵심은 '꾸준함'입니다. 근육 성장은 시간이 걸리므로 인내심을 가지고 지속해야 합니다. 근육이

• 〈노인의 운동참여, 근육량, 근력 및 인지기능과의 관련성〉 2018년 한국융합학회논문지 참조

잘 자라지 않는 가장 큰 이유는 충분한 자극이 부족하기 때문입니다. "우리 나이에도 근육이 생기나요?"라는 질문에 대한 답은 분명합니다. 꾸준한 운동과 적절한 강도로 근육은 충분히 유지되거나 증가할 수 있습니다.

또한 근력운동을 하면 다칠까 걱정하는 분들도 많지만, 안정적인 자세만 확보된다면 점진적으로 강도를 높이는 것이 오히려 효과적입니다. 너무 가벼운 무게만 사용할 경우 근육 유지에는 한계가 있습니다. 따라서 바른 자세를 지키면서 조금씩 강도를 높여가는 것이 중요합니다. 이 책에서는 언제 어디서든 할 수 있는 운동법과 올바른 자세, 적절한 강도를 소개하고 있으니, 근육을 유지하고 성장시키는 목표를 가지고 안전하게 훈련하시길 바랍니다.

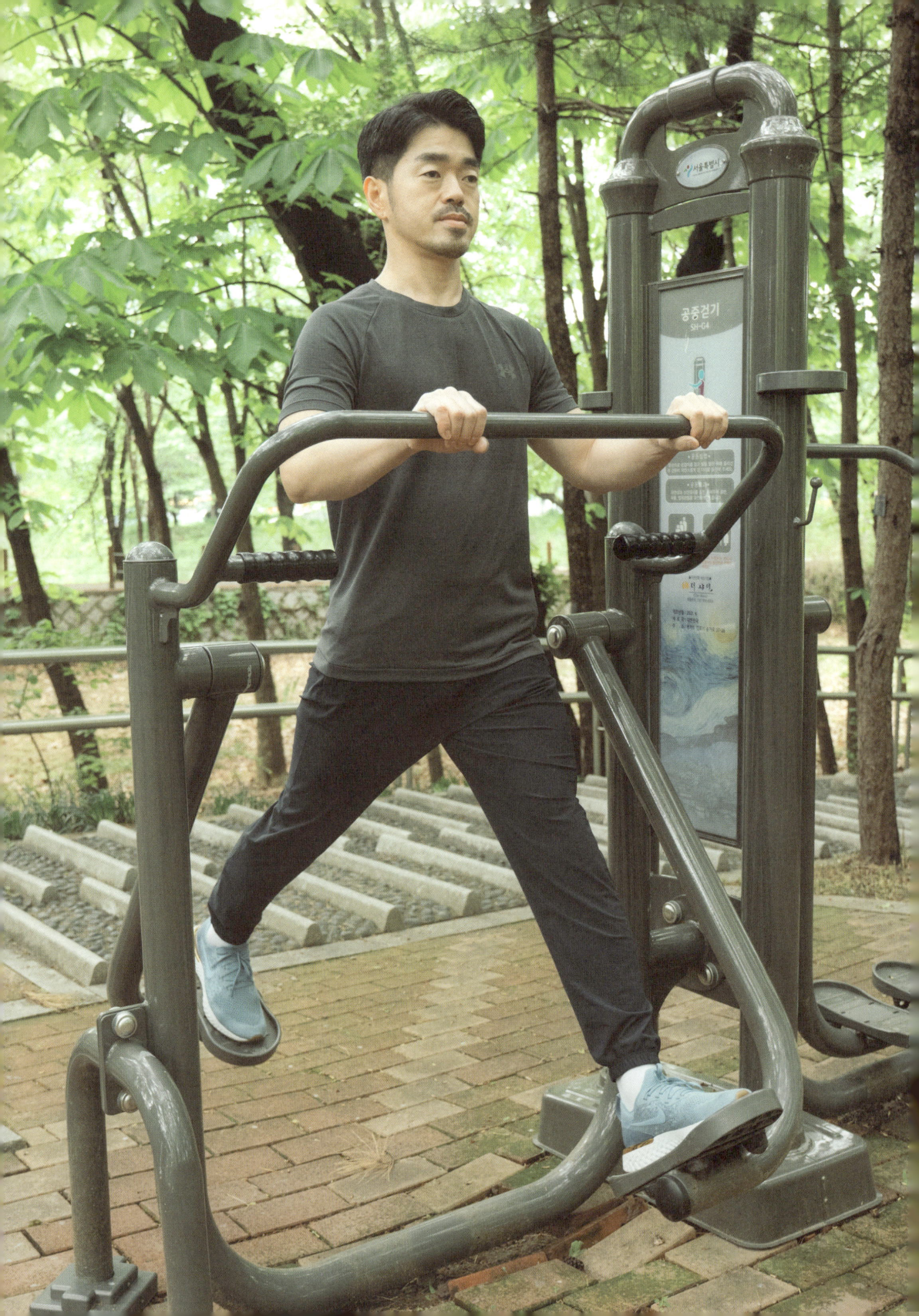

Part 4

공원과 산속 공용 운동기구를 이용한

가벼운 근력운동

01 | 야외 운동 시 고려해야 할 사항

야외 운동을 할 때 고려해야 할 요소는 다양합니다. 크게 나누면 날씨, 내 몸의 컨디션, 그리고 운동기구의 상태입니다. 날씨와 계절의 변화는 야외 운동의 매력이 되기도 하지만, 그 변화를 미리 인지하고 준비하는 과정이 필요합니다. 내 몸의 컨디션은 날마다 다르고 날씨의 영향을 크게 받을 수 있으므로 주의가 필요합니다. 운동기구는 야외에 상시 노출되어 관리가 충분하지 않은 경우가 많으므로, 안전을 위해 사용 전에 꼼꼼히 점검해야 합니다.

먼저 외출 전에는 반드시 날씨를 확인해야 합니다. 전날과 비교해 기온 변화를 살피고 이에 맞는 옷차림을 준비하는 것이 좋습니다. 활동성이 좋은 얇은 겉옷을 챙기는 습관을 들이면 기온 변화에 유연하게 대응할 수 있습니다. 또한 운동 전에는 충분히 수분을 섭취하고, 식사 시간을 고려해 운동 일정을 계획하는 것도 운동의 일부로 생각해야 합니다.

무더운 날씨에는 오전이나 저녁처럼 비교적 시원한 시간대를 선택하는 것이 바람직합니다. 땀을 많이 흘릴 수 있으므로 수분을 자주 섭취해 탈수를 예방해야 합니다. 햇볕이 강한 12~15시 시간대는 피하고, 가능하다면 그늘에서 운동하는 것이 안전합니다. 통풍이 잘되는 옷을 착용하고, 운동 중간에 충분한 휴식을 취하는 것도 필요합니다. 날씨가 추울 때는 몸이 쉽게 경직되므로 준비운동에 더 많은 시간을 할애해야 합니다. 체온 유지를 위해 여러 겹의 옷을 입어 운동 중에도 체온을 조절할 수 있도록 하고, 운동이 끝난 후에는 체온이 급격히 떨어지지 않도록 주의합니다. 비가 온 직후에는 바닥이 미끄러워 낙상 위험이 크며, 기구의 발판이나 손잡이가 젖어 있을 수 있으므로 반드시 상태를 확인해야 합니다. 대부분의 야외 기구가 철제로 되어 있어 녹이 슬거나 미끄러울 수 있으므로 장갑을 착용하는 것도 좋은 방법입니다.

자신의 몸 상태를 잘 파악해 무리한 운동을 피하는 것도 중요합니다. 컨디션에 따라 운동 강도를 조절하면 부상을 예방할 수 있습니다. 전날 잠이 부족했거나 피로도가 높다면 가벼운 스트레칭이나 걷기 정도로 충분합니다. 컨디션이 좋은 날에는 강도를 점진적으로 높일 수 있지만, 갑작스러운 과부하는 피해야 합니다. 운동 중 호흡이 불규칙하거나 어지러움을 느낀다면 즉시 휴식을 취해야 합니다. 운동 후에도 몸 상태를 점검해 지나친 피로가 느껴지면 다음 운동의 강도를 조절하는 것이 바람직합니다.

운동기구를 사용할 때는 먼저 상태를 점검하고, 가볍게 시작하는 것이 안전합니다. 좌우 저항이 다르거나 기구가 뻑뻑한 느낌이 들면 억지로 사용하지 않아야 합니다. 또한 다른 이용자들과 경쟁심을 가지기보다 자신의 페이스에 맞춰 운동하는 것이 부상을 막는 방법입니다. 사용 후에는 다음 이용자를 위해 기구를 정리하는 습관을 들이는 것이 바람직하며, 이는 모두를 위한 기본적인 에티켓입니다.

좋은 날씨 속에서 하는 야외 운동은 신선한 공기를 마시며 건강을 증진할 수 있는 훌륭한 기회입니다. 대신 환경 변화에 맞춰 운동 강도나 종류를 유연하게 조정할 수 있어야 하며, 날씨와 몸 상태에 따라 실내 운동을 대안으로 고려하는 것도 필요합니다. 운동기구의 상태와 자신의 컨디션을 종합적으로 고려한다면 더욱 안전하고 효과적인 운동이 가능합니다. 이러한 점들을 염두에 두고, 공원에서 건강하고 즐거운 야외 운동을 경험하시길 바랍니다.

02 | 공원 유산소, 무산소운동 계획하기

공원에서 운동하면 자연스럽게 유산소운동(산책, 걷기)을 하게 되고, 야외 운동기구를 활용하여 무산소운동(근력운동)까지 할 수 있습니다. 이 두 가지 운동을 균형 있게 조합하면 더욱 효과적인 운동 계획을 세울 수 있습니다. 운동을 체계적으로 계획하려면 유산소운동과 무산소운동을 구분하고, 강도를 조절하는 것이 중요합니다. 이를 통해 운동량을 조절하고 지속 가능한 운동 루틴을 만들 수 있습니다.

걷거나, 계단 운동과 같은 유산소운동을 하면 심박수가 증가하는 것을 느낄 수 있습니다. 유산소운동의 강도를 결정할 때, 최대 심박수 Maximum Heart Rate, MHR를 기준으로 설정하면 효과적입니다. 최대 심박수는 일반적으로 '최대 심박수=220-나이' 공식으로 계산할 수 있습니다. 예를 들어 70세 시니어의 경우, 최대 심박수는 150이며, 중강도(60~70%) 운동을 하면서 90~105회/분의 심박수를 유지하면 됩니다.

유산소운동의 적절한 강도는 숨이 차지만 대화는 할 수 있는 수준이거나, 가볍게 노래를 부를 수 있는 정도입니다. 일반적으로 20~30분 걷기를 목표로 하는 경우가 많지만, 호흡이 너무 여유롭거나 작은 움직임만 한다면 효과가 낮아질 수 있습니다. 평상시에 걷는 속도로 유산소를 하는 경우가 대부분 그렇습니다. 따라서 심박수를 고려한 강도 조절이 필수적입니다.

또한 시니어의 경우 무리한 운동보다는 안전하고 지속 가능한 강도로 설정하는 것이 중요합니다. 권장되는 강도는 다음과 같습니다.

시니어들에게 적절한 유산소운동 강도

운동 수준	최대심박수 기준 강도	목표	운동 예시
초보자 (운동 경험 적음)	50~60% 저강도	기초 체력 향상, 관절 부담 최소화	느린 산책 (30~40분)
평균적 시니어 (일반적인 건강 유지 목적)	60~70% 중강도	심폐 건강 증진, 근력 및 지구력 향상	빠른 걷기(30~50분), 평지 하이킹, 저강도 계단 오르기
체력이 좋은 시니어 (활동적인 사람, 경험자)	70~80% 중강도 이상	심폐 기능 향상, 전신 근력 강화	가벼운 조깅, 인터벌 워킹 (빠르게 걷기 + 천천히 걷기 반복)

무산소운동을 계획할 때는 매일 같은 동작을 반복하는 것이 아니라, 컨디션을 체크하고 변화를 주는 것이 효과적입니다. 예를 들어, 첫날에는 모든 기구를 1세트씩 순환하여 총 2세트를 반복합니다. 다음 날에는 기구의 절반만 정하여 2~3세트를 반복하고, 그다음 날에는 나머지 절반을 2~3세트 운동하는 방법이 있습니다. 이는 근력운동의 집중도를 올리고, 회복하는 효과를 활용하는 방법입니다. 운동기구를 절반씩 나누는 기준은 주기별로 자유롭게 바꾸어 변화를 주는 것도 좋습니다.

유산소운동 중심으로 계획한 날에는 가능하다면 다양한 패턴을 활용하는 것이 효과적입니다. 1분은 빠르게 걷고, 2분은 일반적인 속도로 걷는 것처럼 속도의 변화를 주는 것도 좋습니다. 또한 천천히 걷다가 점진적으로 빠르게 걷는 비중을 늘려보는 것도 좋습니다. 코스 중에 계단이 있다면 적극 활용해 봅니다. 호흡은 천천히 길게 활용하고, Part 3의 '숨쉬기 운동' 편을 참고하도록 합니다.

공원 운동 예시 1

요일	운동 목표	운동 예시
화, 토	유산소 중심	빠르게 걷기 + 계단 오르기 + 인터벌 워킹
월, 수, 금	근력운동 중심	공원 기구를 활용한 근력운동 + 짧은 유산소
목, 일	회복	완전한 휴식, 또는 가볍게 산책하며 회복하기

| 공원 운동 예시 2 |

운동 유형	운동 방법	운동 시간
준비운동	가벼운 스트레칭 + 5분 걷기	5~10분
유산소운동	빠른 걷기, 인터벌 워킹, 조깅	20~40분
무산소운동	공원 기구를 활용한 근력운동	15~30분
정리운동	천천히 걷기 + 스트레칭	5~10분

근력운동 중심으로 계획한 날에는 유산소운동과 스트레칭을 10분 정도 짧게 먼저 하고, 근력운동을 10~15세트 정도 실행합니다. 허리 돌리기, 팔 돌리기 같은 스트레칭 기구들은 본운동 세트에서 제외하고, 운동의 전후나 사이에 활용하면 됩니다. 앞에서 소개한 〈공원 운동 예시 1〉처럼 주 3일 정도 근력운동을 할 수 있다면 월, 수, 금 정도로 중간중간 시간을 두면서 하면 됩니다. 하루는 상체 근력만, 하루는 하체 근력만 나눠서 하거나, 어떤 날은 하루에 상체와 하체 근력운동을 모두 하는 것도 좋습니다. 이때 〈공원 운동 예시 2〉를 참고해서 공원에서 균형 잡힌 운동 계획을 세우고 실천해 볼 수 있습니다.

- **상체 운동**   가슴 밀기, 당겨 내리기, 거꾸로 팔 굽혀 펴기, 철봉 숄더 패킹, 철봉 어시스트 풀업
- **하체 운동**   오금 펴기, 공중 걷기, 리버스 런지, 계단 니업, 계단 사이드 스텝업

공원 운동은 앞서 말씀드린 것처럼 상쾌한 야외에서 유산소운동과 무산소운동을 조합하여 진행할 수 있다는 장점이 있습니다. 이러한 조합은 근력 향상에도 도움이 되고, 운동 프로그램을 지루하지 않게 구성할 수 있습니다. 하지만 공원 운동은 날씨, 미세먼지 등 환경에 영향을 많이 받아, 지속적으로 운동이 어려울 수도 있습니다. 이런 날은 맨몸 홈트레이닝이나 헬스장 운동으로 변경하여 일주일에 150~300분의 중강도 운동량을 하는 것이 좋습니다. 균형 잡힌 운동 계획을 통해 건강한 생활 습관을 형성하고, 꾸준한 실천으로 체력을 향상시키시기 바랍니다.

03 | 야외 기구운동
허리 돌리기

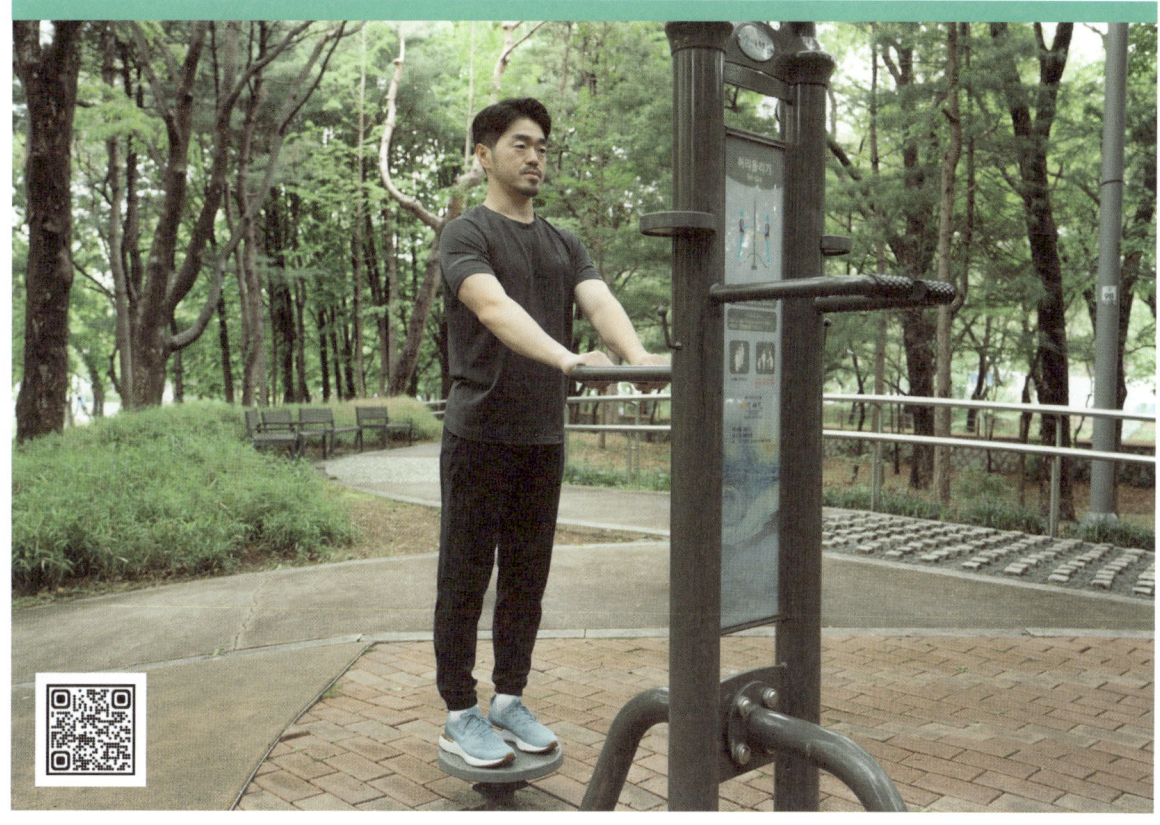

허리 돌리기는 근력, 유산소운동 전에 준비운동으로 적합하며, 공원뿐 아니라, 헬스장이나 어린이 놀이터에서도 볼 수 있을 정도로 대표적인 운동기구입니다. 우리 몸의 중심인 허리를 좌우로 회전시켜 주는 운동기구인데, 실제로 허리보다는 등(흉추)을 회전하게 됩니다. 기구가 없으면 발을 바닥에 고정하고, 상체를 좌우로 돌리며 스트레칭하게 되는데, 기구를 사용하면 상체를 고정하고 하체를 좌우로 회전하게 됩니다. 이때 척추를 축으로 회전이 크게 일어나고, 골반과 무릎 발목도 따라가며 회전합니다.

효과   몸통(흉추)의 회전 가동성을 높이고, 운동 전 몸의 긴장을 풀어준다. 유산소 또는

| 포인트 | 근력운동 전에 중심축(척추)의 회전을 부드럽게 만들어주는 준비운동이다. 어깨는 흔들리지 않게 고정한 뒤, 허리가 아닌 등(흉추)이 부드럽게 회전하는 느낌, 호흡 멈추지 않고 자연스럽게 이어가기 |

주의사항
- 신발과 발판 사이가 미끄럽지 않은지 확인한다.
- 처음부터 큰 각도로 움직이지 않는다.
- 최대한 많이 회전하려고 하는 경우가 많은데, 오히려 부상의 위험이 있다.
- 방향을 바꿀 때 너무 빠르게 움직이지 않는다.
- 내려올 때도 손잡이를 끝까지 잡고 있다.
- 척추 수술을 한 경우라면 좌우 회전을 크게 하거나 빠른 움직임은 주의해야 한다.

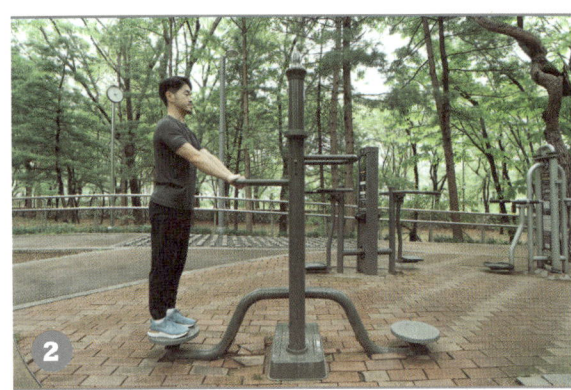 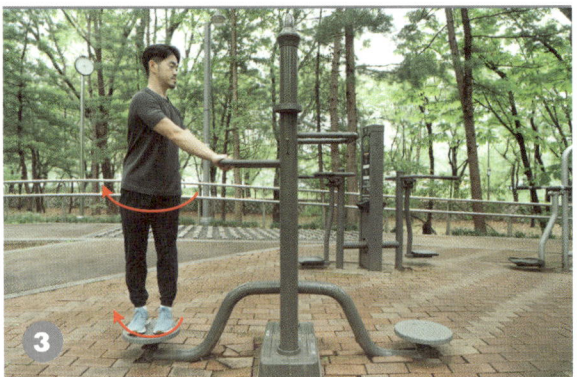

1. 양손으로 손잡이를 잡고, 발판에 한 발씩 균형을 잡으며 올라가 선다.
2. 무릎을 펴고 바르게 선 상태를 유지한다. 발판에서 발이 벗어나지 않게 하며 좌우의 발끝도 맞춰 전체적인 균형을 확인한다.
3. 손잡이를 잡은 손과 어깨는 고정하고, 골반과 발끝을 좌우로 30~40도 회전한다. 고정된 상체를 축으로 하체가 좌우로 회전하는 느낌을 느끼며 배의 힘으로 허리를 잡아준다.
4. 30초~1분 정도 운동 후, 바닥으로 내려와 상체를 좌우로 가볍게 흔들어준다. 위 동작을 2번 더 반복한다. 총 3세트 시행한다.

04 | 야외 기구운동
팔(활차) 돌리기

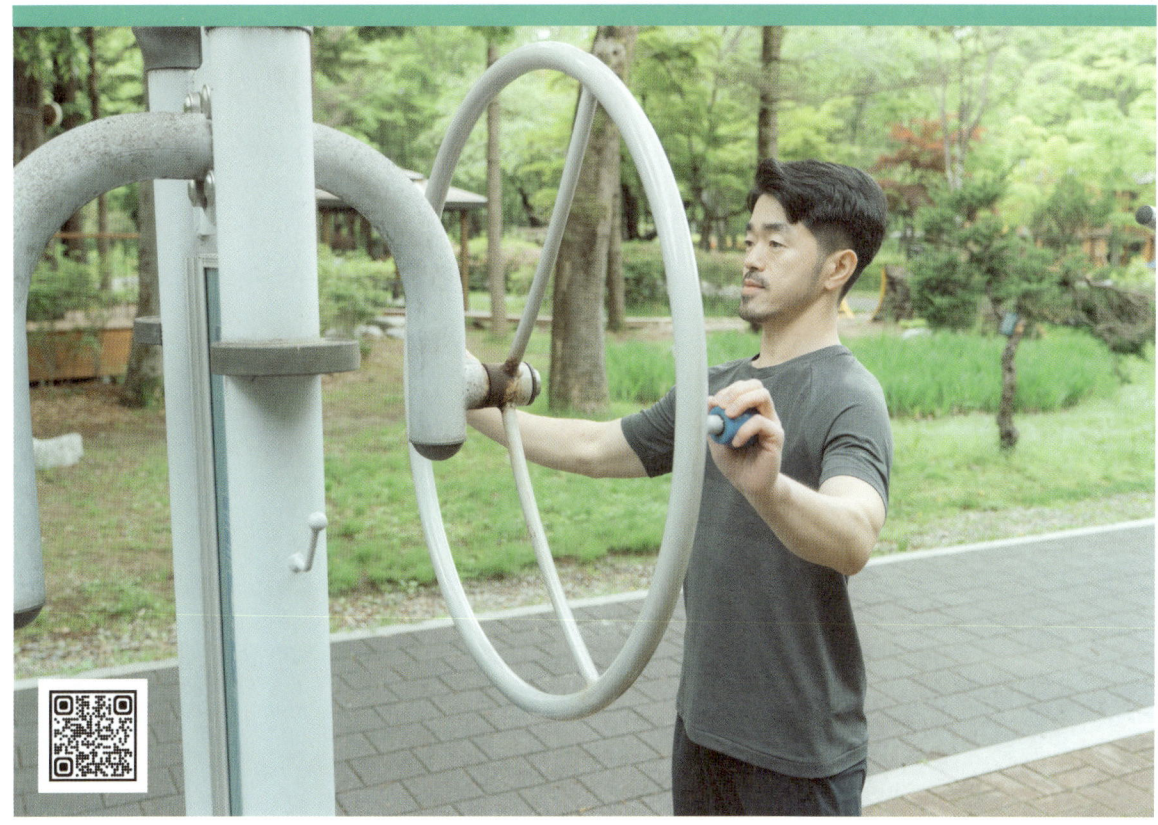

팔 돌리기는 커다란 쇠 바퀴를 돌리는 기구로, '활차 머신'이라고도 불립니다. 이 운동은 팔, 어깨 관절을 유연하게 해주고, 날개뼈를 사용해서 목과 등의 스트레칭 효과도 있어서 운동기구 이름이 '온몸 근육 풀기', '상체 근육 풀기', '어깨 근육 풀기'라고 명시된 경우가 많습니다.

어깨의 움직임이 부족하거나, 좌우의 균형이 잘 안 맞는다면 이 기구를 통해 어깨를 스트레칭 할 수 있습니다. 하지만 어깨 통증이나 수술로 불편함이 있는 경우에는 재활로 사용하지는 말고, 어깨가 건강하고 차후의 문제를 예방하기 위해서만 이 기구를 활용하는 것을 권해드립니다.

야외 운동 장소에 따라 커다란 바퀴 하나만 있는 경우도 있고, 작은 바퀴 두 개가 추가로 있는 경우도 있는데, 이 책에서는 커다란 바퀴 하나만 있을 경우, 한 손씩 잡고 운동하는 방법과 두 손으로 잡고 운동하는 방법으로 설명해 드리겠습니다.

효과 어깨 관절의 가동성을 높이고, 어깨 주변 근육의 긴장을 풀어준다. 본운동 전 어깨를 준비시키는 가벼운 동적 스트레칭 효과가 있다.

포인트 어깨 주변의 근육과 관절을 다 같이 쓰는 협응력 올리기

주의사항
- 회전근개의 손상이 있거나, 탈구, 혹은 수술로 인해 제한이 있다면 사용을 자제한다.
- 기구를 잡기 전에 꼭 맨손으로 먼저 움직여보며 기구의 상태를 확인한다.
- 반동을 사용하여 운동하지 않는다.
- 빠르게 움직이면 회전근개의 손상이 생길 수 있으므로 주의한다.
- 통증이나 불편함이 있다면 운동의 범위를 줄인다.

1 | 한 손 돌리기

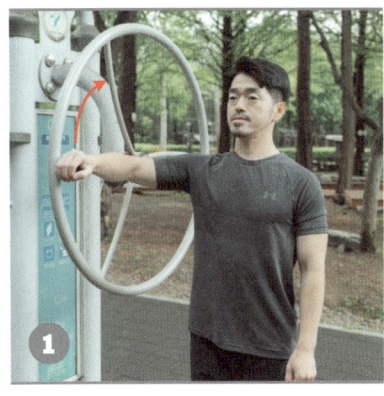 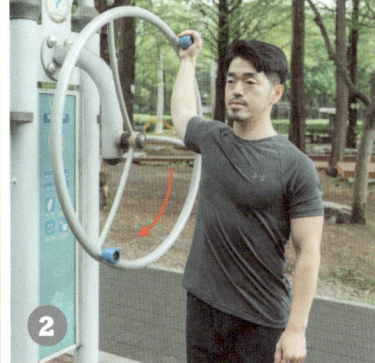 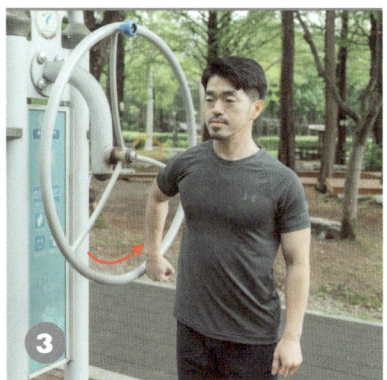

1. 기구 옆으로 서서 한 손만 손잡이를 잡는다.
2. 잡은 손은 아래에서 앞쪽, 위쪽을 향해 천천히 회전한다. 이때, 높이 올라가는 것보다 어깨의 회전을 편안하게 느끼는 범위까지만 운동하는 것이 중요하다.
3. 한 바퀴를 다 돌리지 않고, 다시 앞으로 내려온다.
4. 12회씩 좌우로 2~3세트 반복한다.

2 | 두 손 돌리기

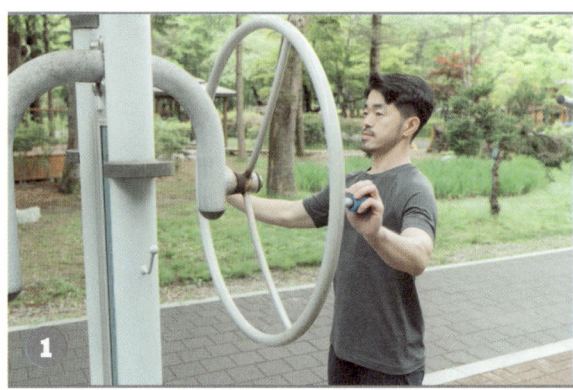 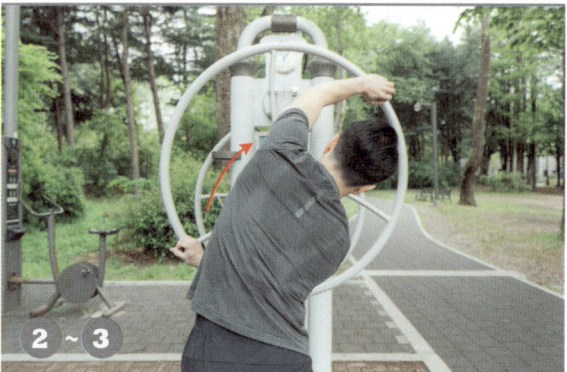

1. 기구를 잡기 전 맨손으로 만세를 먼저 해본다. 통증이나 불편함이 없다면 기구를 마주 보고 서서 양팔을 펼쳐 손잡이를 잡는다.
2. 운전하듯 위아래로 천천히 돌려 본다. 팔과 날개뼈는 같이 움직인다고 생각하며 동작한다.
3. 오른팔이 45도 올라가면 왼팔은 45도 내려간다. 이때 팔만 돌리는 것이 아니라 상체도 같이 움직인다.
4. 20회씩 좌우로 2~3세트 반복한다.

05 | 야외 기구운동
파도타기

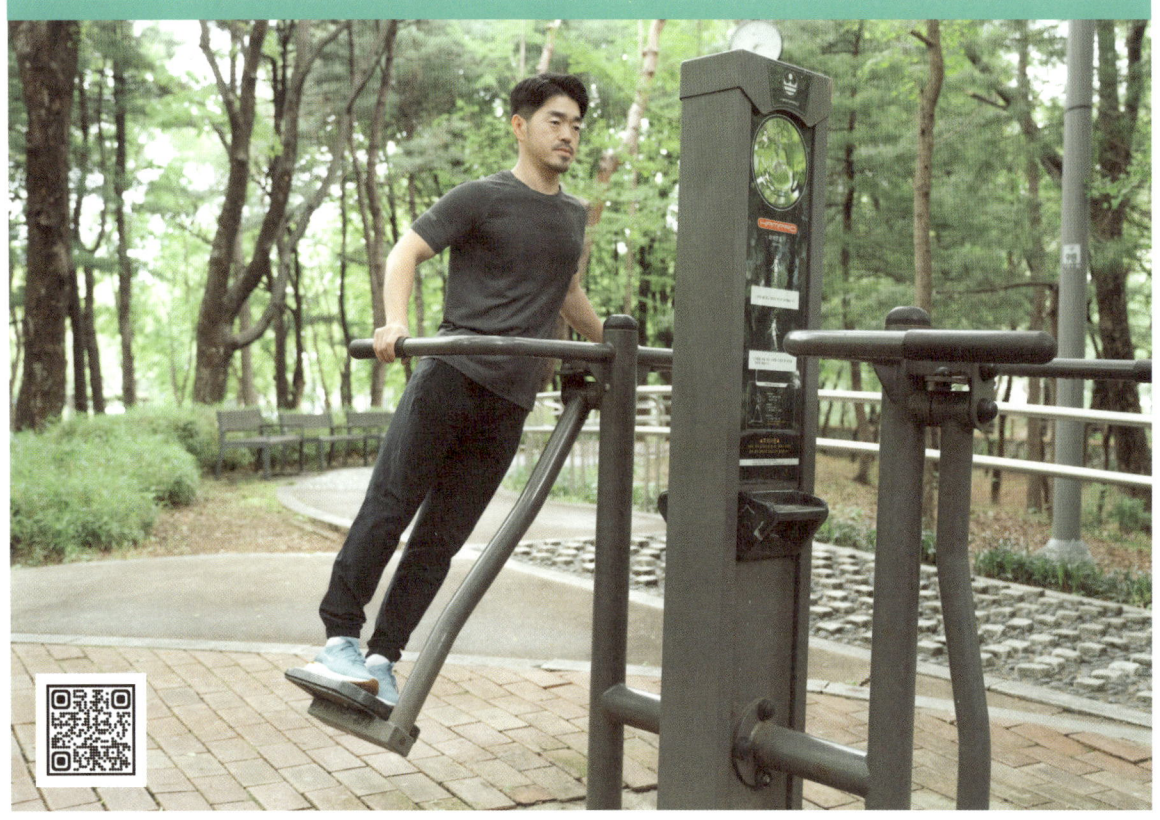

파도타기 기구는 다리를 좌우로 흔들며 허리를 사용하는 운동입니다. '허리 돌리기'가 허리를 회전시키는 운동이었다면, 파도타기는 허리를 옆으로 구부리는 운동입니다. 운동하는 동안 구부리는 쪽은 수축하고, 반대편은 이완하는 스트레칭을 주고받게 됩니다. 척추기립근을 축으로 움직이며, 복사근(옆구리 근육)의 강화와 반복적인 동작을 통해 근지구력이 생기고, 유산소성 운동 효과도 얻을 수 있습니다.

효과 몸통을 옆으로 구부리는 동작을 통해 코어를 강화하고, 척추의 정렬에 도움을 주며, 바른 자세를 유지하는 근육을 강화할 수 있다.

포인트 몸통이 너무 흔들리지 않도록 중심을 유지하며 하체 위주로 움직이기, 리드미컬하게 움직이되 무릎과 골반이 자연스럽게 연동하기, 호흡은 일정하게 유지하며 동작에 집중하기

주의사항
- 허리를 이용하는 운동이니 허리 디스크나, 골반 주변에 통증이 있는 상태라면 기구를 사용하지 않는다.
- 한 발로 타지 않는다.
- 유연성이 좋아도 절대로 옆으로 크게 움직이지 않는다.
- 경쟁하듯이 타지 않는다.
- 운동이 끝나기 전까지 절대 손을 놓지 않는다.
- 완전히 멈추면 천천히 내려온다.

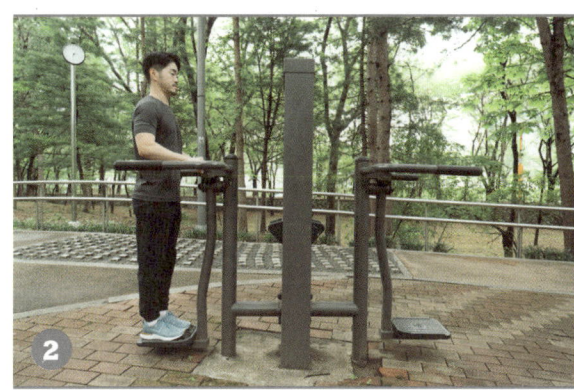
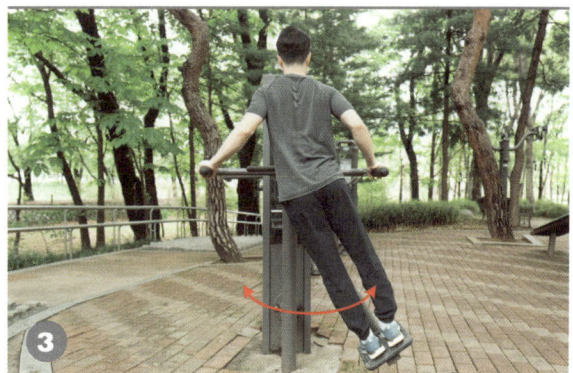

1. 손잡이를 먼저 잡고, 발판에 발을 조심히 올린다.
2. 무릎은 구부리지 않고, 허벅지와 엉덩이에 힘을 준다. 상체는 좌우로 기울이지 않고, 발판을 천천히 흔들어준다. 이때 어깨를 으쓱거리지 않고, 살짝 낮춰 겨드랑이 쪽의 힘을 주면 상체를 고정하기 쉽다.
3. 옆으로 30도 정도 기울어지도록 하며 반복한다. 한쪽으로 올라가는 움직임이 더 커지지 않도록 좌우로 올라가는 크기를 똑같이 유지한다.
4. 숨을 편안하게 쉬며, 가벼운 대화가 가능할 정도의 강도로 실시한다. 20~30회씩 2~3세트를 반복한다.

06 | 야외 기구운동
가슴 밀기

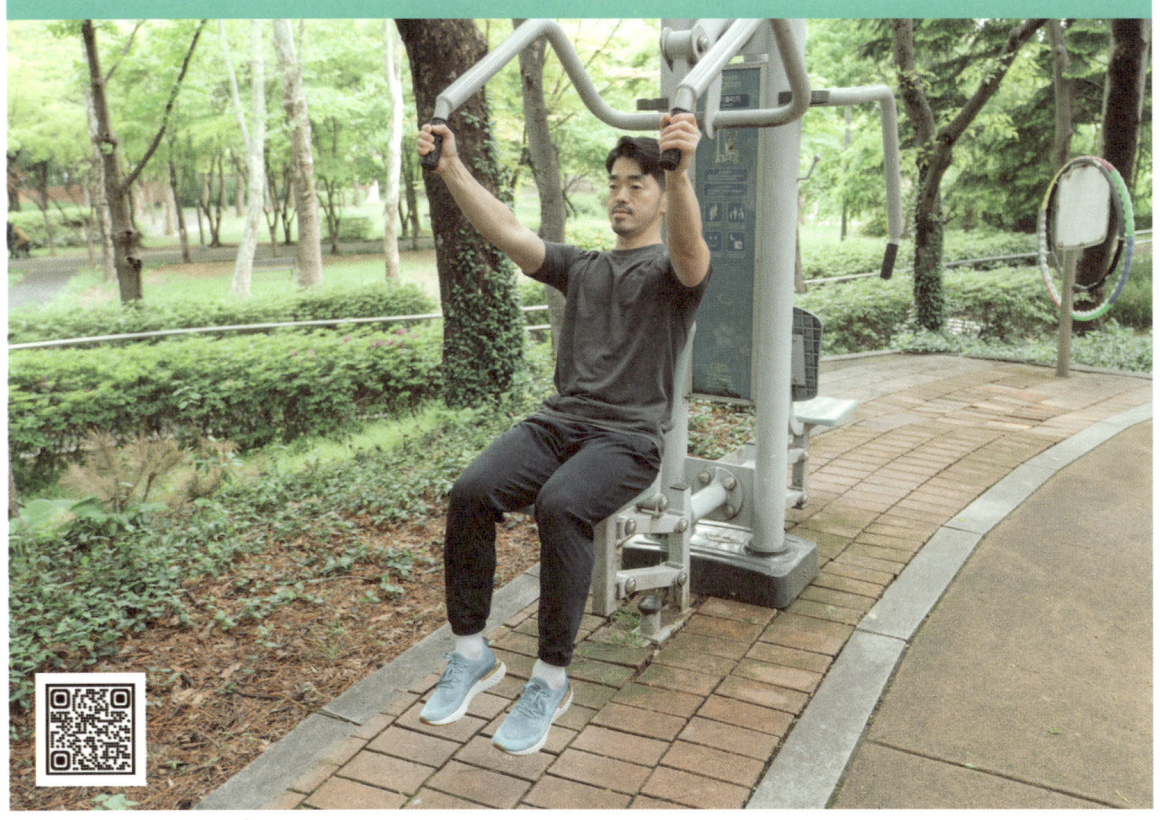

가슴밀기(체스트 프레스Chest press)는 가슴(대흉근), 어깨(삼각근 전면), 팔(삼두근)을 단련하는 상체 근력 운동기구입니다. 밀어내는 힘을 기르는 운동으로, 상체의 힘과 근력을 강화하는 데 효과적입니다. 다만 공원 운동 특성상 강도 조절이 섬세하지 않은 단점이 있습니다. 나의 체중을 들어 올리는 방식이므로, 체중이 너무 많이 나가거나, 밀어내는 힘이 너무 약하신 분들은 주의해서 사용하시기 바랍니다.

효과 가슴 근육(대흉근), 어깨 앞쪽(전면 삼각근), 팔 뒤쪽(삼두근)을 사용해 상체 밀기 근력을 강화한다. 일상에서 물건 밀기, 일어서기 등의 동작을 더 쉽게 할 수 있도록 도와준다.

포인트	좌우의 가슴, 어깨, 삼두 근육의 힘을 5:5로 쓰기

주의사항
- 엉덩이와 등이 들썩이지 않도록 한다. 등을 등받이에 밀착하여 고정하고, 엉덩이가 뜨면 허리에 부담이 갈 수 있으므로 주의한다.
- 어깨와 팔꿈치의 과도한 사용을 줄인다. 힘을 줄 때 가슴 근육을 활용하는 느낌으로 운동한다.
- 어깨가 앞쪽으로 따라 나오지 않도록 하고, 어깨에 불필요한 긴장이 가지 않도록 한다.
- 호흡을 신경 쓴다. 밀어낼 때 숨을 내쉬고, 돌아올 때 숨을 들이마신다.
- 반동을 이용하지 않고 천천히 운동한다.

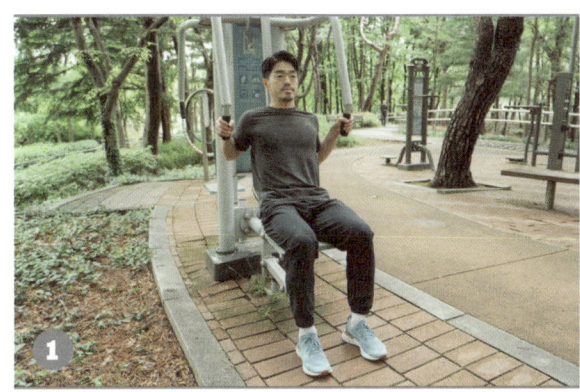 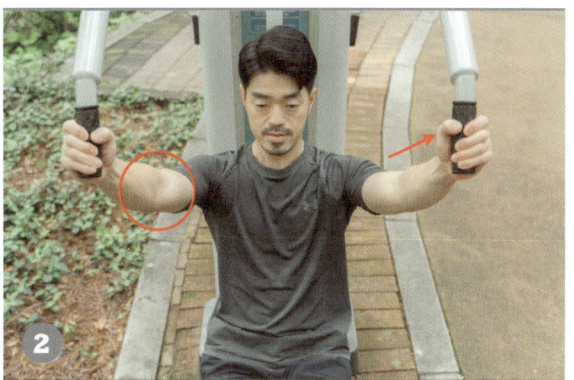

1. 허리를 곧게 펴고, 등과 엉덩이를 밀착해서 의자에 바르게 앉는다. 이때 발을 살짝 띄우고 좌우의 손잡이를 잡는다.
2. 가슴의 힘으로 손잡이를 앞으로 밀어내며 숨을 내쉰다. 팔꿈치는 약 95% 정도만 펴고 어깨가 올라가지 않도록 아래로 지긋이 내려준다. 밀어낼 때 겨드랑이를 쪼아주듯이 힘을 주고, 발바닥은 바닥에서 완전히 띄운다.
3. 천천히 손잡이를 되돌리면서 숨을 들이마신다. 반동을 이용하지 않고 근육의 긴장을 유지한 채 천천히 돌아온다.
4. 12~15회씩, 2~3세트 반복한다. (초보자는 10회, 2세트부터 시작하고, 점진적으로 횟수를 증가시킨다.)

응용

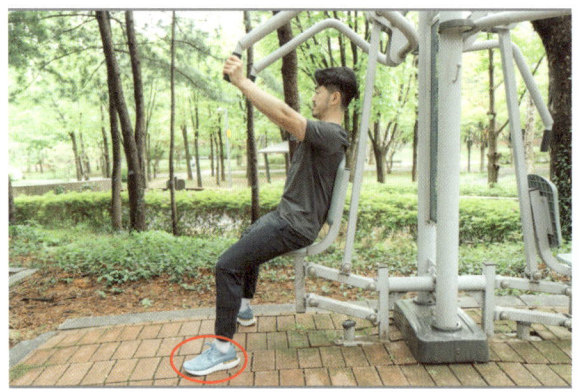

강도를 낮추고 싶은 경우, 발을 바닥에 두고 체중을 분산하여 운동한다.

07 | 야외 기구운동 당겨 내리기

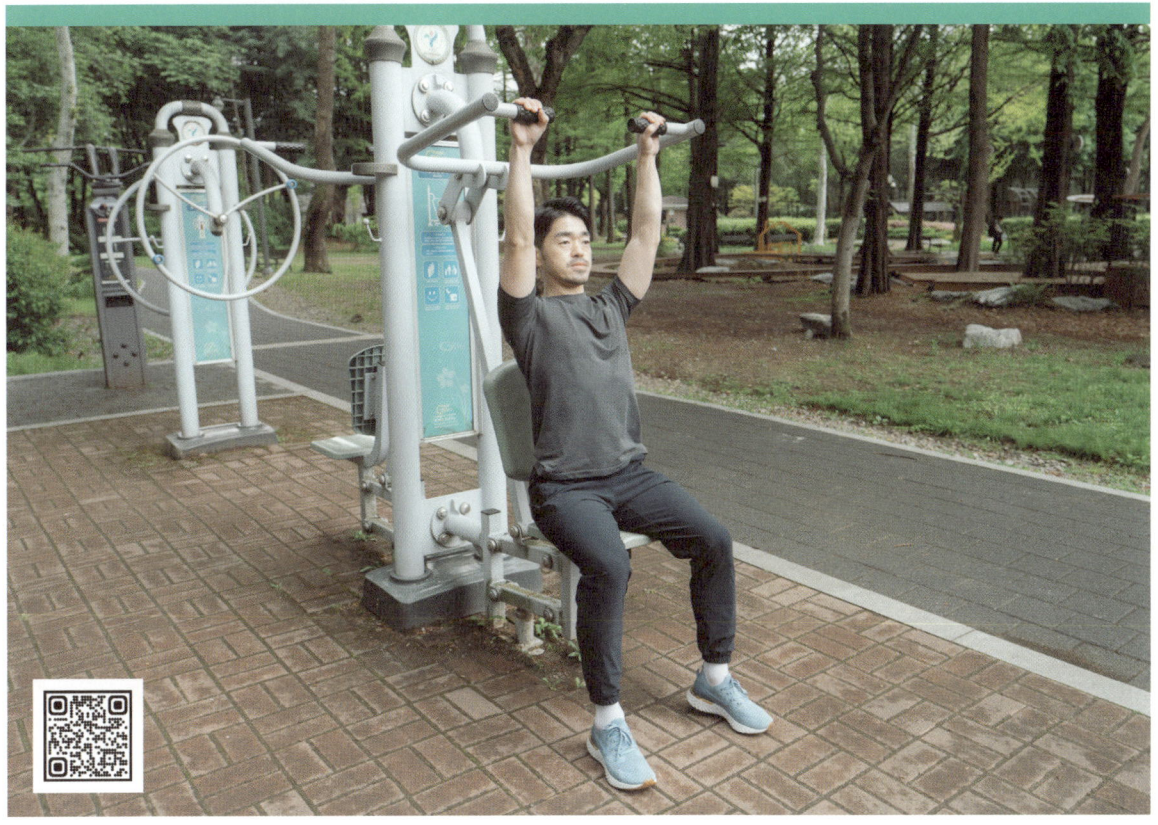

당겨 내리기(풀다운Pulldown, 랫풀다운Lat Pulldown) 기구는 등 근육(광배근)을 강화하는 대표적인 상체 운동기구입니다. 턱걸이(풀업)와 유사한 동작으로, 체중을 들어 올리는 형태입니다.

등과 팔 근력을 강화하는 데 유용하며, 올바른 방법으로 수행하면 자세 교정과 등 근력 향상에 큰 도움이 됩니다. 바른 동작을 통해서 흉추(등뼈)를 펼치는 동작이 자연스럽게 나올 수 있도록 연습하면 구부정한 자세로 인한 라운드 숄더나 거북목을 교정하는 효과가 있습니다.

효과 등 근육(광배근, 능형근), 팔의 이두근을 단련하여 등을 펴는 힘과 견갑 안정성을 향상시킨다. 구부정한 자세를 개선하고, 물건 당기기 등의 일상 동작에 도움을 준다.

포인트   손과 팔보다는 등 근육을 사용한다는 느낌으로 당기기, 손은 단순히 잡고 있는 역할만 하고 당기는 힘은 등에서 나온다고 생각하기

주의사항
- 당길 때 상체를 과하게 젖히거나 반동을 사용하지 않는다. 허리를 뒤로 젖히면 팔의 힘이 개입되어 등 근육이 충분히 자극되지 않는다.
- 팔을 당길 때 어깨가 따라 올라가지 않도록 어깨를 내린 상태를 유지한다.
- 등 근육을 제대로 자극하려면 코어를 단단하게 유지하고 천천히 동작한다.
- 내릴 때(힘을 쓸 때) 숨을 내쉬고, 올라갈 때(원위치로 복귀할 때) 숨을 들이마신다.

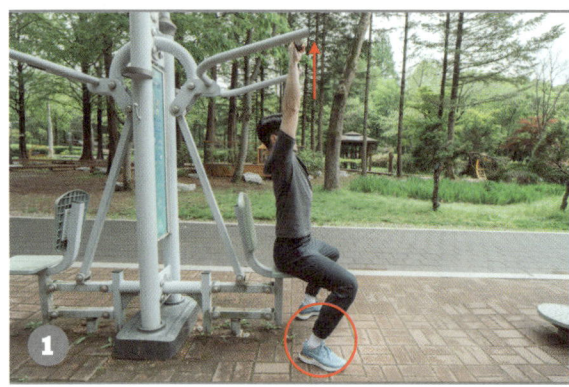
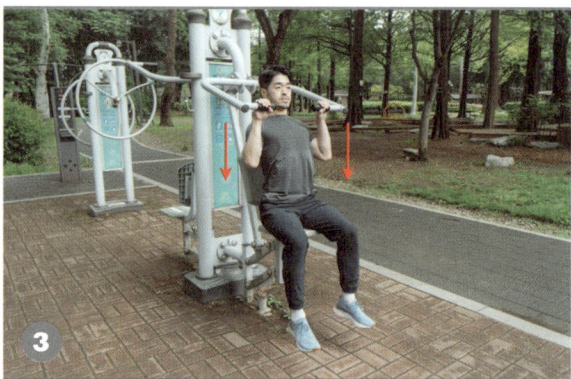

1. 허리를 곧게 펴고 등은 등받이에서 살짝 띄운다. 대신 발은 바닥에 단단히 지지하여 안정적인 자세를 취한다.
2. 손바닥이 앞을 향하게 손잡이를 잡는다. 팔꿈치를 구부리지 않고, 겨드랑이로 당겨 내린다. 이때 허리가 곧은 자세를 유지할 수 있도록 한다.
3. 겨드랑이 아래쪽에 있는 등근육의 힘을 느끼며, 팔꿈치를 구부려 손잡이를 가슴 앞까지 당겨 내린다.
4. 어깨를 위로 으쓱거리지 않고, 당기며 호흡을 뱉고, 아래에서 1초간 멈춘 후, 올라가며 호흡을 들이마신다.
5. 반동을 최대한 주지 않으며, 천천히 다시 위로 올라간다. 가능하면 팔을 끝까지 다 펴고, 다시 당겨 내린다. 15회씩 3세트를 반복한다. (초보자는 10회, 2세트부터 시작하고 점진적으로 늘린다.)

08 | 야외 기구운동
타원형 걷기

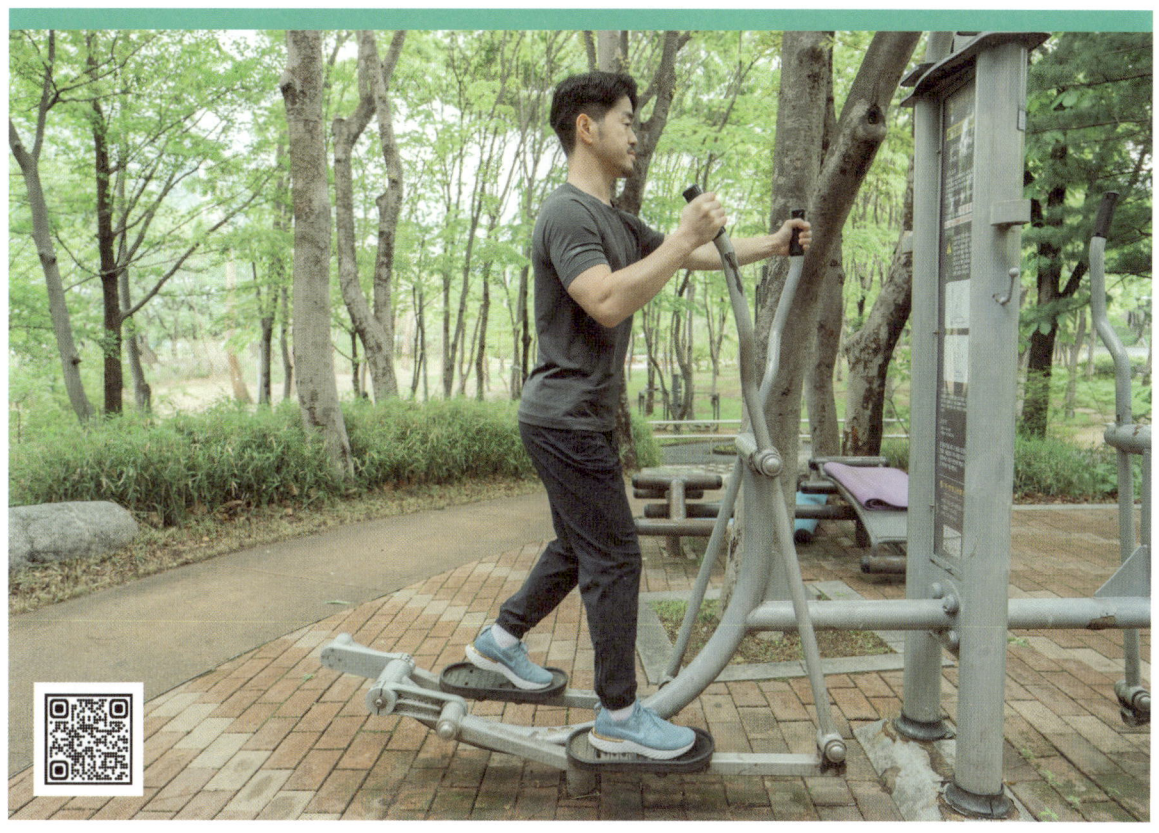

타원형 걷기(일립티컬Elliptical Machine)는 걷기와 계단 오르기 동작을 결합한 운동기구입니다. 유산소운동과 근력운동을 동시에 할 수 있어 체지방 감소 및 체중 조절 효과가 있습니다. 또한 심폐지구력 향상, 혈액순환을 촉진하는 전신 운동기구입니다. 그리고 지면 충격이 없어 무릎과 관절에 부담을 최소화하면서, 전신 운동이 가능하다는 장점이 있기 때문에 시니어에게 적합한 운동기구입니다.

   팔과 다리의 리듬을 잘 맞추는 것이 중요하며, 코어가 함께 쓰이는 것이 특징입니다. 오른손과 왼발, 왼손과 오른발을 조화롭게 쓰며 운동해야 하고, 좌우 힘의 균형을 맞추는 연습이 필요합니다.

효과
   걷기, 자전거, 계단 오르기를 결합한 듯한 움직임으로 심폐 기능 향상과 함께, 하

포인트 체(엉덩이, 허벅지, 종아리)+상체(팔, 어깨)까지 전신 유산소운동 효과를 얻는다. 상·하체의 리듬에 맞춰 교차하며 움직이기

주의사항
- 기구에 오르고 내릴 때 균형을 잘 잡아야 한다.
- 한쪽 발이나 손에만 무게를 싣지 않고, 좌우 힘이 균형을 이루도록 조절한다.
- 처음부터 너무 빠른 속도로 하면 어지러움, 균형 상실의 가능성이 있으므로 주의한다.
- 무릎과 고관절에 부담이 가지 않도록 조절한다. 무릎이 과도하게 굽혀지거나 펴지지 않도록 자연스러운 보폭을 유지한다.
- 꾸준한 리듬으로 호흡을 고르게 하며 운동한다. 숨을 참지 않고, 편안하게 들이마시고 내쉰다.

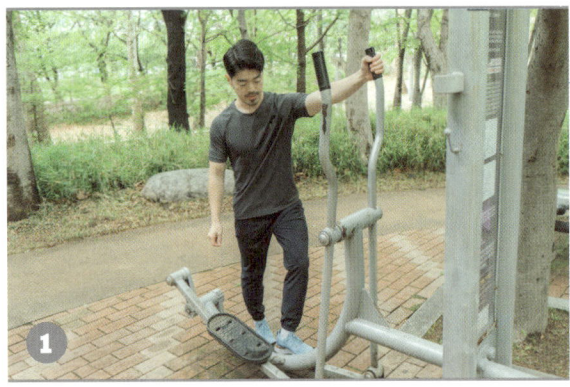
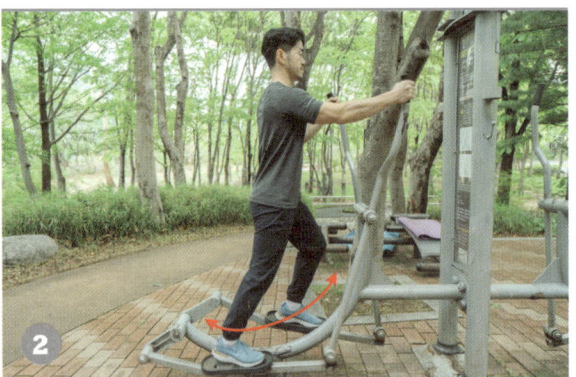

1. 기구에 올라서기 전, 한쪽의 손잡이를 잡고 같은 쪽의 발을 올린다. 그 후에 반대쪽도 손을 먼저 잡고 발을 올린다. 허리를 곧게 펴고, 복부에 힘을 준다. 시선은 정면을 바라본다.
2. 발바닥으로 누르며 걷는 느낌으로 발을 번갈아 움직인다. 무릎은 너무 많이 굽히지 않고, 부드럽게 움직인다. 좌우 발의 힘이 같아야 하므로 한쪽으로 치우치지 않게 조절한다. 오른발이 앞으로 갈 때, 왼손을 당기며 상·하체의 균형을 맞춘다. 이때 어깨가 너무 솟지 않도록 주의한다.
3. 처음에는 천천히 리듬을 맞추며 시작하고, 점점 속도를 올리며 운동한다. 한 번에 오래 타기보다는 3~5분 정도 타고 휴식한 뒤, 다시 반복한다. 익숙해지면 10~15분 정도까지 탈 수 있도록 연습한다.
4. 운동의 후반 1~2분 정도는 속도를 점진적으로 낮추며 천천히 마무리한다.

09 | 야외 기구운동
공중 걷기

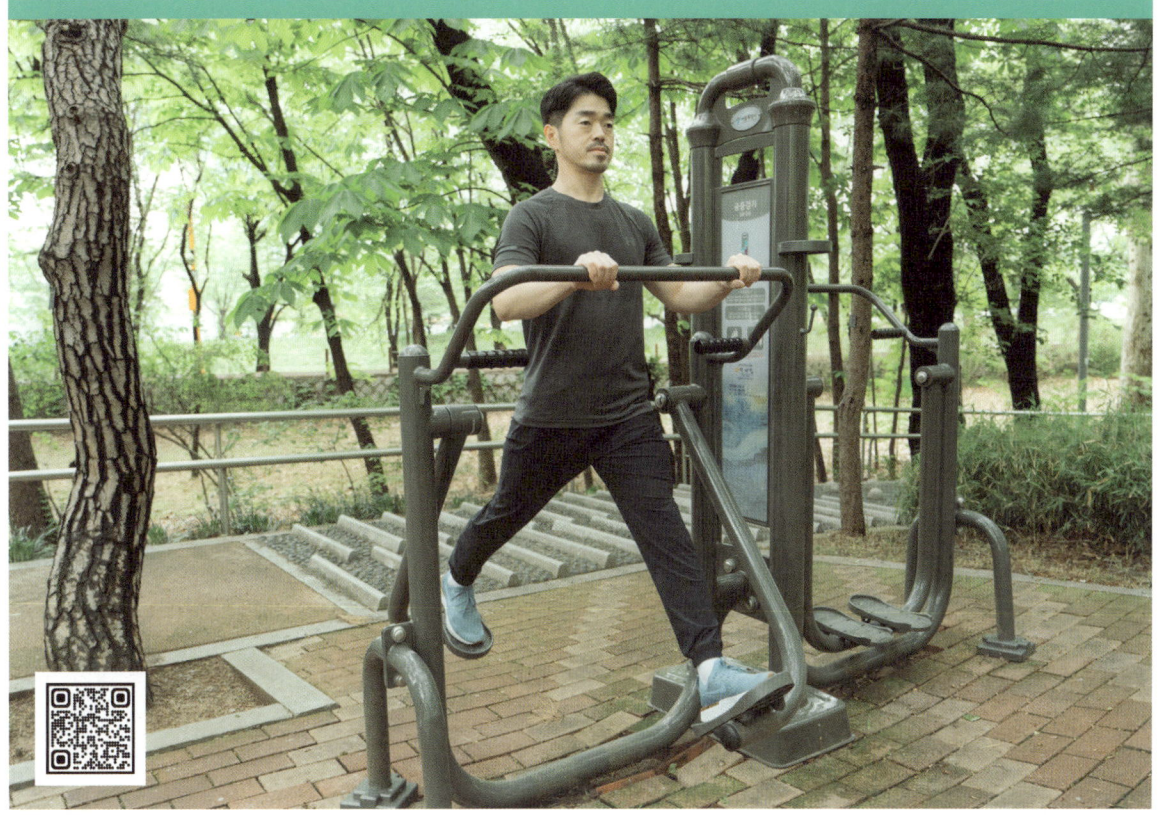

공중 걷기는 누구나 쉽게 할 수 있고, 재미 요소도 있어서 공원 운동기구 중 인기가 많은 운동기구입니다. 일반적인 걷기와 달리 공중 걷기는 지면 충격이 없어서 관절 부담이 적은 장점도 있습니다. 무릎과 발목의 부담은 줄이며, 고관절의 움직임을 주로 쓰고, 코어를 함께 쓰며 유산소성 운동 효과가 있습니다. 그래서 무릎에 관절염이 있거나 노화로 관절이 약한 시니어도 쉽게 하실 수 있는 운동입니다.

    유산소성 운동이지만 하체 근력에도 도움이 됩니다. 다리를 교차하며 움직이기 때문에 하체 근육이 단련되고, 골반과 허리의 유연성도 증가하며, 하체의 움직임이 부드러워집니다. 또한 다리를 번갈아 움직이며 균형을 잡아야 하므로 코어(몸통) 근육이 단련되는 효과도 있습니다. 리듬감 있게 운동할 수 있는 포인트를 잘 익힌다면 균형감각을 기르면서 낙상 예방 효과까지 볼 수 있습니다.

효과 하체의 움직임을 통해 고관절, 무릎, 발목의 협응력과 유연성을 높이며, 심폐 기능 향상과 균형감각에도 도움이 되는 유산소운동이다. 관절에 충격이 거의 없어 무릎 부담 없이 걷기 효과를 얻을 수 있다.

포인트 상체를 고정하고 코어의 힘으로 고관절을 굴곡시키며 운동하기

주의사항
- 다리를 과하게 뻗거나, 너무 빠르게 움직이면 관절에 부담이 된다. 자연스러운 보폭으로 움직이며 힘을 과하게 주지 않는다.
- 빠르게 움직이면 중심을 잃을 위험이 있으므로 속도를 천천히 조절하며 부드럽게 동작을 수행한다.
- 움직일 때 호흡을 조절하여 무리하지 않는 범위에서 지속한다.
- 비가 오는 날이나, 발판이 젖어있을 경우 미끄러질 수 있으므로 주의한다.

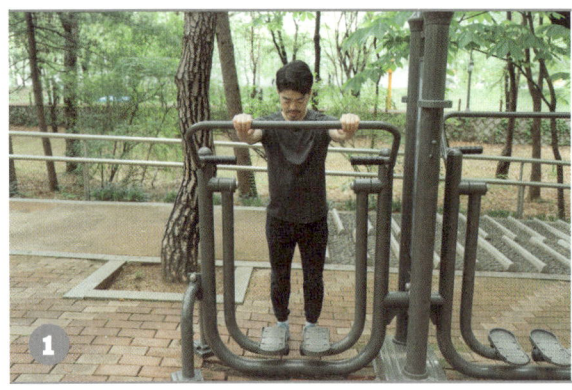
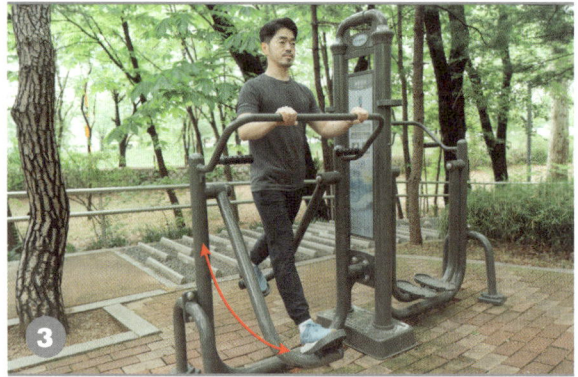

1. 손잡이를 잡고 발판에 맞춰 한 발씩 바르게 올라간다. 기구의 움직임이 쉽게 나오므로 천천히 올라가서 일단 멈춘 뒤, 손의 위치와 양쪽 발끝의 위치가 같은지 확인한다.
2. 허리를 곧게 펴고, 시선은 정면을 향한다. 만약 어깨가 올라갔다면 긴장을 풀고 키가 커진 듯한 자세를 유지한다.
3. 한 발씩 앞뒤로 조금씩 교차하며 움직인다. 한쪽 다리가 앞으로 나가면 반대쪽 다리는 자연스럽게 뒤로 이동한다. 무릎을 펴고 시작하는 것이 좋으며, 무릎을 구부릴수록 허벅지 앞쪽 근육의 힘

을 느낄 수 있다. 이때 호흡을 자연스럽게 하며 배의 힘을 살짝 유지하는 것이 중요하다.

4. 운동의 마무리 단계에서는 속도를 천천히 늦춘다. 완전히 멈추고 최소 10초 이상 머물렀다가 한 발씩 내려온다. 운동이 끝날 때 어지러움이 발생하는 경우도 있으니 주의한다.

5. 3~5분 정도씩 2~3회 반복한다. 적응이 되면 10~15분 정도 연속으로 운동한다.

10 | 야외 기구운동
오금 펴기

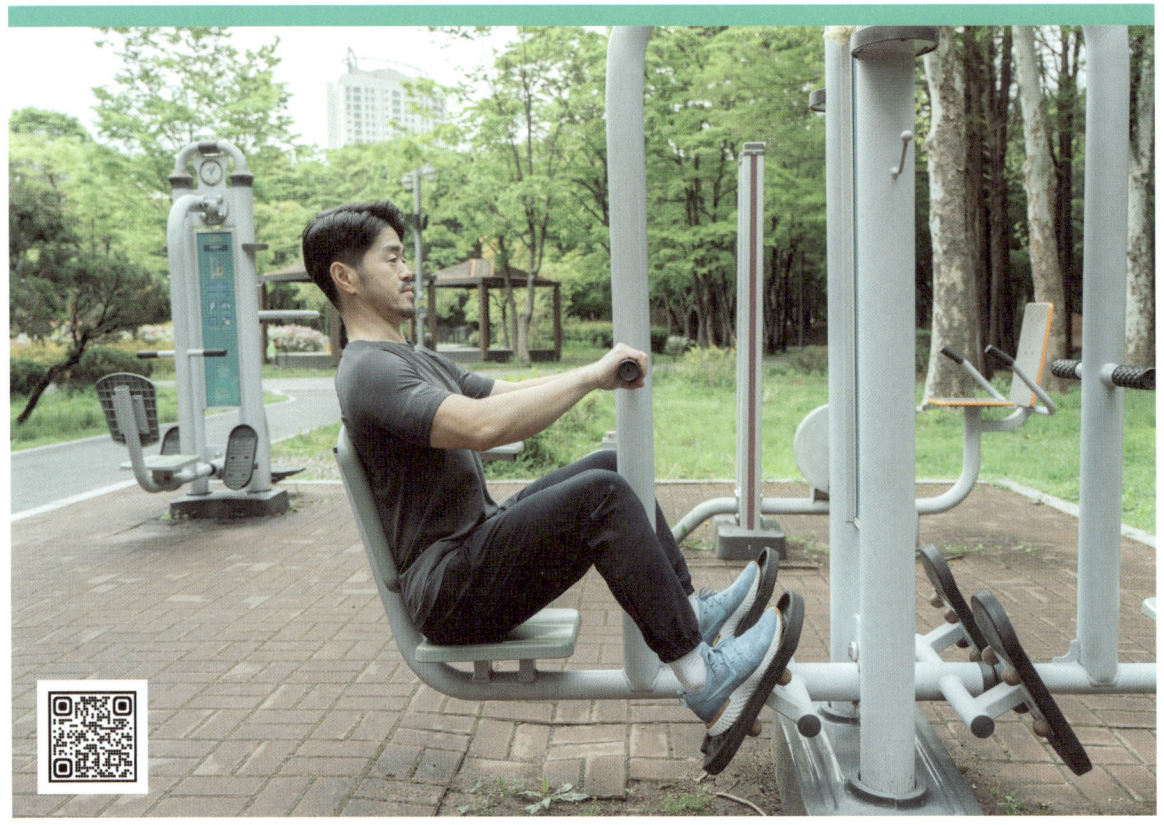

오금 펴기는 앉아서 하는 하체 운동기구입니다. 헬스장에서는 '레그 프레스Leg Press'라고 하는 이름의 머신으로 운동을 하며, 무거운 중량을 다룰 수 있는 운동입니다. 공원 운동기구에서는 우리 체중을 이용하여 운동하게 됩니다.

앉아서 스쿼트를 한다고 생각하고 하체 힘을 이용하여 운동합니다. 대부분 이 운동을 빠르게 반복하는 경우가 많은데, 가능하다면 무릎을 구부릴 때는 천천히 운동해 주는 것이 운동 효과가 더 좋습니다. 일상에서 의자에 앉았다 일어나거나, 계단을 오르내릴 때 필요한 근육을 단련하게 됩니다.

효과   허벅지 앞쪽(대퇴사두근), 엉덩이 근육(둔근), 종아리 근육을 단련하여 앉았다 일어나기, 계단 오르기 같은 일상 움직임을 더 쉽게 할 수 있게 해준다. 하체 근력을 강화하여 낙상 예방에도 효과적이다.

포인트

무릎 관절을 펴는 느낌보다, 허벅지와 엉덩이 근육이 잘 쓰이는 지점에 집중하여 운동하기

주의사항

- 양쪽 다리의 힘을 똑같이 쓰며 운동한다. 한쪽에 힘이 치우치지 않도록 주의한다.
- 발판에서 발이 미끄러지지 않도록 조심한다. 운동 전, 신발 상태와 자세를 점검한다.
- 너무 빠르게 반복하거나 반동을 주지 않는다. (근육이 수축&이완되는 과정을 느낀다.)
- 무릎을 완전히 펴거나 내려가지 않는다. (관절에 무리가 갈 수 있다.)

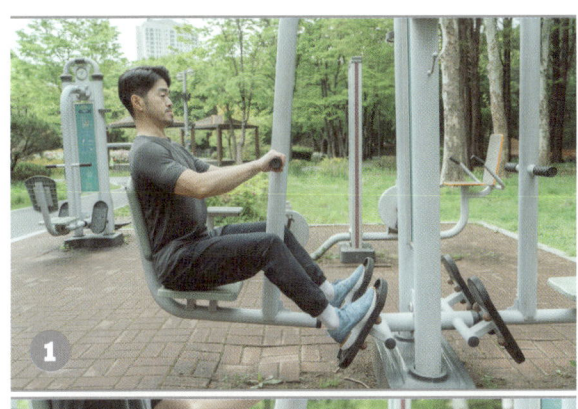
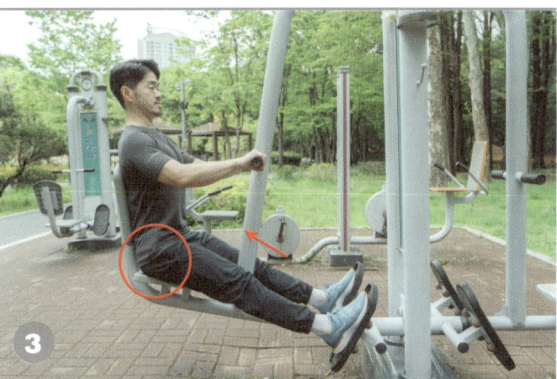
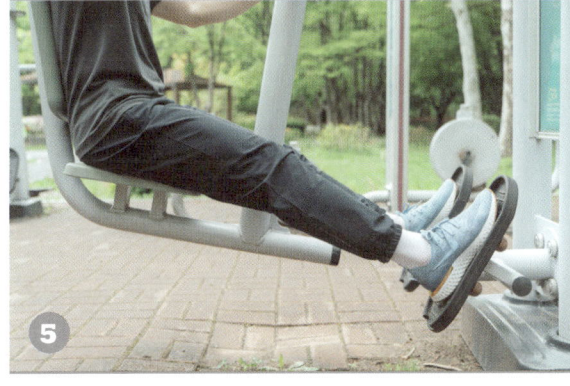
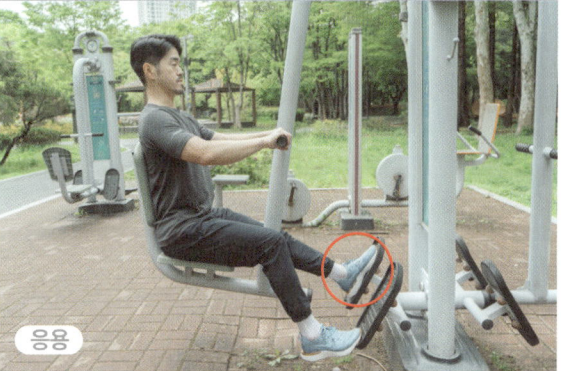

1. 의자에 앉아 허리가 뜨지 않도록 의자에 엉덩이와 허리를 잘 밀착한다.
2. 발판에 맞춰 발을 올리고, 손잡이를 잡는다.

3. 발바닥 전체로 발판을 밀어내면서 무릎을 펴고, 몸을 뒤로 밀어낸다. (키나 체중에 따라 운동 강도가 달라질 수 있다.)
4. 허벅지 앞쪽과 엉덩이 근육의 힘을 느낀다.
5. 수축하며 무릎을 95% 펴고, 이완하며 95% 내려간다. 동작은 천천히, 근육을 느끼며 수행하는 것이 중요하다.
6. 수축하며 호흡을 뱉고, 이완하며 숨을 들이마신다.

───────────────── 응용 ─────────────────

강도를 올리려면 한 발로 지탱하고, 한쪽 발은 발끝으로 보조한다.

11 | 벤치 운동
거꾸로 팔 굽혀 펴기

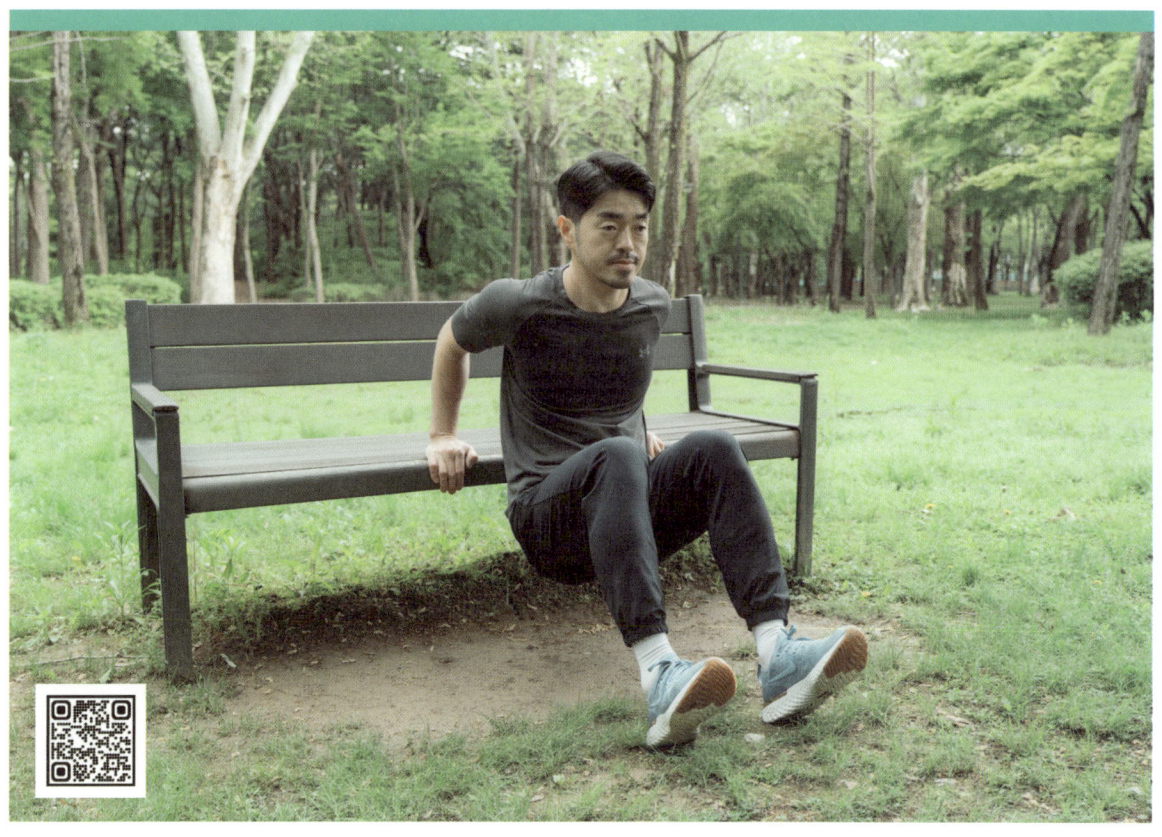

공원에서 흔히 볼 수 있는 벤치(의자)는 잠시 쉬어 갈 수 있는 좋은 휴식 공간입니다. 하지만 벤치는 전신을 동시에 단련할 수 있고, 근력 및 유산소운동을 위한 훌륭한 도구가 될 수도 있습니다. 벤치나 무릎 높이의 의자만 있다면 어디서나 쉽게 할 수 있는 운동이므로 산책이나 일상생활 중 틈새 운동으로 활용하면 좋습니다.

이 운동은 평행봉을 이용해 팔 굽혀 펴기를 하는 동작과 비슷합니다. 평행봉 운동은 강도가 높아 숙련자에게 적합한 운동이라면, 벤치에서 하는 거꾸로 팔 굽혀 펴기는 초보자도 쉽게 접근할 수 있습니다. 팔의 뒤쪽 삼두근, 어깨 가슴을 주 근육으로 사용하고, 코어와 하체가 보조하는 형태의 운동입니다. 어깨의 가동 범위와 팔 근력의 수준에 맞춰 동작을 조금씩 연습해 봅시다.

효과 팔 뒤쪽 근육(삼두근), 어깨(전면 삼각근), 가슴 상부 근육을 강화하여 팔로 몸을 지탱하거나 밀어내는 힘을 키워준다. 일상생활에서 팔 힘으로 몸을 들어 올리거나 버티는 능력에 도움을 준다.

포인트 운동의 강도를 발의 위치와 팔꿈치의 구부러짐으로 조절하기

주의사항
- 팔꿈치를 너무 벌리거나 깊이 내려가면 어깨의 부담이 커질 수 있다.
- 처음에는 가동 범위를 좁게 시작하고, 점차 범위를 넓혀간다.
- 어깨가 으쓱하지 않도록 하고, 허리를 과도하게 젖히지 않도록 주의한다.
- 시선은 정면을 유지하고, 복부에 힘을 줘서 코어를 단단히 유지한다.
- 손목이 과도하게 꺾이지 않도록 하고, 팔꿈치는 몸에 자연스럽게 붙인다.
- 기본자세가 어려운 경우 다리를 구부려 발을 바닥에 가까이 두고 진행한다.
- 숙련자는 다리를 뻗거나, 발목을 겹쳐 올려서 강도를 높일 수 있다.

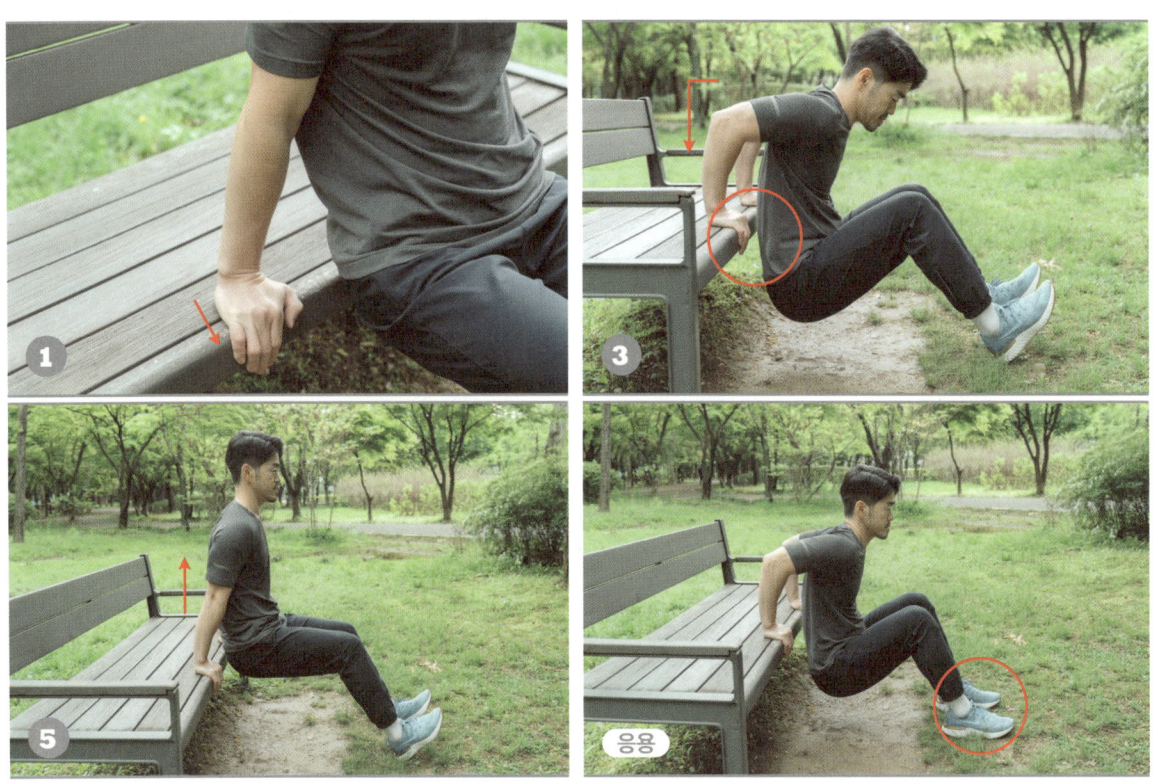

1. 벤치에 엉덩이를 반만 걸터앉고, 두 다리를 앞으로 뻗는다. 손을 엉덩이 옆에 두고, 손가락이 벤

치 앞을 감싸도록 잡는다. 손은 바깥쪽으로 20~30도 정도 열어서 위치시킨다.

2. 팔에 힘을 주고, 엉덩이를 위로 살짝 들어 벤치 앞쪽으로 이동시킨다.

3. 발을 단단히 고정한 다음 앞꿈치를 살짝 들어준다. 팔꿈치를 천천히 구부리며 몸을 수직으로 내린다. 벤치와 엉덩이 사이의 간격을 최소한으로 유지한다.

4. 팔을 밀어내며 원래 자세로 복귀한다. 처음에는 어깨의 가동 범위와 팔 근력에 맞춰 조금씩 움직여보고, 가능하다면 팔꿈치를 90도까지 굽혔다 펼치며 운동한다.

5. 내려갈 때는 3초 동안 천천히, 올라올 때는 빠르게 1초 정도의 속도로 운동한다. 호흡은 내려가며 들이마시고, 올라오며 뱉는다.

6. 초보자는 10~12회, 2세트부터 시작 후 점진적으로 20회, 3세트까지 운동한다.

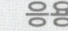

응용

만약 운동 강도를 낮추고 싶다면 발바닥 전체를 땅에 붙인 뒤, 발을 살짝 당겨온다.

12 | 벤치 운동
리버스 런지

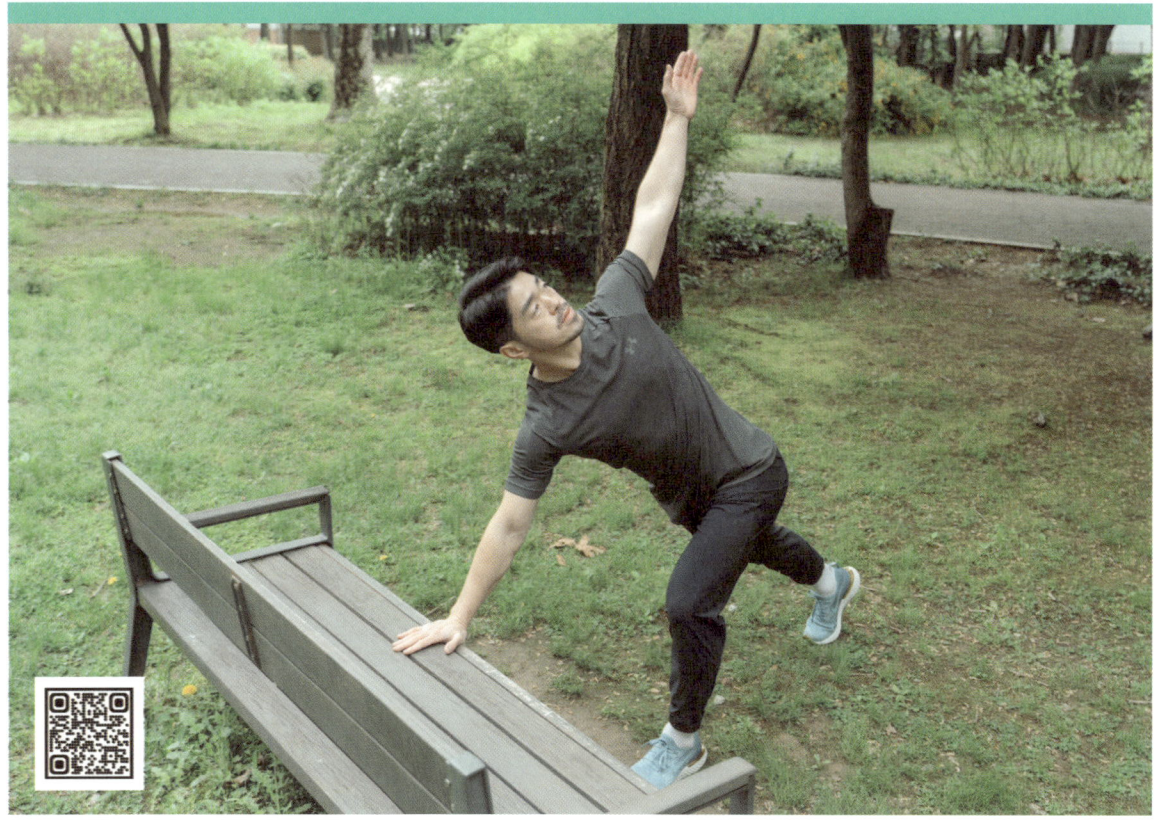

리버스 런지Reverse Lunge는 '런지' 동작에 상체 회전을 추가해 전신을 활용하는 효율적인 운동입니다. 하체는 단단히 잘 버텨주고, 상체는 회전하며 큰 움직임을 만듭니다. 상·하체를 연결하는 코어는 적절히 사용되며 균형을 맞춥니다. 천천히 익숙해진 후, 점점 동작을 부드럽고 리듬감 있게 수행하면 더욱 효과적인 운동이 될 수 있습니다.

횟수를 늘려갈수록 심박수가 빨라지는 것을 느낄 수 있고, 이에 따라 전신의 순환을 돕는 효과가 있습니다. 또한 균형감각의 개선 효과도 있어 낙상 예방에도 좋은 운동입니다.

효과　　엉덩이, 허벅지, 종아리의 하체 근력을 강화하면서 몸통 회전을 통해 복부 코어 근육과 균형감각을 함께 자극한다. 낙상 예방과 함께 전신 협응력 개선에 효과적이다.

포인트

상체 회전에서 몸통의 회전 신경쓰기, 팔만 가지 않도록 하고 상하좌우 협응 고려하기

주의사항

- 앞쪽 무릎이 발끝을 넘지 않도록 조절한다.
- 뒤로 뻗은 다리는 너무 멀리 보내지 않도록 조절한다.
- 상체를 숙일 때 허리를 둥글게 말지 않도록 주의한다.
- 가슴을 펴고 코어에 힘을 주어 중심을 잡는다.
- 팔을 너무 빠르게 올리거나, 억지로 크게 돌리면 어깨의 부담이 증가할 수 있다. 자신의 가동 범위 내에서 부드럽게 회전 동작을 수행한다.
- 균형을 잡기 어려운 경우 회전 동작 없이 발 동작만 먼저 연습한다.

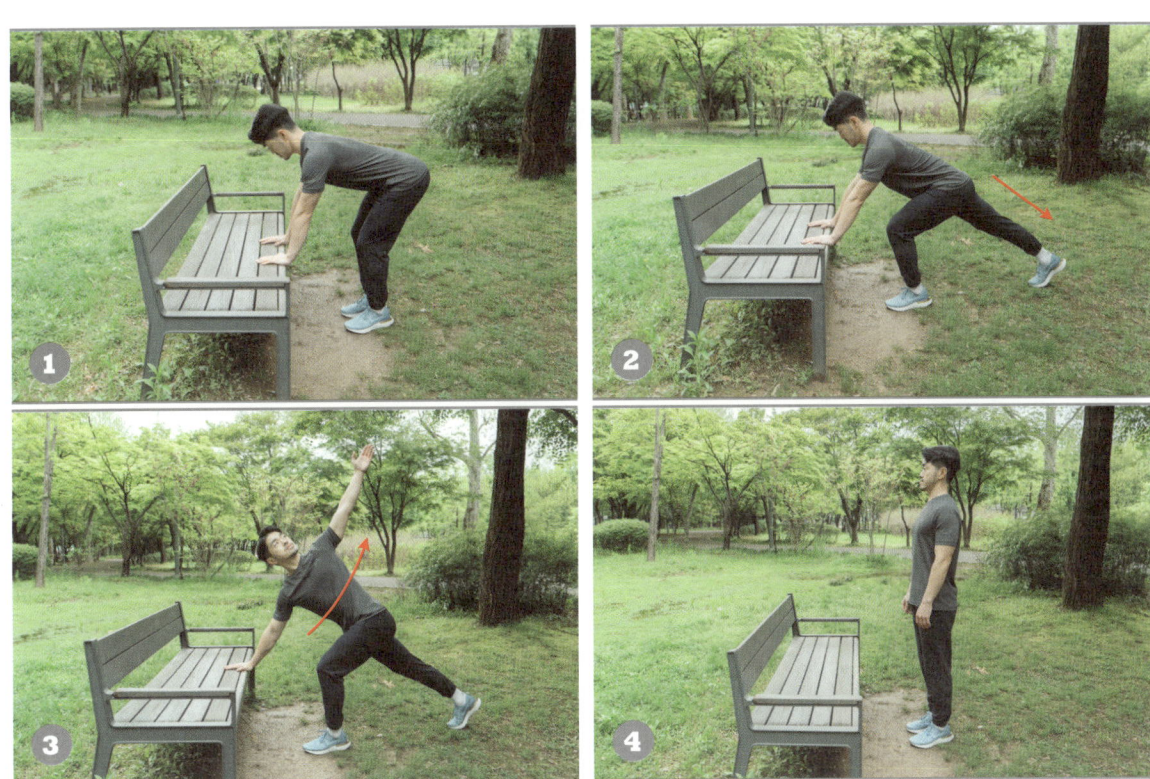

1. 벤치를 보고 한 발짝 뒤에 선다. 무릎을 살짝 구부리고, 양손을 어깨너비로 벤치에 짚는다.

2. 한 발을 뒤로 멀리 뻗는다. 앞쪽 무릎은 90도로 유지하고, 뒤쪽 무릎은 쭉 편다.
3. 한 팔씩 번갈아 가며 옆으로 활짝 펼치며 하늘을 바라본다. 시선도 따라 움직이며 회전 동작을 수행한다.
4. 손을 내려 벤치를 다시 잡고, 뒷발을 앞으로 당기며 차렷 자세로 복귀한다.
5. 다리를 번갈아 가며 좌우 10회씩, 3세트를 수행한다.

13 | 계단 운동
니업

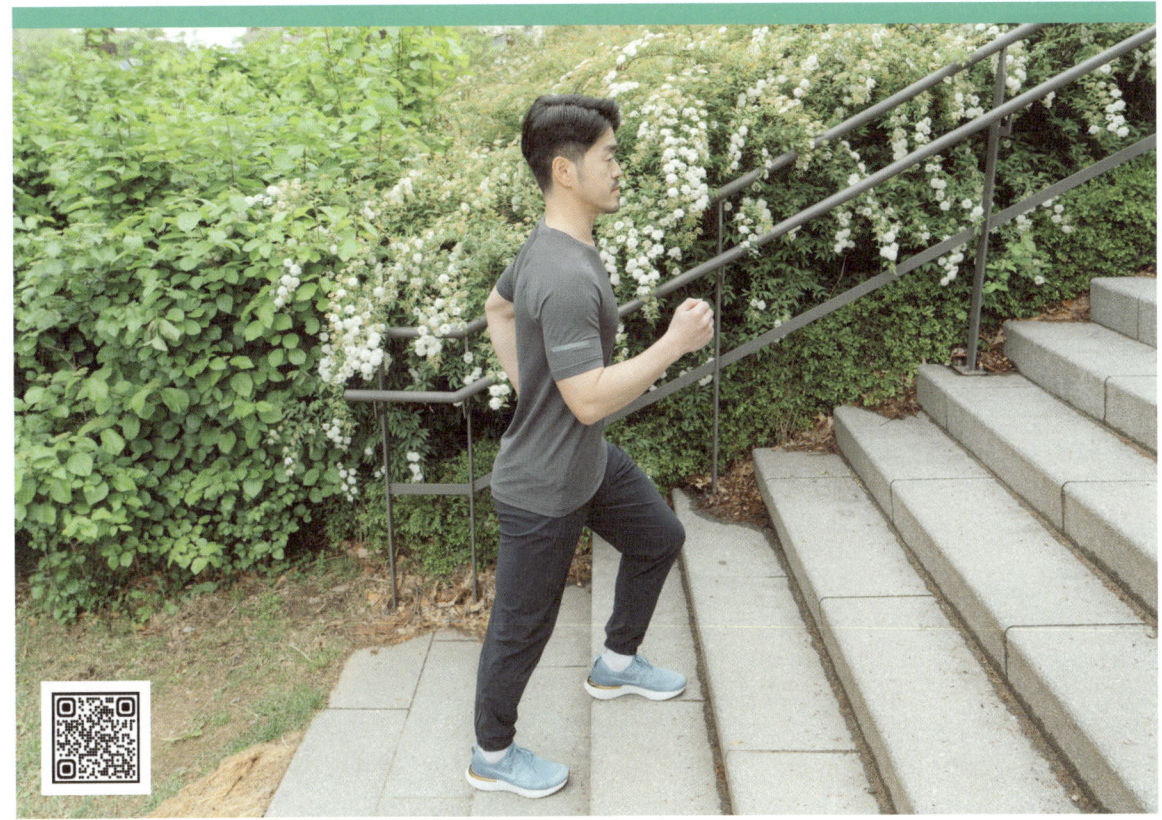

계단 운동은 간단하면서도 효과적인 유산소 및 근력운동이 될 수 있습니다. 하지만 건물 내에서 운동하면 계단이 충분하지 않거나, 어두운 환경으로 인해 계단 운동이 불편한 경우도 있습니다. 다행히 계단 운동을 할 때 반드시 긴 계단이 필요한 것은 아닙니다. 공원이나 산책로에 있는 짧은 계단만으로도 충분한 운동 효과를 볼 수 있습니다.

니업Knee up은 하체의 근력을 강화하고, 유산소운동 효과를 높여주는 대표적인 계단 운동입니다. 계단 한 칸을 오르고 내리는 동작을 반복하며, 대퇴사두근(허벅지 앞쪽), 둔근(엉덩이), 그리고 코어 근육을 강화할 수 있습니다. 또한 계단을 내려갈 때 균형을 유지하는 능력을 키워주어 일상생활에서도 계단을 더 편하게 이용할 수 있습니다.

효과 허벅지 앞쪽(대퇴사두근), 엉덩이(둔근), 복부 코어를 함께 사용하는 동작으로 하체 근력과 균형감각을 동시에 향상시킨다. 무릎을 드는 동작은 계단 오르기, 턱 넘어가기, 일어서기 같은 일상 기능 향상에도 도움이 된다.

포인트 코어의 힘으로 계단을 오르고, 엉덩이 힘으로 버티며 계단을 내려가는 힘 연습하기

주의사항
- 1단계 동작이 익숙해진 후 2단계로 진행한다.
- 동작을 너무 빠르게 하지 않고, 특히 내려올 때 근육이 버티는 힘을 이용한다.
- 바닥과 계단이 안전한지 잘 살핀다.
- 좌우의 균형을 맞추면서 운동한다.
- 호흡을 잘 조절한다. 올라올 때 숨을 내쉬고, 내려갈 때 숨을 들이마신다.

1단계 | 기본 니업

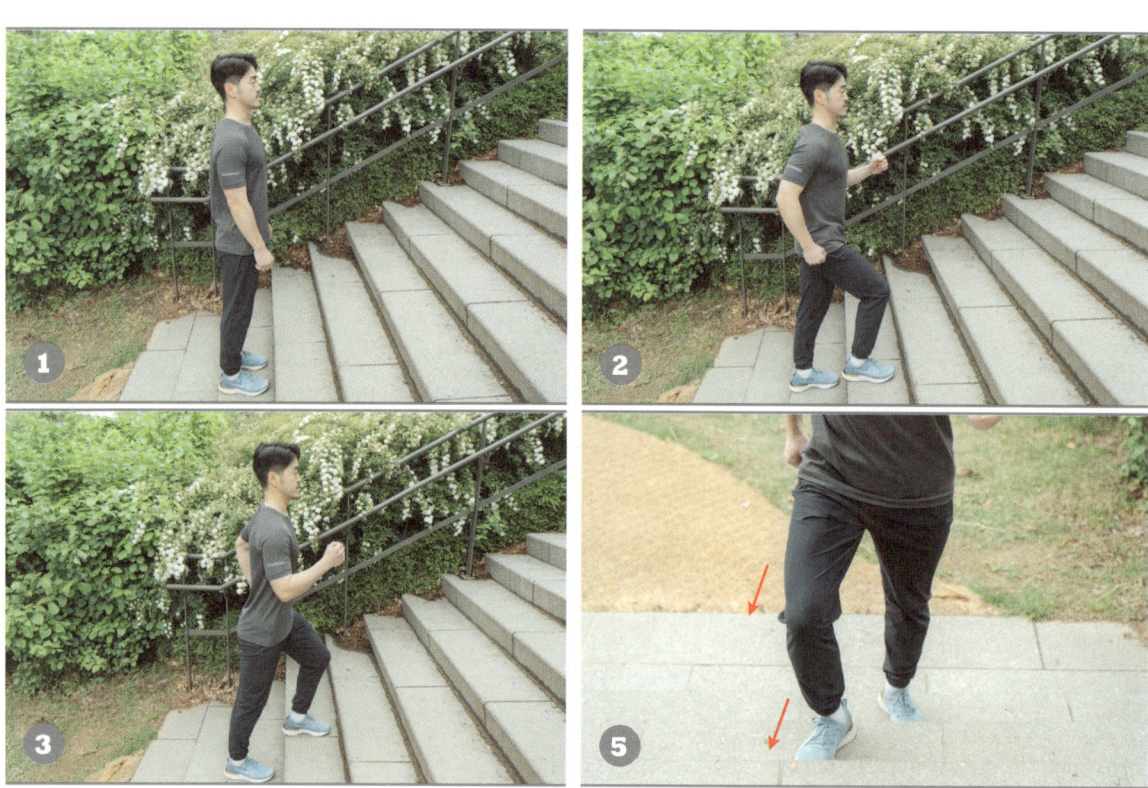

1. 계단 앞에 서서 발 간격을 한 주먹 정도 벌린다.
2. 오른발을 먼저 계단 위에 올리고, 왼발도 따라 올린다.
3. 다시 오른발부터 먼저 내려오고, 왼발도 내려온다.
4. 이 동작을 10회 반복한 후, 반대쪽(왼발부터 시작)으로도 10회 실시한다.
5. 발끝은 정면을 향하는 것이 좋지만, 무릎이 안쪽으로 쏠린다면 발끝을 바깥쪽으로 10~20도 열어준다.

2단계 | 심화 니업

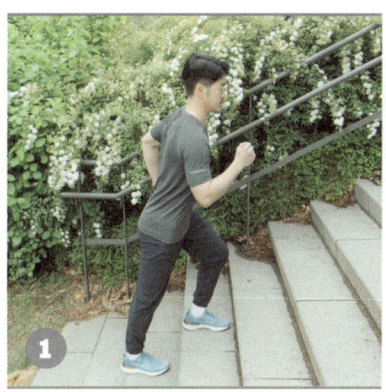 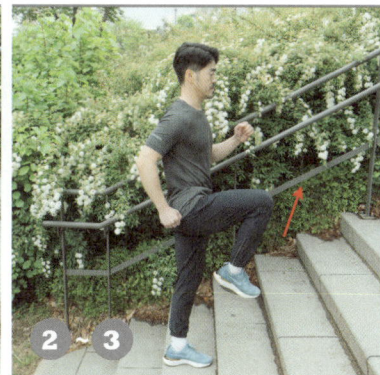 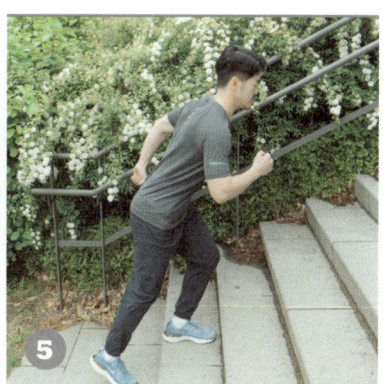

1. 한 발은 바닥에 두고, 반대 발은 계단 위에 올려둔다. (계단 위에 올려둔 다리의 대퇴사두와 엉덩이 근육 운동을 하게 된다.)
2. 계단 위에 있는 다리에 힘을 주며, 바닥에 있던 다리를 배의 힘으로 무릎을 굽혀 들어 올린다. 계단 위에 있는 다리는 반대쪽 무릎이 올라올 때 무릎을 펴며, 대퇴사두와 엉덩이에 힘을 준다.
3. 무릎이 허리 높이까지 올라오면 1초간 멈춘다.
4. 천천히 원래 위치로 돌아간다. 내려갈 때 역시 계단 위에 있는 다리에 힘을 유지한다. 10~12회 반복한 후, 반대쪽도 같은 방식으로 수행한다.

14 | 계단 운동
사이드 스텝업

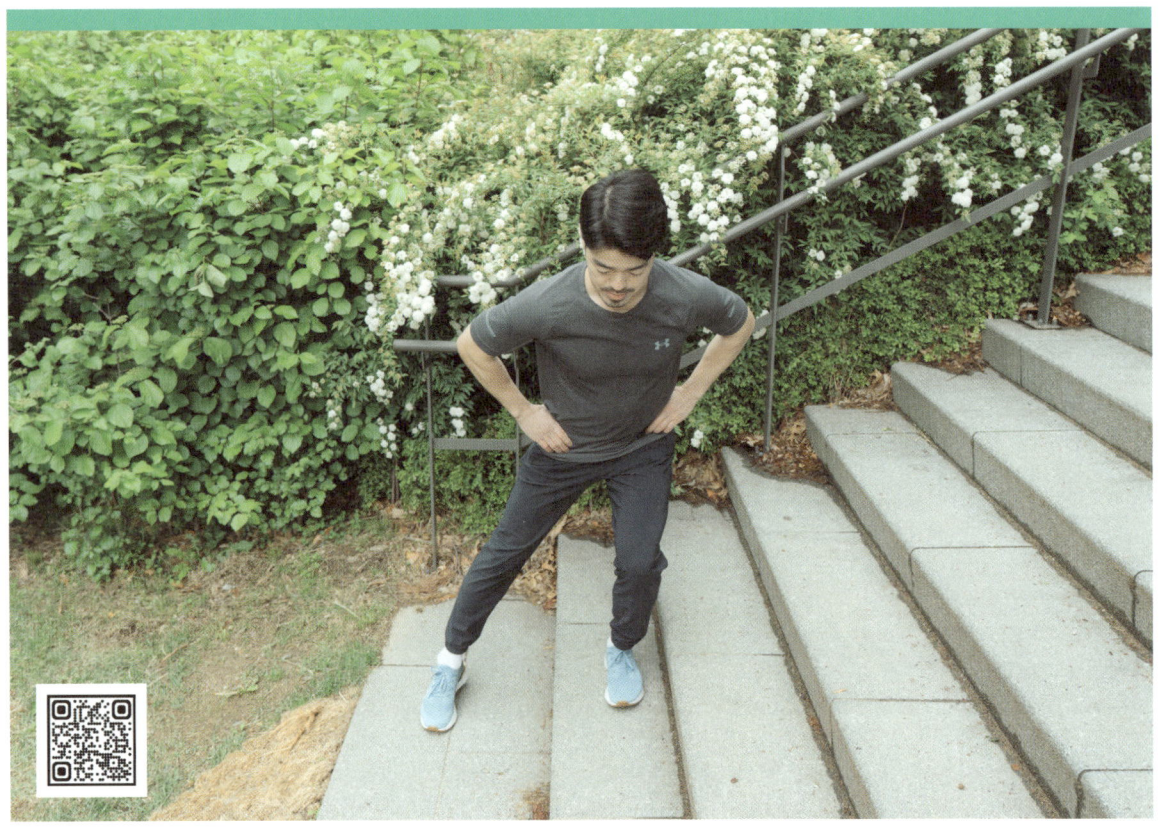

무릎에 통증이 있거나 불편한 경우, 계단을 피하거나 내려갈 때 옆으로 천천히 한 칸씩 내려가는 경우가 있습니다. 앞으로는 내려가기 어렵지만, 옆으로 게걸음 하듯이 가면 할만합니다. 그 이유는 옆으로 갈 때 엉덩이가 많이 쓰여서 무릎의 부담이 줄어듭니다. 그렇기 때문에 엉덩이를 잘 쓸 수 있게 미리 운동해 둔다면 계단을 사용하는 것이 더 수월해질 수 있습니다. 계단에 옆으로 서서 운동을 해보겠습니다.

효과   엉덩이 옆쪽(중둔근), 허벅지 바깥쪽, 무릎 안정화 근육을 강화하여 측면 균형 능력과 하체 지지력을 향상시킨다. 걷기나 옆으로 비켜서기 같은 실생활 동작을 보다 안정감 있게 만들어준다.

포인트 엉덩이 근육이 충분히 사용되어 무릎을 보호받는 느낌으로 운동하기

주의사항
- 낮은 계단부터 시작하여 점차 적응해 나간다.
- 동작을 천천히 하며 엉덩이 근육이 활성화되는 것을 느껴야 한다.
- 호흡은 내려갈 때 숨을 들이마시고, 올라올 때 숨을 뱉는다.

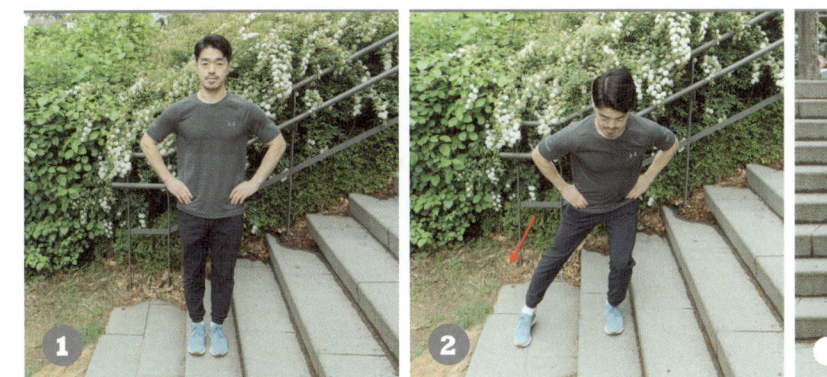 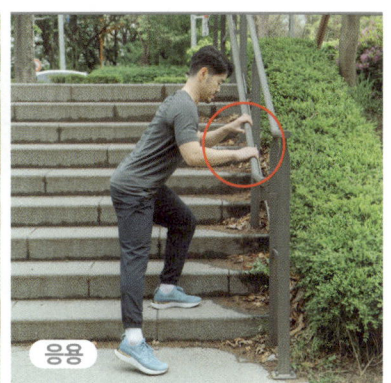

1. 계단 한 칸 위에 두 발을 나란히 두고, 손은 골반 위에 놓고 옆으로 선다.
2. 무릎을 살짝 구부리고 엉덩이를 뒤로 빼며, 한 발이 계단 아래로 내려 바닥을 살짝 터치한다. 이 때 몸의 중심을 단단히 잡는다는 생각으로 몸이 너무 앞으로 기울거나 좌우로 흔들리지 않도록 유의한다.
3. 천천히 다시 원래 위치로 올라온다. 내려가는 시간 3초, 올라오는 시간 3초로 천천히 조절하며 실시한다.
4. 한쪽에 12회 반복한 후, 반대쪽도 운동한다. 총 3세트를 반복한다.

――― 응용 ―――

균형이 흔들린다면 난간을 잡고 진행한다.

15 | 철봉 운동
숄더 패킹

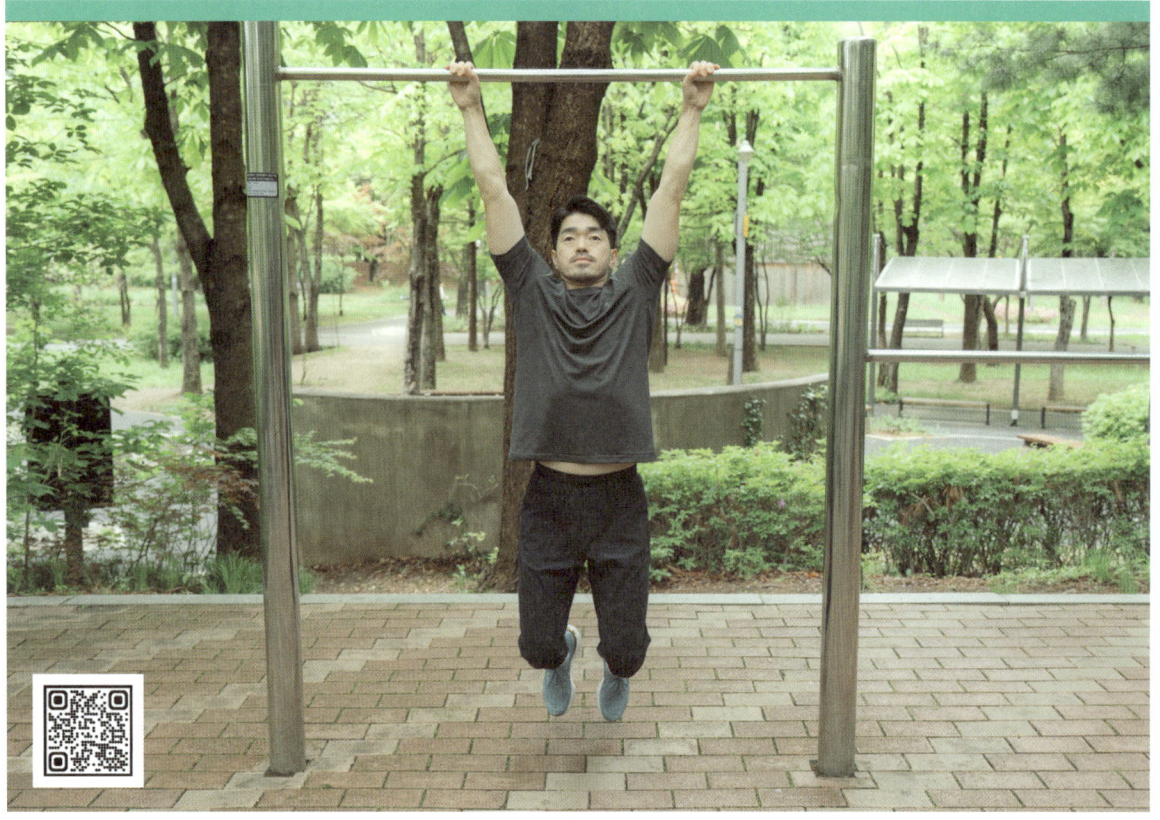

철봉은 학창 시절 운동장에서 흔히 볼 수 있었던 운동기구입니다. 많은 분이 어린 시절 놀이터에서 철봉에서 놀았던 기억, 철봉 매달리기나 턱걸이 시험을 했던 기억이 있을 것입니다. 성인이 되면서 점점 몸이 무거워지고 자연스럽게 철봉과는 멀어지게 됩니다. 하지만 철봉 운동은 상체 근력과 체간 안정성을 키우는 최고의 운동 중 하나로, 어깨 건강을 지키면서 등, 팔, 복부 근육을 효과적으로 단련할 수 있습니다. 초보자도 쉽게 따라 할 수 있는 운동 두 가지를 소개해 드립니다.

먼저 숄더 패킹Shoulder Packing은 운동 이름처럼 어깨를 묶어준다는 의미입니다. 어깨를 안정적으로 고정하는 능력을 키우는 운동으로, 등에 있는 날개뼈에 체중을 이용하여 저항을 주는 운동입니다. 철봉에 매달려 견갑골(날개뼈)을 아래로 당기는 동작을 통해 어깨 주변 근육(견갑대)을 강화하고 가동 범위를 개선할 수 있습니다. 어깨의 건강 상태에 따라 맨몸으로 먼저, 낮은 철봉에서 발을 바닥에 대고 매달리기, 높은 철봉에서 발을 띄우고 매달리기로 숄더 패킹을 연습해 봅시다.

효과 견갑골(날개뼈) 조절 능력을 높여 어깨 관절의 안정성을 키우고, 턱걸이나 철봉 운동을 위한 기초 상체 컨트롤 능력을 기른다. 어깨 부상 예방과 자세 개선에 도움이 된다.

포인트 맨손이나 체중의 싣는 강도 조절을 통해 견관절의 운동 능력 올리기

주의사항
- 동작 중 허리가 뒤로 젖혀지지 않도록 복부에 힘을 주며 중심을 잡는다.
- 팔 힘을 과도하게 쓰지 않고, 견갑골 움직임에 집중한다.
- 어깨 가동 범위에 제한이 있다면 1단계부터 천천히 시작한다.

1단계 | 맨몸 숄더 패킹

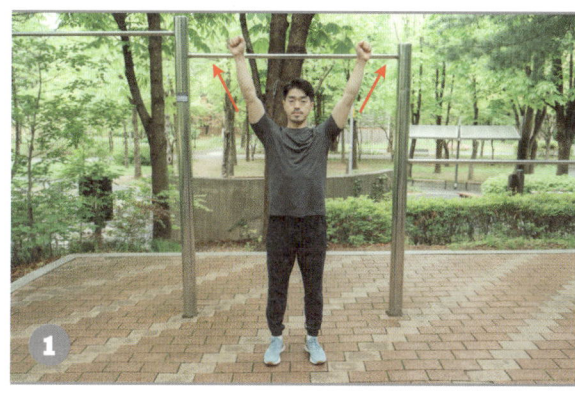 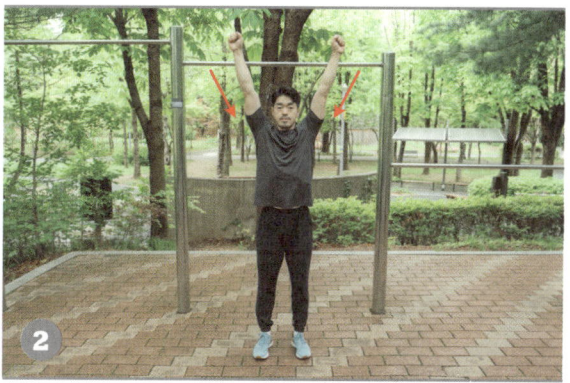

1. 차렷 자세에서 양손을 위로 들어 올린다. 팔을 뻗은 상태에서 어깨를 으쓱하며 최대한 높이 올린다.
2. 팔꿈치는 굽히지 않고, 어깨를 최대한 아래로 끌어내린다. 이때 겨드랑이 쪽에 힘을 느끼며 내려준다.
3. 가슴을 펴고 등 근육을 활성화하는 느낌에 집중한다. 위아래로 10회 반복한다.

2단계 | 낮은 철봉에서 숄더 패킹

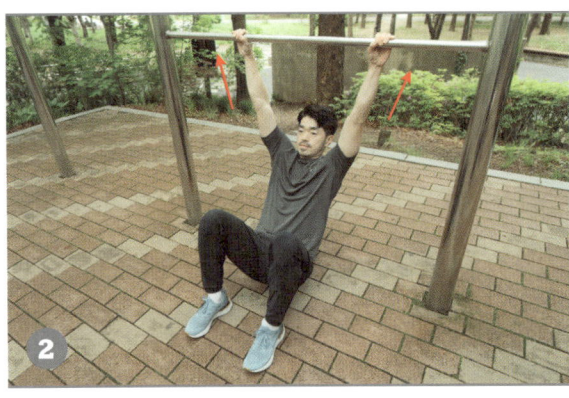
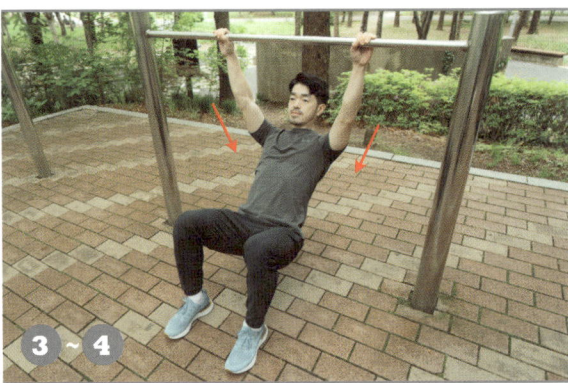

1. 내 키보다 낮은 철봉으로 가서 어깨보다 한 뼘 넓게 잡고, 발은 어깨너비로 선다.
2. 팔은 쭉 편 상태에서 몸을 살짝 뒤로 기울이고, 무릎은 굽힌다.
3. 1단계 동작처럼 팔꿈치는 구부리지 않고, 어깨를 위아래로 움직이며 겨드랑이와 등 근육을 수축한다. 이때 어깨가 너무 솟지 않도록 주의한다.
4. 상체가 가볍게 올라가도록 하고, 3초간 버티다 천천히 내려온다. 날개뼈가 아래로 내려가고, 안쪽으로 모이는 느낌에 집중한다.
5. 발을 바닥에서 밀며 체중을 조절하여, 위로 올라가는 것을 도와주며 강도를 조절한다.
6. 등의 힘을 느끼며 10회 반복한다.

3단계 | 철봉 매달려 숄더 패킹

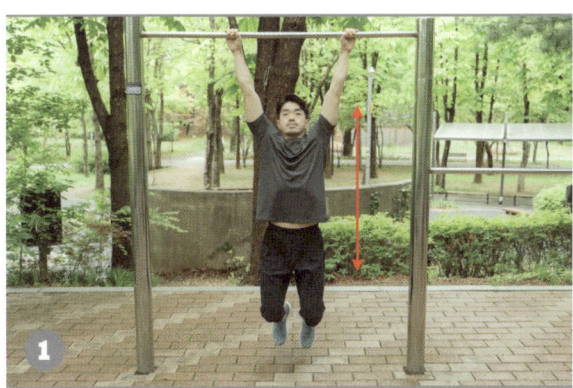 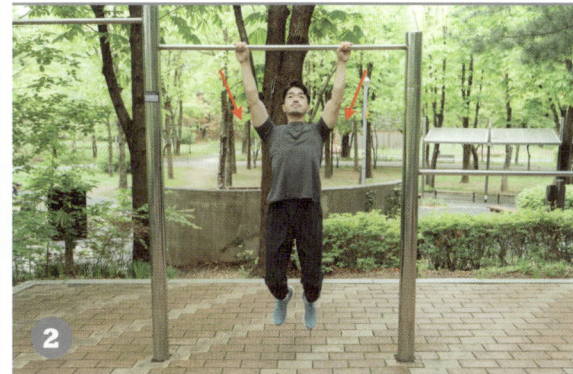

1. 내 키보다 높은 철봉에서 어깨보다 한 뼘 넓게 양손을 잡고, 발을 띄워 쭉 늘어뜨려 매달린다.
2. 발의 보조 없이 상체를 위로 올리기 위해, 천천히 어깨를 아래로 낮추며 등과 겨드랑이 쪽 근육을 수축한다. 이때 팔꿈치가 구부러지거나 어깨가 치솟지 않도록 주의한다.
3. 3초간 버티고 천천히 등 근육이 늘어나는 것을 느끼며 내려온다.
4. 10회 반복한다.

16 | 철봉 운동
어시스트 풀업

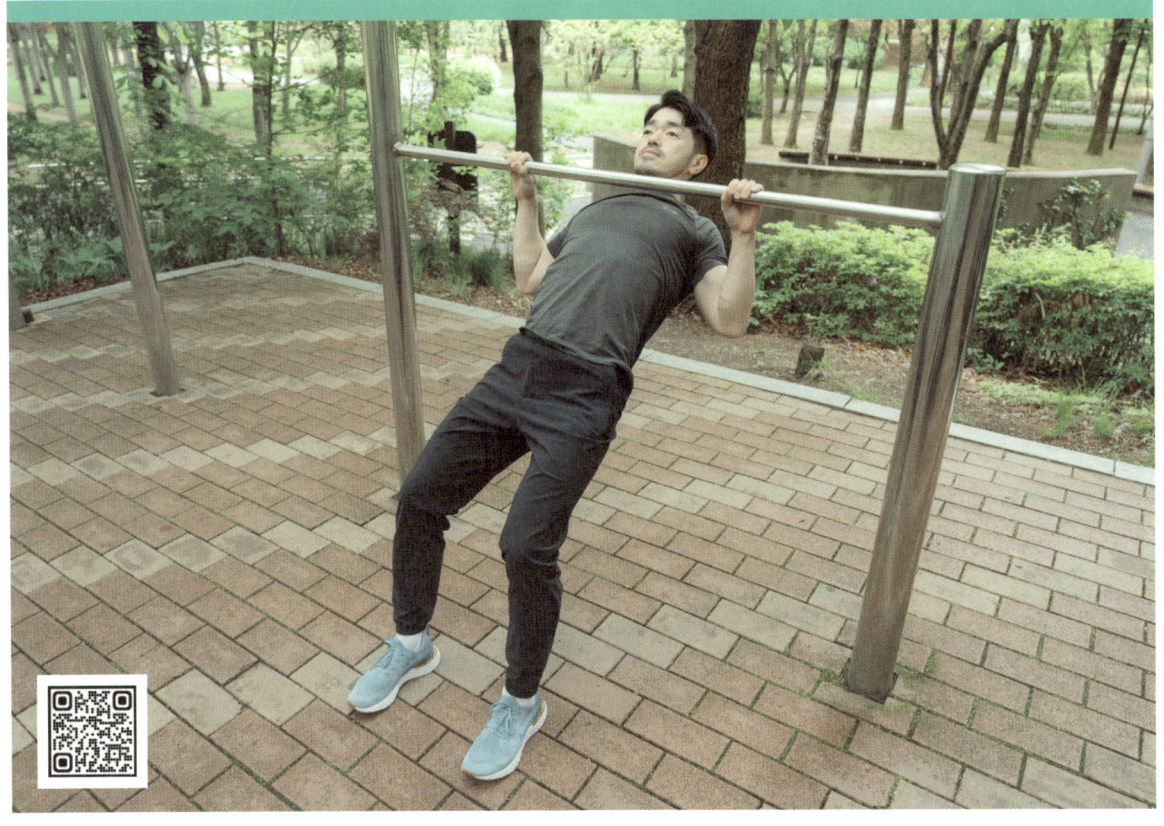

풀업Pull-up은 우리말로 턱걸이를 의미합니다. 앞서 다룬 숄더 패킹은 풀업을 하는 전 단계의 운동입니다. 매달리는 동작만으로도 등, 가슴, 팔 근육을 스트레칭하고, 근력을 강화하는 효과가 있습니다. 그리고 풀업은 상체 근력을 전반적으로 강화하는 최고의 운동 중 하나지만, 완전한 풀업 동작 하나를 하기까지는 많은 연습의 시간이 필요합니다.

풀업의 운동 효과를 쉽게 낼 수 있는 방법이 바로 어시스트 풀업Assisted Pull-Up입니다. 철봉에 발을 디딘 상태에서 진행하기 때문에 부담을 줄이면서도 유사한 효과를 낼 수 있습니다. 그리고 숄더 패킹과 다른 점은 팔꿈치를 사용하여 근육을 더 많이 사용하고, 큰 힘을 발생시킬 수 있다는 것입니다. 풀업을 통해 상체를 강화하고, 바른 자세의 효과까지 얻어봅시다.

효과 등 근육(광배근), 팔(이두근), 어깨 주변 근육을 활용하여 상체를 들어 올리는 힘을 기르고, 일상에서 팔로 당기기, 지탱하기, 매달리기 기능을 향상시킨다. 철봉을 무리 없이 사용할 수 있는 중간 단계 운동이다.

포인트 가슴이 열리고 등이 쪼여지는 느낌으로 당기는 힘을 사용하기

주의사항
- 쇄골까지 당기기 어렵다면 작은 움직임부터 시작한다.
- 올라갈 때 어깨가 으쓱거리지 않도록 패킹을 유지한다.
- 내려올 때는 천천히 내려온다.
- 팔은 도와주는 힘이며, 등 근육을 주동근으로 사용한다.
- 손목에 무리가 가지 않도록 손의 위치를 조정한다.
- 반동을 주지 않고 천천히 수행한다.

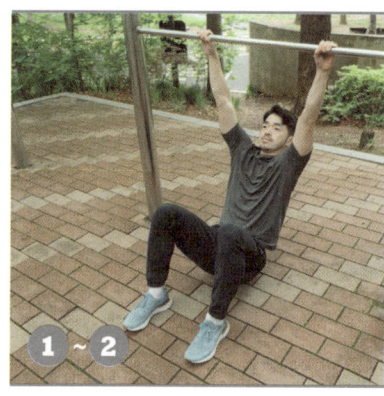 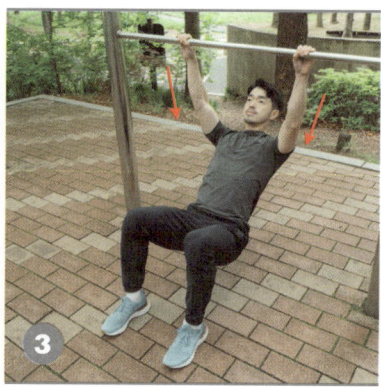 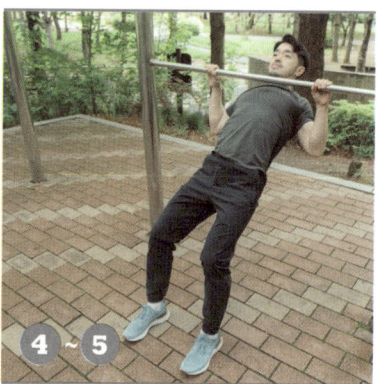

1. 내 키보다 낮은 철봉에서 어깨보다 한 뼘 넓게 잡는다.
2. 두 발은 어깨너비로 바닥에 지지하고, 몸을 최대한 쭉 늘어뜨린다.
3. 팔꿈치를 구부리지 않고 겨드랑이와 날개뼈를 쪼아 올린다. 이때 어깨가 너무 솟지 않도록 주의한다.
4. 팔꿈치를 구부려 몸을 위로 끌어올린다. 쇄골이 철봉에 가까워지도록 가슴을 내밀며 당겨 올라간다.
5. 날개뼈가 서로 가까워지고, 등 근육에 힘이 들어간 상태로 3초간 유지 후, 천천히 시작 자세로 돌아온다.
6. 발로 바닥을 밀어주는 힘을 이용해 강도를 조절한다. 총 10회 반복한다.

Q&A 다리를 떨면 복이 들어온다?

다리를 떨면 복이 달아난다는 말이 있습니다. 하지만 사실은 다리를 떨고, 발바닥을 자극하면 오히려 건강 복이 들어옵니다. 우리 발바닥에는 7,000개 이상의 신경 말단이 모여있습니다. 이 신경들은 단순히 걷는 기능뿐만 아니라 뇌와 직접 연결이 되어있습니다. 발을 자극하면 신호가 뇌로 전달되면서 혈액순환을 촉진하고 신경 기능이 활성화됩니다. 즉, 발을 많이 움직일수록 뇌도 깨어나는 것입니다.

단, 효과를 제대로 보려면 무의식적인 동작보다는 내 의지로 조절할 수 있는 움직임이 더 중요합니다. 일본과 유럽에서는 발 마사지와 발바닥 자극이 치매 예방에도 효과적이라고 알려져 있고, 실제 연구에서도 발바닥을 자주 자극하는 노인들이 인지 기능이 더 뛰어나다는 결과가 나왔습니다. 이와 같은 효과는 Part 2의 '발목 스트레칭'이나, Part 3의 '발바닥 롤링', '일자 서기', '유산소운동'과 같은 동작에서도 기대할 수 있습니다.

그렇다면 다리를 떠는 것도 발을 자극하는 것에 포함이 될까요? 그렇습니다. 다리를 떨면 미세한 근육이 활성화되면서 혈액순환이 좋아지고, 다리 피로가 줄어듭니다. 오래 앉아있어야 한다면 다리를 떨거나, 발바닥을 마사지하는 것이 건강한 습관이 될 수 있습니다. 이제부터는 다리를 떠는 것을 나쁜 버릇이 아니라, 몸과 뇌를 깨우는 건강 습관으로 생각해 봅시다. 다리를 떨고, 발을 자극하고, 많이 움직일수록 진짜 복은 몸속으로 들어옵니다.

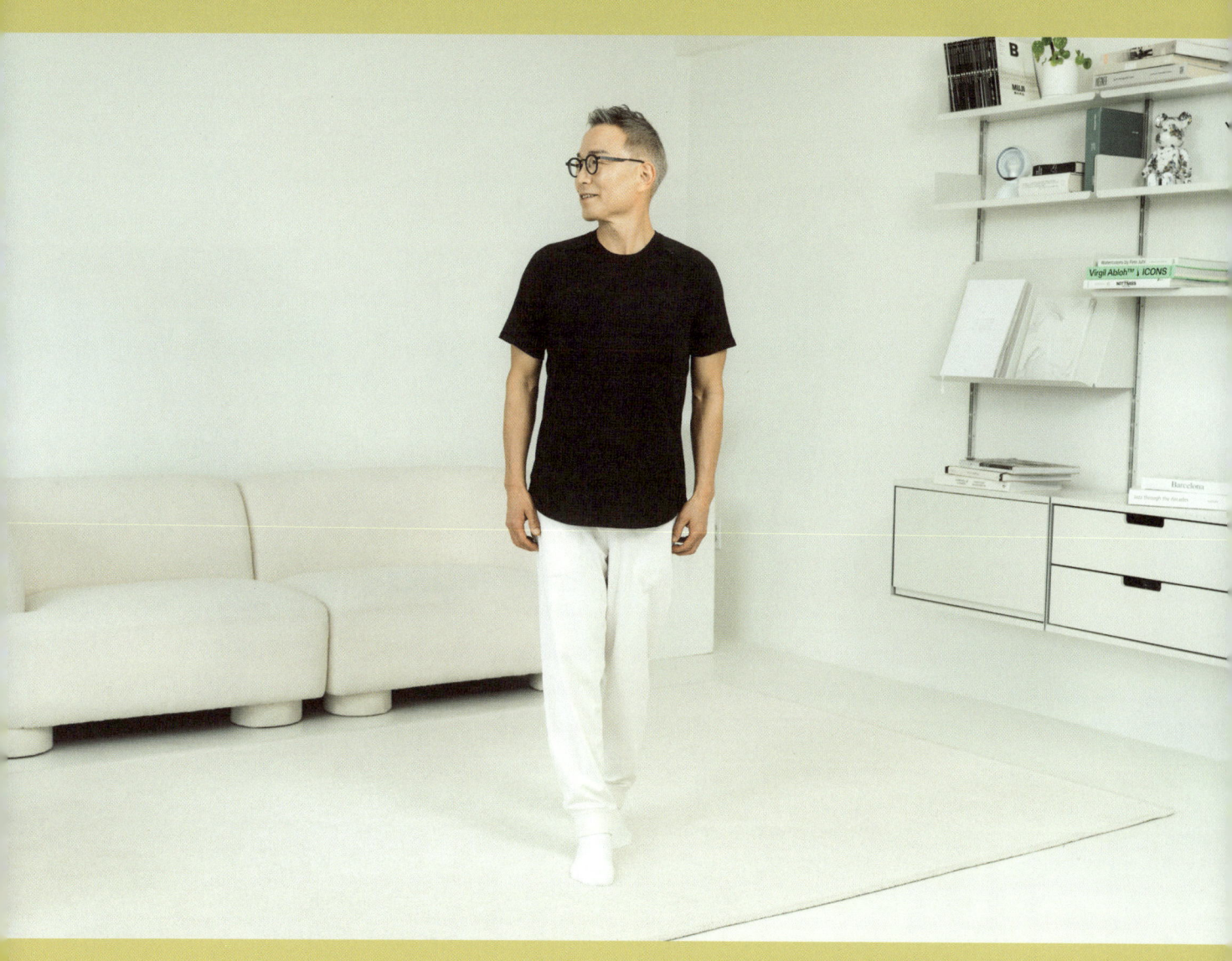

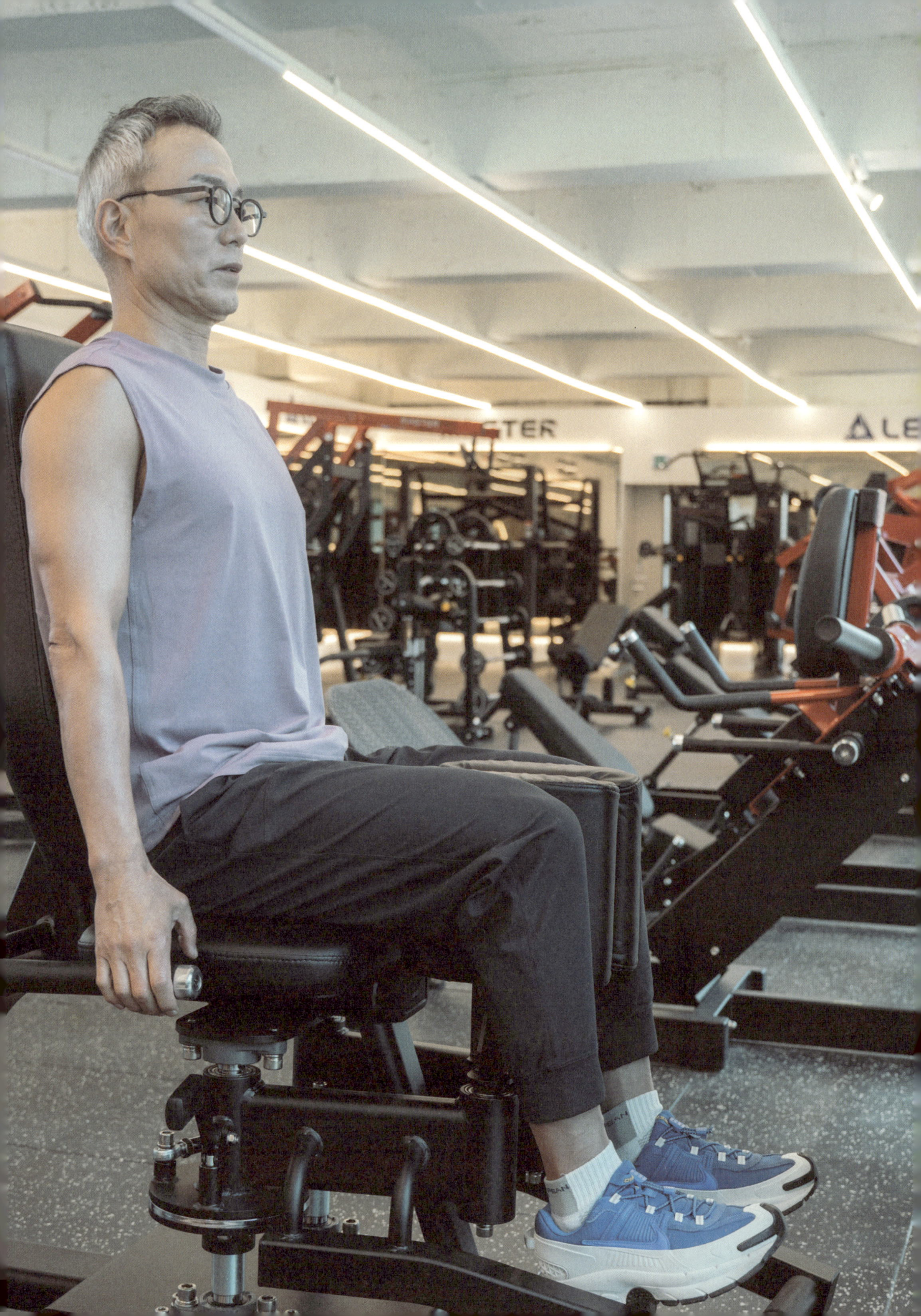

Part 5

헬스장에서 시작하는

본격 기구 근력운동

01 | 헬스장 초보자 가이드

헬스장 입구에 들어섰다면 이미 반은 성공하신 겁니다. 처음 헬스장에 들어섰을 때 느끼는 낯설고 복잡한 기분은 누구나 겪습니다. 어디서부터 시작해야 할지, 어떤 기구를 사용해야 할지 막막할 수 있습니다. 하지만 다음의 내용을 읽고 나면 헬스장에서 설렘을 가지고 운동을 시작해 볼 수 있을 것입니다.

1. 잘 관찰해 보세요

처음에는 그냥 구경꾼이 되어 잘 관찰해 보세요. 다른 사람들이 어떤 기구를 어떻게 사용하는지 살펴보세요. 무거운 것을 드는 것보다, 어떻게 움직이는지를 보는 것이 훨씬 중요합니다. 모두 각자의 패턴과 분위기를 가지고 운동하는 것을 점점 알아차릴 수 있을 것입니다.

2. 조언을 구하고 시도해 보세요

모르면 물어보는 것이 당연합니다. 트레이너에게 기구 사용법을 묻고, 이 책의 내용을 활용해서 기본자세를 배워보세요. 도움을 받아 시도해 보면 부상의 위험도 줄어들고 자신감은 높아질 것입니다.

3. 남과 비교하지 마세요

무거운 것을 드는 것도, 빠르게 운동하는 것도, 많이 운동하는 것도, 비교하지 마세요. 비교는 동기가 되기보다는 부담이 될 때가 더 많습니다. 중요한 것은 '내 몸과의 대화'입니다. 내 몸의 컨디션에 맞춰 적절한 운동을 설정해 나가야 합니다. 다른 사람이 아닌, 나의 상황에 맞춰 적절한 강도와 방법으로 운동하는 것이 중요합니다.

4. 운동을 기록해 보세요

요즘은 스마트 워치나 스마트 밴드와 같은 웨어러블 장비들이 보편화되고 있기 때문에 운동을 기록하기가 수월해졌습니다. 운동량, 강도, 장소, 시간 등의 기록을 가지고 있으면 좋습니다. 이것은 단순한 기록이 아니라, 운동을 더 체계적이고 균형감 있게 할 수 있게 도와주는 도구가 되어줍니다.

5. 절대로 무리하지 마세요

트레이닝, 즉 훈련은 '어떤 상황에 몸을 적응시키는 과정'입니다. 처음에는 가볍게, 천천히, 조금 부족하게 느껴지더라도 괜찮습니다. 그것이 부상을 입는 것보다 오히려 더 안전하고 좋은 방향입니다. 근육은 휴식과 함께 자라고, 몸은 쉬면서도 배웁니다. 무리하지 않고 꾸준히 하는 것이 가장 좋고, 빠른 길이라는 것을 잊지 마세요.

6. 운동의 재미를 찾아보세요

처음에는 쇳덩이들이 가득한 헬스장에서 재미를 찾기란 쉽지 않습니다. 건강 때문에 일단 나왔지만, 힘듦만이 기다리고 있는 느낌일 것입니다. 첫날 운동 이후 근육통의 기억이라든지, 어떤 느낌으로 머신(기구)을 사용해야 하는지 모르는 상황들, 그리고 머신 사용의 두려움이 있어 시도하지 않고 유산소운동만 하다가 가는 경우의 반복 등 동기부여를 얻기 위한 기회가 많지 않습니다. 하지만 '단순하고 작은 목표'를 세우고, 실천하고, 성취감을 얻는 과정들이 모이면 운동이 의무가 아니라, 기쁨이 될 수 있습니다.

이번 장을 통해 그 동안 어렵기만 했던 운동 방법을 배우고, 직접 실천해 보며 몸으로 느껴보는 과정 자체를 즐겨 보시기를 바랍니다. 우리 모두가 알다시피 처음부터 완벽할 수도 없고, 완벽할 필요도 없습니다. 한 걸음씩 나아가려는 용기, 그리고 나를 잘 돌보겠다는 마음이면 충분합니다. 헬스장에서의 첫걸음을 시작하는 여러분을 응원합니다.

02 | 10년차 초보자 가이드

이 책을 읽고 계시는 분 중에는 이미 오랜 기간 운동을 해오고 계신 분도 있을 겁니다. 처음의 설렘과 열정, 그리고 약간의 걱정과 함께 시작했던 운동이었는데, 시간이 지나면서 흥미를 잃고 의무감으로 운동을 하고 계실 수도 있습니다. 운동에 지루함을 느끼거나 습관이 되어버려 매너리즘에 빠진 상황일 수도 있습니다.

그런데 10년 이상 운동을 하고 있다는 것만으로도 대단한 일입니다. 내가 좋아하는 운동과 내가 잘하는 운동을 조합해서 자연스럽게, 꾸준히 운동을 이어서 하셨을 겁니다. 그동안 운동 효과도 틀림없이 많이 느끼셨을 것입니다. 하지만 어느 순간부터 운동의 효과가 잘 느껴지지 않거나, 재미가 느껴지지 않거나, 운동을 하는데도 오히려 근력이 떨어지는 것 같은 느낌을 받을 때가 있지는 않나요? 그럴 때는 내가 하고 있는 운동의 패턴을 다시 한번 점검해 볼 필요가 있습니다.

늘 같은 시간대, 같은 기구, 같은 횟수, 같은 중량, 같은 순서… 익숙하지만 지루한 루틴 속에서 운동한다면 당연히 동기부여도 잘되지 않고, 운동의 효과도 떨어지기 마련입니다. 뇌는 자동화 된 움직임에 크게 반응하지 않게 되고, 운동이라고 인식하지 않고 있을 수 있습니다.

작은 변화부터 시작해 봅니다. 우선 기존 운동에서 순서나 횟수를 바꿔봅시다. 초반에 하던 운동을 후반부에 배치해 보고, 항상 3세트씩 하던 운동을 4~5세트로 늘리기도 해봅니다. 작은 변화만으로도 자극이 달라지고, 집중력이 살아날 수 있습니다.

그러면서 새로운 운동을 한 가지씩 도전해 봅니다. 기존 동작에서 이 책을 통해 살짝 변형을 해보거나, 전문가에게 배워보는 것도 좋습니다. 낯설다는 느낌이 든다면 새로운 자극이 될 수 있고, 다시 변화할 기회가 될 것입니다.

혼자 하는 운동이 지루하다면 둘이 함께하는 파트너십 운동도 좋습니다. 내가 익숙한 동작과 파트너의 동작을 비교해 보며 각자 자세를 객관적으로 점검해 봅니다. 파트너의 좋은 동작과 리듬을 내 몸에도 적용해 볼 수 있습니다. 그 과정 속에서 배우며, 새롭게 즐길 수 있을 것입니다.

무엇이든지 오래 했다고 고수가 되는 것은 아닙니다. 늘 새로운 것을 배우고, 스스로를 돌아보며 계속 성장하려는 사람이 진짜 고수입니다. 운동을 오래 하며 많은 경험이 있었을 것이고, 다양한 이유로 정체기가 왔을 수 있습니다. 하지만 작은 변화로도 다시 재미를 찾을 수 있습니다. 처음처럼 설레고, 성장하고 싶다면 많이 관찰하고, 조금씩 변화하며 도전해 보세요. 스스로 '10년차 초보자'라고 생각했더라도 곧 '10년차 고수'라고 인정할 수 있는 날이 올 것입니다.

03 근력운동과 보디빌딩

보통 헬스장을 떠올리면 머신(기구)을 이용하거나, 무거운 중량을 들어 근육을 키우는 이미지를 먼저 떠올리게 됩니다. 시니어에게 중량 운동은 자칫 위험하게 느껴질 수도 있습니다. 혹은 근육이 늘지 않거나, 효과가 별로 없을 것 같다고 오해를 하기도 합니다. 하지만 시니어에게 근력운동은 선택이 아니라, 필수입니다. 60대 이후에는 매년 평균 1% 이상 근손실이 일어나는 '근감소증' 현상이 일어나기 때문입니다. 그러므로 시니어에게 각 부위별, 혹은 전신을 모두 사용하는 근력운동을 통해 근육을 지키거나, 더 성장시키는 것은 중요합니다.

시니어에게 근육은 곧 기초 체력이며, 낙상과 질병을 막아주는 방패입니다. 다만 어떤 강도와 방식으로, 얼마나 꾸준히 하느냐가 핵심입니다. 그리고 오랜 시간 형성된 습관에 의해 잘 사용하는 근육이 있고, 상대적으로 약한 근육이 있기 마련입니다. 그래서 이런 불균형을 바로잡고, 약한 근육을 강화하려면 '보디빌딩 방식의 운동'이 매우 효과적입니다. 과거 스포츠센터에서도, 현재 퍼스널 트레이닝샵에서 헬스 트레이너로 일하면서도 어떤 분들은 저랑 운동하는 회원을 보며 '보디빌딩 운동'을 한다고 오해하시기도 합니다.

보디빌딩과 근력운동은 어떤 관계가 있을까요? '보디빌딩'은 근력운동의 기본 형태입니다. 각 근육의 힘을 쓰는 방법을 익히고, 반복적으로 강화하거나, 변화시키는 방법을 익히는 운동 방식을 뜻합니다. 보디빌딩 선수는 이런 방법을 통해 근육을 키우고, 식단을 조절해 체지방량을 줄여, 몸을 조각하듯이 만드는 훈련을 합니다.

보디빌딩이 '근육을 키우는 운동'이라면, 근력운동은 '근육을 지켜주는 운동'입니다. 시니어에게는 근육의 크기보다는 근육의 기능, 회복력이 더 중요합니다. 대신 보디빌딩 방식을 활용해 근육을 효율적으로 사용하는 법을 익히고, 약한 부위를 보완하며 여러 근육과 관절을 함께 써 특정 동작을 잘 수행할 수 있도록 하는 것도 필요합니다.

'보디빌딩은 우리 나이에 맞지 않다, 위험하다'라는 잘못된 인식을 버리고, '근력운동을 잘하기 위해서는 보디빌딩의 방식을 잘 사용하면 좋다'라고 생각해 주시면 좋겠습니다. 근력운동은 근육을 지키고, 기능을 살려서 시니어 삶의 질을 높이는 가장 강한 도구가 될 것입니다.

04 알아두면 좋은 헬스장 운동기구들

피트니스 센터에 처음 가면 기구는 많은데 그 기구의 이름은 무엇인지, 어떤 운동에 사용되는 기구인지 도대체 알기가 어려운 경우가 많습니다. 곁눈질로 배우려고 해도 쉽지 않죠. 우선 기구의 이름과 어디에 활용되는지 안다면 운동에 훨씬 도움이 될 것입니다.

등 운동기구

랫 풀다운 Lat Pulldown
광배근을 중심으로 등 전체를 강화하며 상체를 넓어 보이게 하고 팔과 어깨의 협응력을 높입니다.

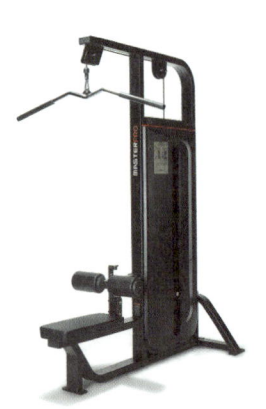

시티드 로우 Seated Row
등 중간 부위를 강화하고 어깨 말림을 교정하며 바른 자세를 유지하는 데 도움이 됩니다.

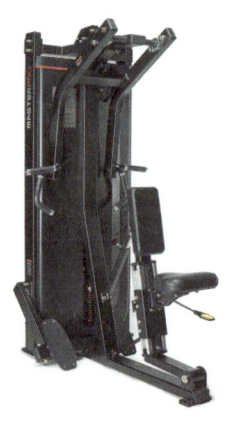

하체 운동기구

레그 익스텐션 Leg Extension

허벅지 앞쪽 근육(대퇴사두근)을 단련하여 무릎의 안정성과 보행 능력을 높입니다.

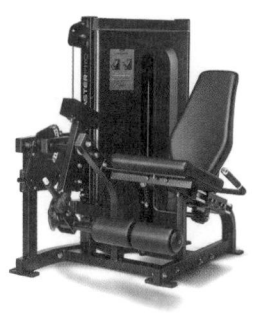

레그 컬 Leg Curl

허벅지 뒤쪽 근육(햄스트링)을 강화하여 허리와 골반의 안정성을 높이고 달리기 능력 향상에 효과적입니다.

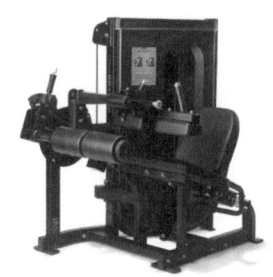

레그 프레스 Leg Press

발로 무게판을 밀어내며 허벅지, 엉덩이, 종아리까지 하체 전반을 고르게 강화합니다.

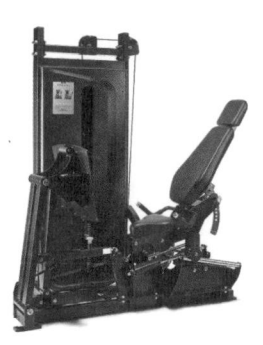

이너 타이 Inner Thigh / Hip Adduction

허벅지 안쪽 근육을 강화하여 골반의 안정성과 하체 균형을 유지하는 데 도움이 됩니다.

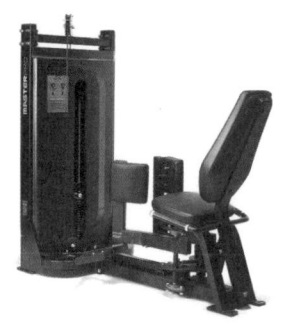

스미스 머신 Smith Machine

바벨이 고정된 상태에서 안전하게 상·하체 운동을 수행할 수 있어 초보자도 무리 없이 전신을 강화할 수 있습니다.

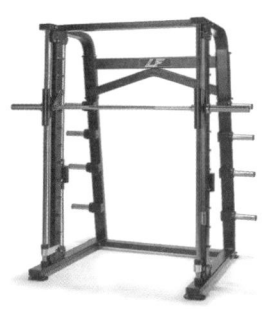

엉덩이 운동기구

아웃터 타이 Outer Thigh / Hip Adduction

둔근과 허벅지 바깥쪽 근육을 강화하여 골반의 안정성과 보행 능력을 높입니다.

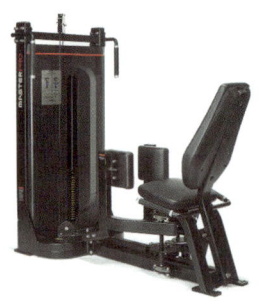

가슴 운동기구

체스트 프레스 Chest Press

밀어내는 동작으로 가슴 전면을 강화하며, 일상생활에서 물건을 밀거나 몸을 일으키는 힘과 연결됩니다.

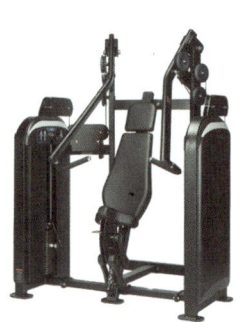

펙 덱 플라이 Pec Deck Fly

팔을 벌려 가슴을 모으는 동작으로 대흉근을 집중 자극하여 가슴 라인을 형성하는 데 효과적입니다.

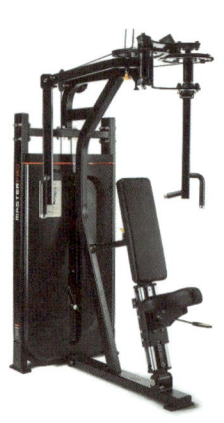

어깨 운동기구

숄더 프레스 Shoulder Press

머리 위로 무게를 밀어 올리는 동작으로 삼각근을 중심으로 어깨 전반을 강화하며, 상체 근력을 높이는 데 효과적입니다.

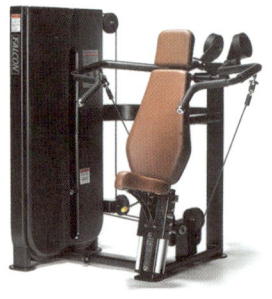

멀티 케이블 운동기구

케이블 크로스오버 Cable Crossover

케이블 컬, 푸시다운 등 팔 운동 외에도 케이블 높이를 조절하여 가슴, 등, 어깨 근육을 골고루 단련할 수 있습니다

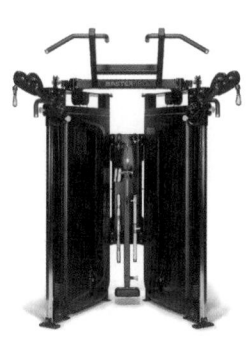

05 | 등 기구운동
랫 풀다운

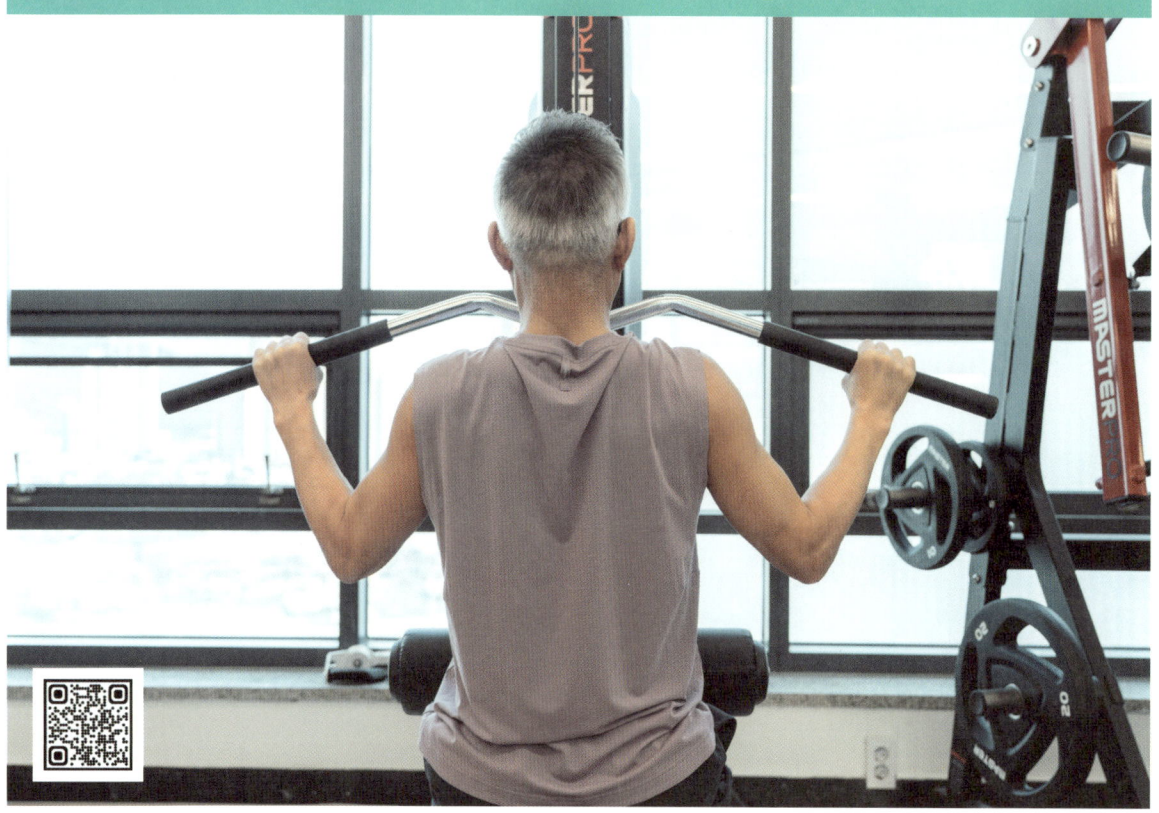

랫 풀다운Lat Pulldown은 상체 운동기구 중에서도 가장 인기가 높은 운동 중 하나이며, 그만한 이유가 있습니다. 등 근육(광배근)의 발달에 효과적이며, 이두근, 후면 삼각근, 승모근도 함께 자극이 됩니다. 또한 어깨와 가슴의 가동 범위 증가에 도움이 되어, 일상에서 당기는 힘을 효율적으로 사용할 수 있도록 합니다.

이 운동은 등 근육을 넓게 발달시키는 데 효과적이며, 어깨가 자연스럽게 펼쳐지는 동작 덕분에 라운드 숄더 개선에도 도움이 됩니다. 대부분 넓은 그립(손잡이)을 사용하지만 목적과 상황에 따라 다양한 길이와 모양의 그립을 사용할 수 있습니다. 넓은 그립은 등이 넓어지는 효과, 좁은 그립은 등의 중앙부를 강화하는 효과, 언더 그립은 이두근의 개입을 증가시키는 효과가 있습니다.

날개뼈의 움직임을 활용하여 등을 효과적으로 사용하고, 적절한 무게와 속도로 운동하면 근육이 성장하고, 전체적인 기능이 좋아질 수 있습니다.

효과 등 근육을 강화시키고 당기는 힘을 향상시킨다. 어깨와 날개뼈의 안정성을 높이고 가동 범위를 넓힌다.

포인트 날개뼈(견갑골)의 움직임을 적극적으로 활용하여, 등 근육과 어깨 관절이 자연스럽게 연동되도록 하기

준비운동 어깨를 둥글게 돌리거나, 가볍게 위아래로 움직이며 견갑골을 활성화한다. 어깨와 등의 가동성 스트레칭을 해줘서 어깨 관절을 부드럽게 만든다.

주의사항
- 근육에 충분한 자극을 줘야 하므로, 빠르게 운동하거나 반동을 쓰지 않도록 한다.
- 팔로만 당기면 광배근 대신 이두근이 과하게 개입되므로 최대한 등을 활용하여 당긴다.
- 허리를 과도하게 젖히면 허리에 부담이 되므로 몸을 안정적으로 고정한다.

1단계 | 숄더 패킹

난이도 ★

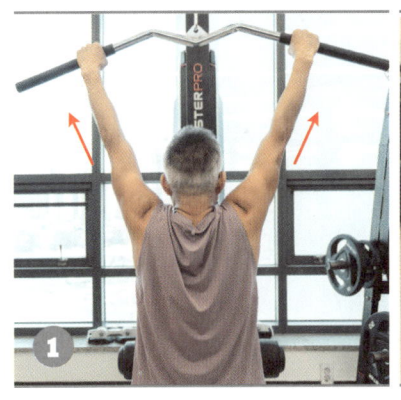
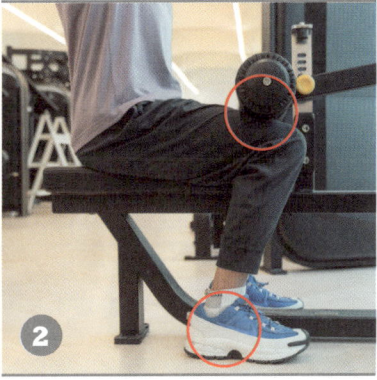
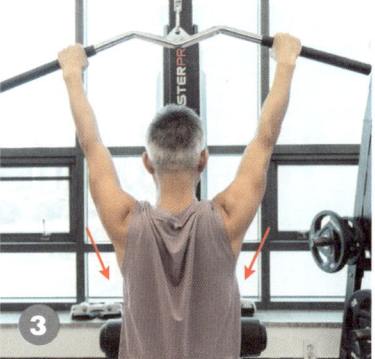

1. 어깨너비보다 한 뼘 넓게 그립을 잡고, 손바닥이 기구를 향하도록 한다.
2. 무게는 체중의 20~30% 정도로 설정하고, 엉덩이가 들썩이지 않도록 무릎을 기구 패드에 단단히

고정한다.

3. 팔을 쭉 뻗어 길게 늘어뜨린 상태에서 시작하며, 팔꿈치를 구부리지 않은 채 어깨와 날개뼈를 아래로 내리는 힘을 준다.
4. 겨드랑이를 조이듯이 등 근육을 활용하여, 어깨를 위아래로 수축하고 이완하는 느낌을 연습한다.
5. 다시 천천히 위로 올려 원래 자세로 돌아간다. 이 단계에서 '등으로 당긴다'는 느낌을 익혀야, 이후 동작에서 올바른 운동 효과를 얻을 수 있다.

2단계 | 언더 그립 풀다운

난이도 ★★

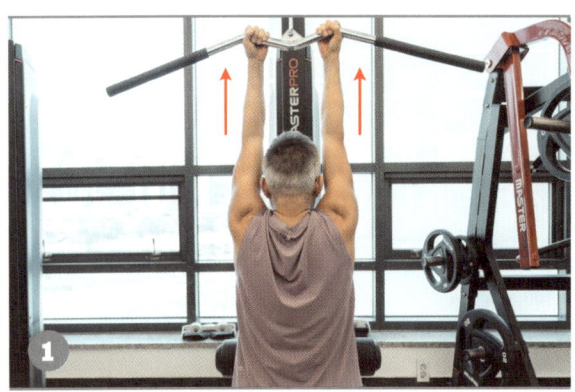
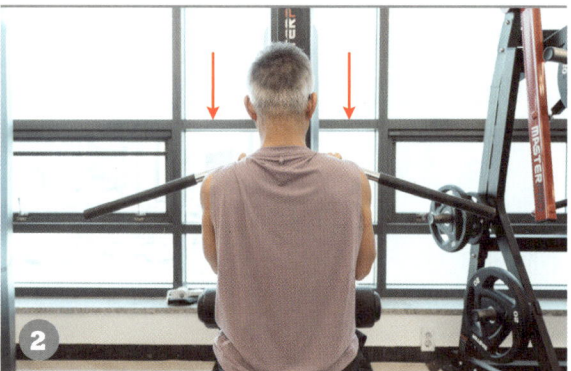

1. 손바닥이 얼굴을 향하게 하여 어깨너비 정도로 그립을 잡는다.
2. 먼저 숄더 패킹을 하여 어깨를 먼저 내려주고, 팔꿈치를 구부리면서 손잡이를 옆구리 방향으로 당긴다. 이때 팔꿈치가 너무 뒤로 빠지거나 어깨가 들리지 않도록 주의한다.
3. 등 근육이 수축되었음을 느끼면서 1초간 유지한 후 천천히 시작 자세로 돌아간다. (이 방식은 이두근의 개입이 많아지는 특성이 있으므로 팔 힘이 부족한 초보자에게 유리한 변형 방법이다.)

3단계 | 와이드 그립 풀다운

난이도 ★★★

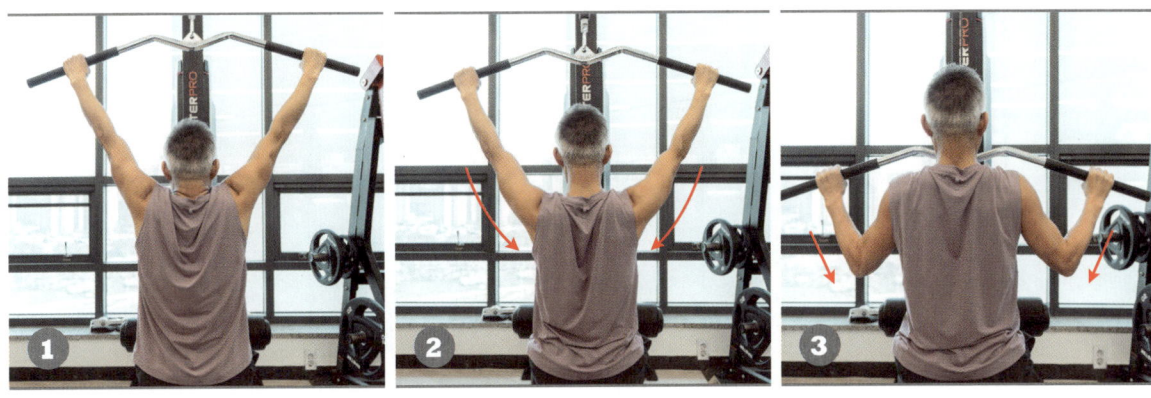

1. 어깨너비의 두 배 정도로 넓게 그립을 잡는다.
2. 팔꿈치를 구부리지 않고, 날개뼈를 아래로 내리며 모아준다.
3. 광배근을 수축하며, 팔꿈치를 구부려 내린다. 이때 몸이 뒤로 넘어가지 않도록 주의한다.
4. 당길 때는 1초, 놓을 때는 3초의 리듬을 유지하며 운동한다.

난이도 조절 방법

- **무게 조절** 초보자는 가벼운 무게(체중의 20~30%)로 동작을 익힌 후 점차 증량한다. 중·고급자는 8~12회 수행 가능한 무게로 점차 증량한다.
- **속도 조절** 천천히 수행하면 근육의 긴장 시간이 증가하여 자극을 극대화할 수 있다. 빠르게 당기고, 천천히 놓는 방식으로 훈련한다.

06 | 등 기구운동
시티드 로우

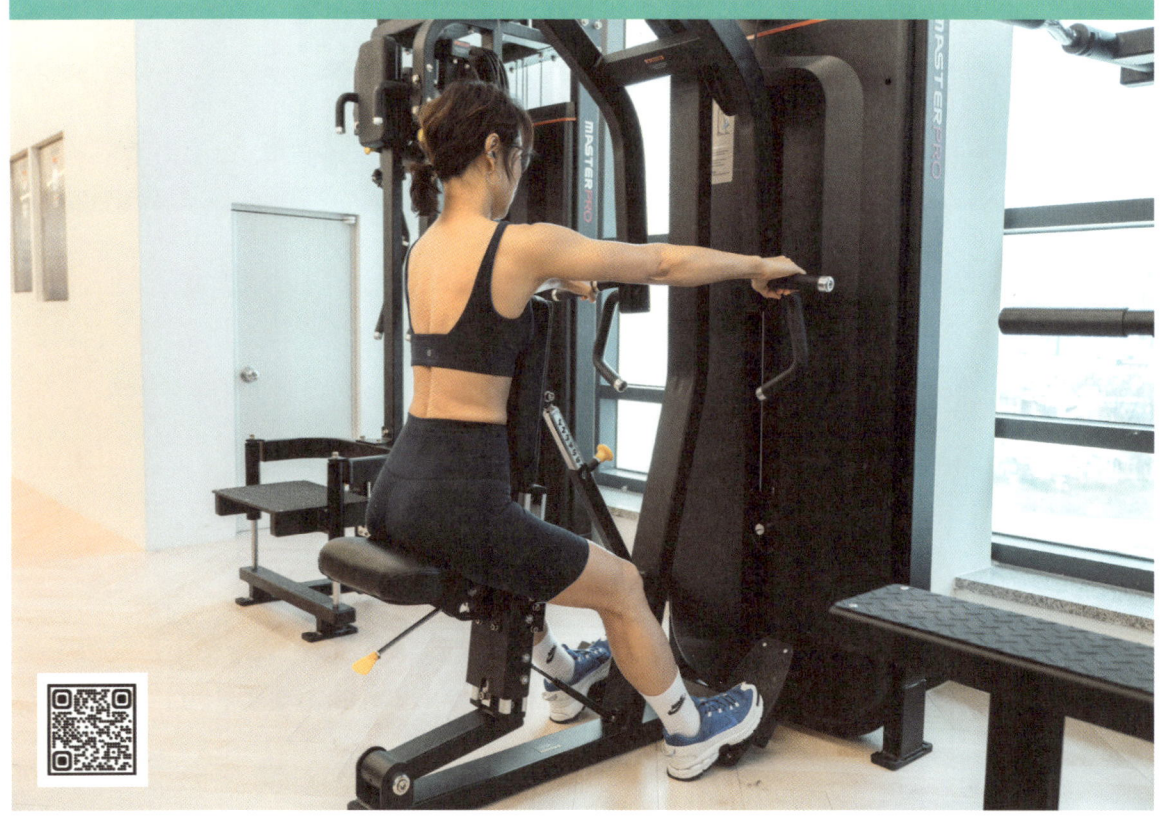

시티드 로우Seated Row는 노 젓기Row 동작과 유사하다고 생각하면 이해하기 쉽습니다. 노를 저을 때 패들을 물에 넣고 당기며 배가 앞으로 나아가는 것처럼, 시티드 로우에서도 손잡이를 몸쪽으로 당기는 동작을 하여 등 근육을 사용합니다. 일상생활에서도 로우 동작은 많이 사용됩니다. 문을 당겨 열거나, 무거운 물건을 끌어당길 때의 움직임이 로우 동작과 동일합니다.

이 운동은 등근육과 날개뼈 사이의 능형근이라는 근육을 잘 써주면 좋습니다. 하지만 어깨와 승모근을 으쓱하며 당기는 경우가 많기 때문에 등 근육을 쓰는 연습을 하는 것이 중요합니다. 그리고 랫 풀다운이 등의 넓이를 증가시키는 데 도움이 된다면, 시티드 로우는 등을 두껍게 만드는 데 효과적인 운동입니다. 특히 등 하부(광배근), 날개뼈 사이의 근육(능형근), 어깨 뒤쪽(후면 삼각근)을 강화하여 단단하고 두꺼운 등을 만들 수 있습니다.

효과   광배근, 능형근, 후면 삼각근을 강화시키고, 등 근육의 두께를 발달시킨다. 당기는 힘, 날개뼈 조절 능력을 향상시키고, 어깨 안정성과 자세를 개선한다.

포인트   어깨와 가슴을 열어주고 등을 최대한 활용하여 당기는 느낌 익히기, 등 근육의 개입 최대한 이끌어내기

준비운동   어깨를 둥글게 돌리거나 가볍게 위아래로 움직이며 견갑골을 활성화한다. 어깨와 등을 스트레칭하여 당기는 힘을 더 잘 사용할 수 있도록 준비한다.

주의사항
- 단순한 힘쓰기가 아니라, 올바른 자세로 근육을 최대한 활용해야 한다.
- 팔이 아닌 등으로 당겨야 한다. 견갑골의 움직임을 적극 활용해야 효과가 극대화된다. 팔꿈치가 먼저 움직이는 것이 아니라, 등부터 수축하는 느낌을 가져야 한다.
- 손목이 꺾이지 않도록 주의하고, 손목 사용을 줄인다.
- 머신의 형태에 따라 가슴 앞에 패드가 있거나 혹은 발을 버팀목에 고정하는 경우가 있다. 공통적으로 등을 활용해 당기는 동작을 하는 것이 핵심이다.

1단계 | 로우 패킹

난이도 ★

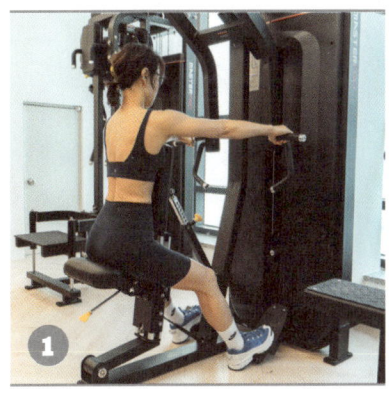 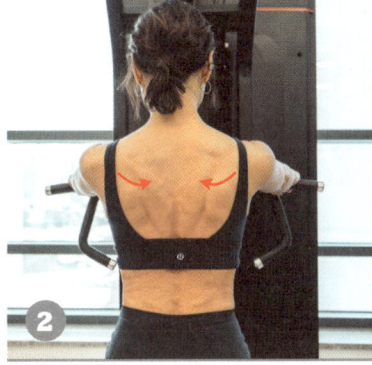 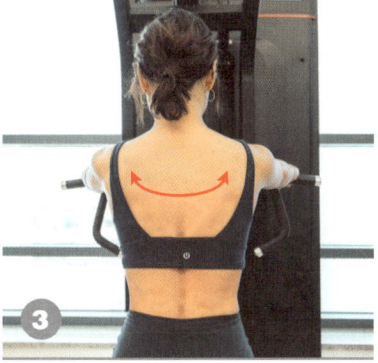

1. 가벼운 중량을 세팅한다. 팔과 등이 펼쳐질 수 있는 거리를 설정하고 앉는다.

2. 팔꿈치를 구부리지 않은 상태에서 로우 패킹을 한다. 날개뼈를 앞에서 뒤로 움직이고, 광배근과 능형근의 활성도를 최대한 끌어낸다. 중량을 뒤로 당기고, 근육의 긴장을 유지하며 3초간 멈춘다.
3. 천천히 늘려주는 힘을 3초간 주며 시작 자세로 돌아온다.
4. 팔의 이두근 개입을 최소화하고, 어깨와 날개뼈를 뒤로 이동시키는 근육을 최대한 활용하며 연습한다. 등을 활용하는 감각을 잘 익혀두면, 일상생활이나 이후 운동 단계의 동작을 훨씬 효과적으로 할 수 있다.

2단계 | 양손 로우

난이도 ★★

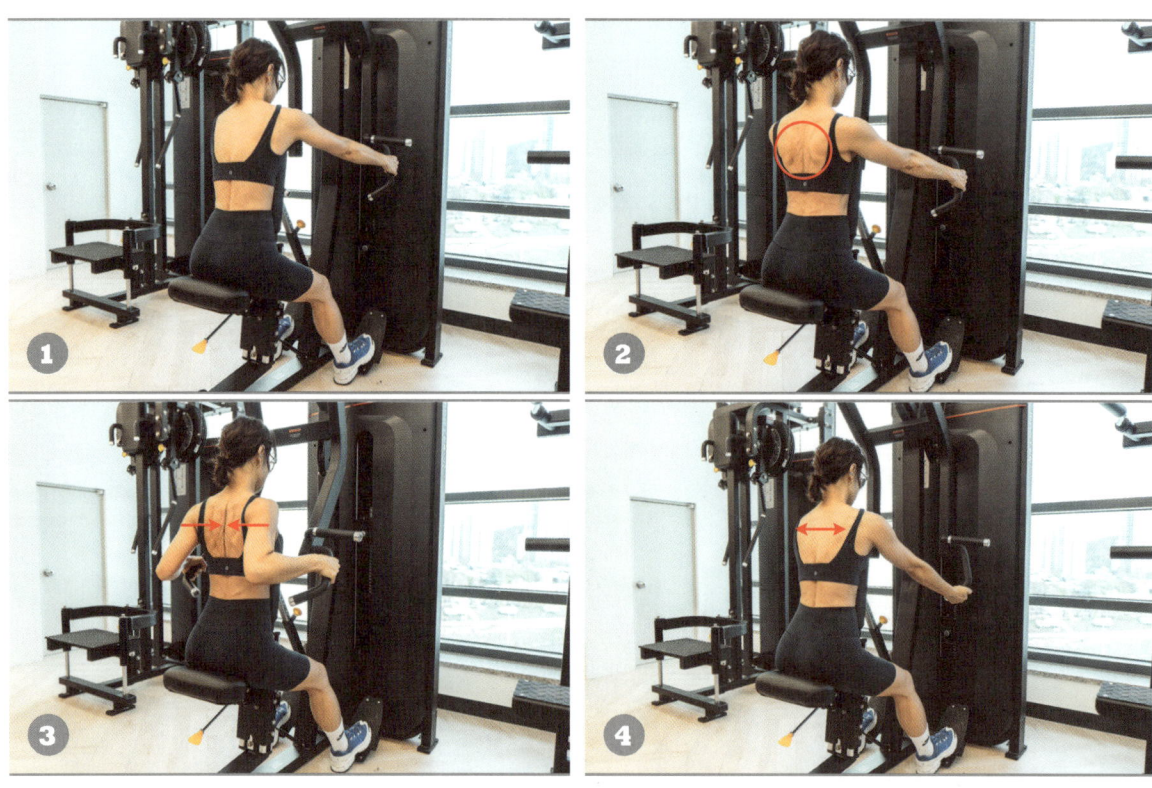

1. 가장 일반적인 형태의 로우 동작으로, 양손으로 손잡이를 잡고 진행한다.
2. 먼저 로우 패킹을 한 후, 팔꿈치를 구부리며 등 근육을 수축한다.
3. 패킹과 로우를 자연스럽게 연결시켜서 한 동작으로 만들며 손잡이를 복부 방향으로 당긴다.
4. 수축한 상태에서 1초 유지 후, 천천히 3초 동안 원래 위치로 돌아간다. 돌아갈 때 천천히 신장성

수축을 유도하면 근육의 자극을 극대화할 수 있다.
5. 팔보다 등 근육을 사용하는 것이 핵심이며, 처음에는 가벼운 무게로 정확한 자세를 익히는 것이 중요하다.

3단계 | 한 손 로우

난이도 ★★★

1. 한 손으로만 손잡이를 잡고, 반대쪽 손은 고정하여 몸의 균형을 잡는다.
2. 한쪽씩 집중해서 당기면서 양쪽 등 근육이 균형적으로 발달하도록 한다. (일반적으로 한쪽 근육을 더 강하게 자극할 수 있는 운동이어서 등 전체의 밸런스를 맞추는 데 유용하다.)
3. 양손 로우와 마찬가지로 당긴 후 1초 유지, 돌아갈 때 3초 신장성 수축을 유지하며 근육을 끝까지 활용한다.

난이도 조절 방법

- **무게 조절**   초보자는 가벼운 무게(체중의 20~30%)로 동작을 익힌 후, 점차 증량한다. 중·고급자는 8~12회 수행 가능한 무게로 점차 증량한다.
- **속도 조절**   빠르게 당기고, 천천히 놓는 방식으로 근육 긴장 시간을 늘릴 수 있다. 너무 빠르게 동작을 하면 반동이 생기므로 통제된 움직임을 유지하는 것이 좋다.

07 | 하체 기구운동
레그 익스텐션

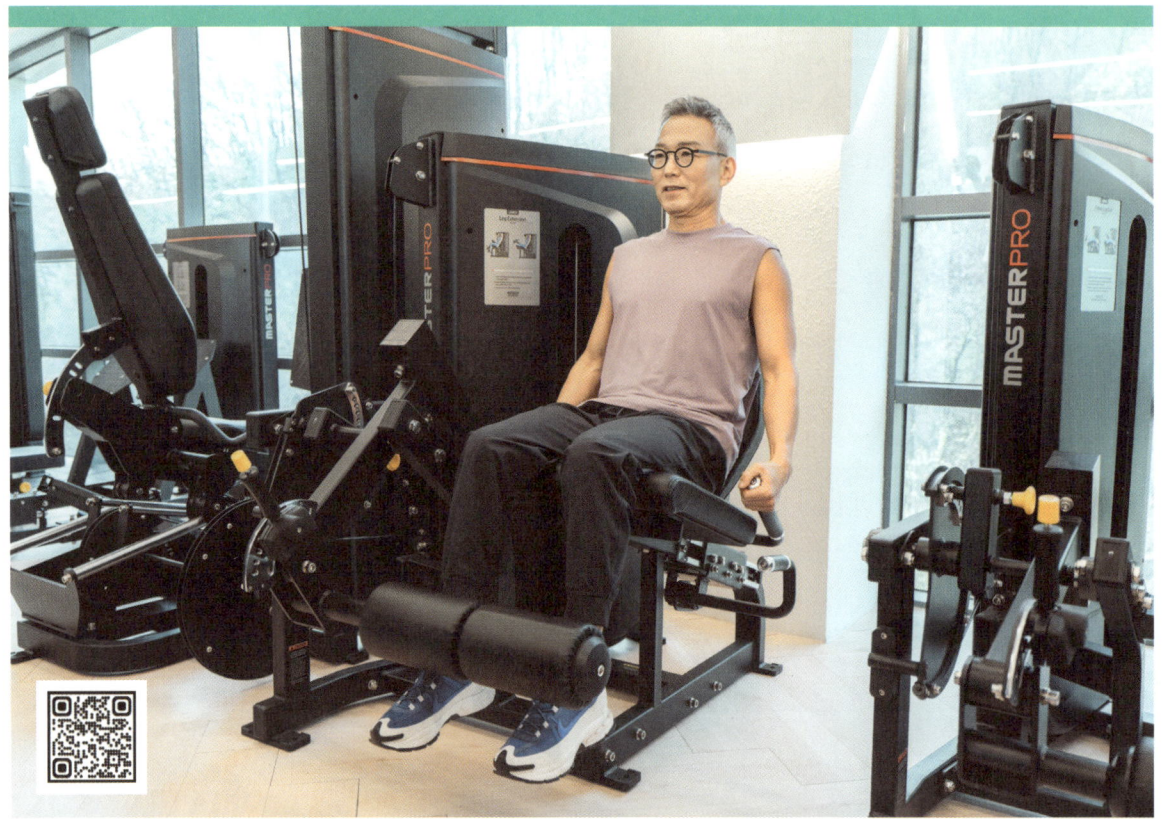

레그 익스텐션Leg Extension은 대퇴사두근을 집중적으로 단련하는 대표적인 하체 머신 운동입니다. 대퇴사두근은 대퇴직근, 외측광근, 내측광근, 중간광근의 네 개 근육으로 이루어져 있습니다. 이 근육 그룹은 우리 몸에서 가장 크고 강력한 힘을 내는 하체 근육입니다.

대퇴사두근은 일어서기, 걷기, 계단 오르기 등 일상적인 움직임에서 매우 중요한 역할을 하며, 특히 무릎을 펴는 기능을 담당합니다. 대퇴사두근의 기능이 약화되면 보행 불안정, 무릎 통증, 낙상 위험의 증가로 이어질 수 있습니다.

레그 익스텐션 머신은 발이 공중에 떠 있는 상태에서 운동이 이루어집니다. 그래서 체중에 의한 무릎 부담을 줄일 수 있고, 낮은 강도부터 고중량까지 안전하게 강도를 조절할 수 있는 장점이 있습니다.

효과	대퇴사두근을 강화한다.
포인트	무릎을 안정적으로 펴는 근육을 효율적으로 단련하기
준비운동	'Part 3-6. 무릎 펴기'를 통해 관절의 가동성을 확보한다.
주의사항	▪ 발목이나 무릎 주변에서 힘을 쓰기보다는 고관절 근처에서부터 힘을 발생시켜 운동해야 효과적이다.
	▪ 등받이에서 허리가 뜨지 않도록 잘 밀착해서 앉는다.

기본자세

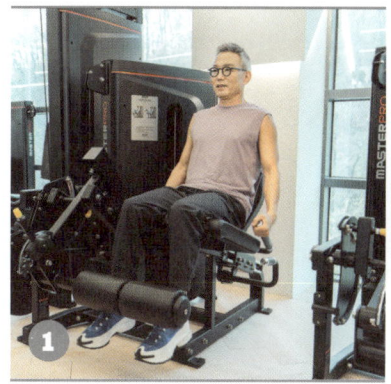
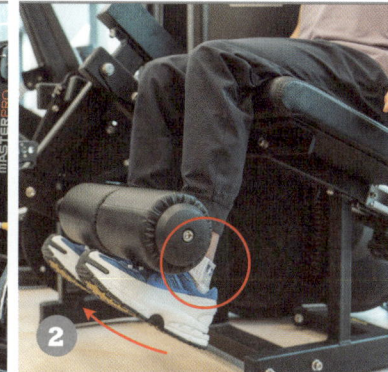
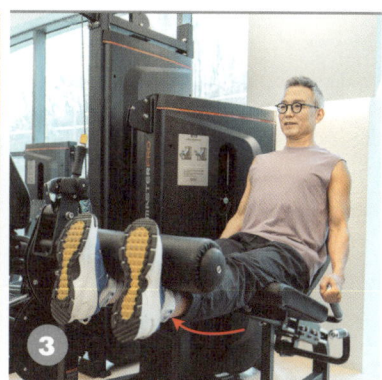

1. 무릎 뒤(오금)부터 엉덩이까지 의자에 안정적으로 밀착되도록 앉는다.
2. 패드는 발목 앞쪽에 오도록 위치시키고, 발등을 약간 당겨 패드가 더 밀착되도록 한다.
3. 다리를 펴며 호흡을 뱉고, 다리를 내리며 호흡을 마신다.
4. 올릴 때는 1초 정지, 내릴 때는 3초에 걸쳐 천천히 내려온다.

1단계 | 근육 자극 감각 익히기

난이도 ★

1. 기본자세에서 20회 반복 가능한 가벼운 무게를 찾는다.
2. 그 무게로 다리를 펴고 3초간 머물렀다가 천천히 내려온다. 대퇴사두근의 수축과 이완 감각에 집

중한다.

2단계 | 양발 균형 느끼며 운동하기 난이도 ★★

1. 기본자세에서 양발로 12회 반복 가능한 중량을 찾는다.
2. 그 무게로 다리를 펴고 1초간 멈췄다가 천천히 내려온다. 좌우 다리의 힘을 균형 있게 쓴다고 생각하며 운동한다.

3단계 | 한 발씩 운동하기 난이도 ★★★

1. 기본자세에서 2단계 무게의 50~60%의 중량으로 한 발씩 운동한다.
2. 양발로 운동할 때보다 균형 유지가 어렵지만 한쪽 다리의 근력과 신경 조절 능력을 향상시키는데 효과적이다.

08 | 하체 기구운동
레그 컬

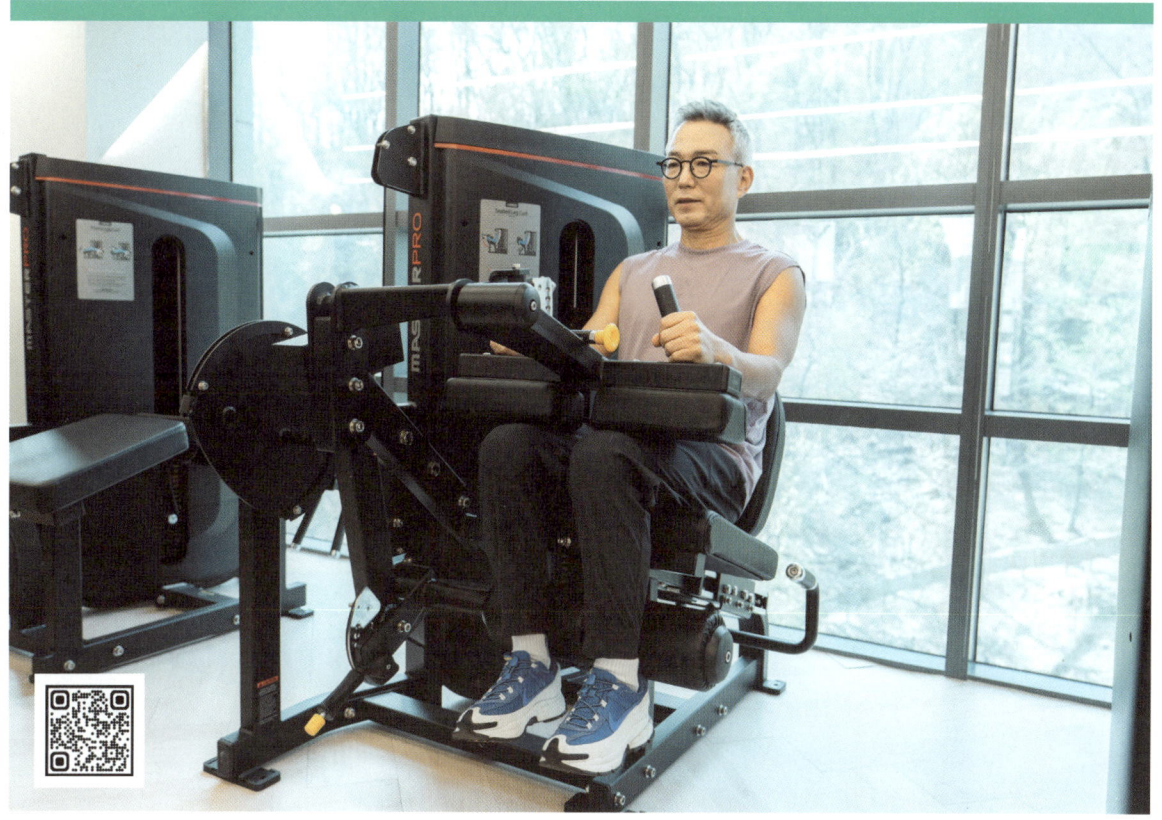

레그 컬Leg Curl은 무릎을 펴는 동작과 반대 방향인 '무릎을 굽히는' 움직임을 통해 허벅지 뒤쪽 근육인 햄스트링을 강화하는 운동입니다. 햄스트링은 반건양근, 반막양근, 대퇴이두근으로 구성되어 있습니다. 햄스트링은 무릎을 구부리는 기능 외에도 엉덩이를 펴고, 걸을 때 추진력과 속도 조절에도 관여하는 중요한 근육입니다.

햄스트링은 허벅지 앞쪽의 대퇴사두근과 균형을 이루며 쓰여지는 것이 중요합니다. 우리 눈에 잘 보이지 않는 뒤쪽에 숨어있는 햄스트링은 소홀해지기 쉽습니다. 그러나 햄스트링이 약화되면 무릎의 안정성이 떨어지고, 통증을 유발하고, 걸을 때 불균형의 원인이 될 수 있습니다.

레그 컬 머신은 앉아서 실시하는 '시티드seated' 방식과 엎드려 실시하는 '라잉lying' 방식이 있으며, 이 책에서는 허리 지지가 안정적이고 햄스트링의 수축과 이완의 범위가 더 넓은 '시티드 레그 컬'을 기준으로 설명합니다.

효과 햄스트링 근육을 강화하고, 무릎의 안정성을 높인다.

포인트 무릎을 굽히는 힘을 햄스트링으로 느끼고, 움직임을 조절하기

준비운동 서서 발뒤꿈치로 엉덩이를 차는 동작을 한다. 햄스트링이 수축하는 감각을 느끼고, 가동성을 확보하는 효과가 있다.

주의사항
- 운동 중 허리나 엉덩이가 들썩이지 않도록 유지한다.
- 배에 힘을 유지하며 허리가 젖혀지지 않게 등받이에 밀착한다.
- 움직임은 무릎 중심으로 하고, 상체는 고정한다.

기본자세

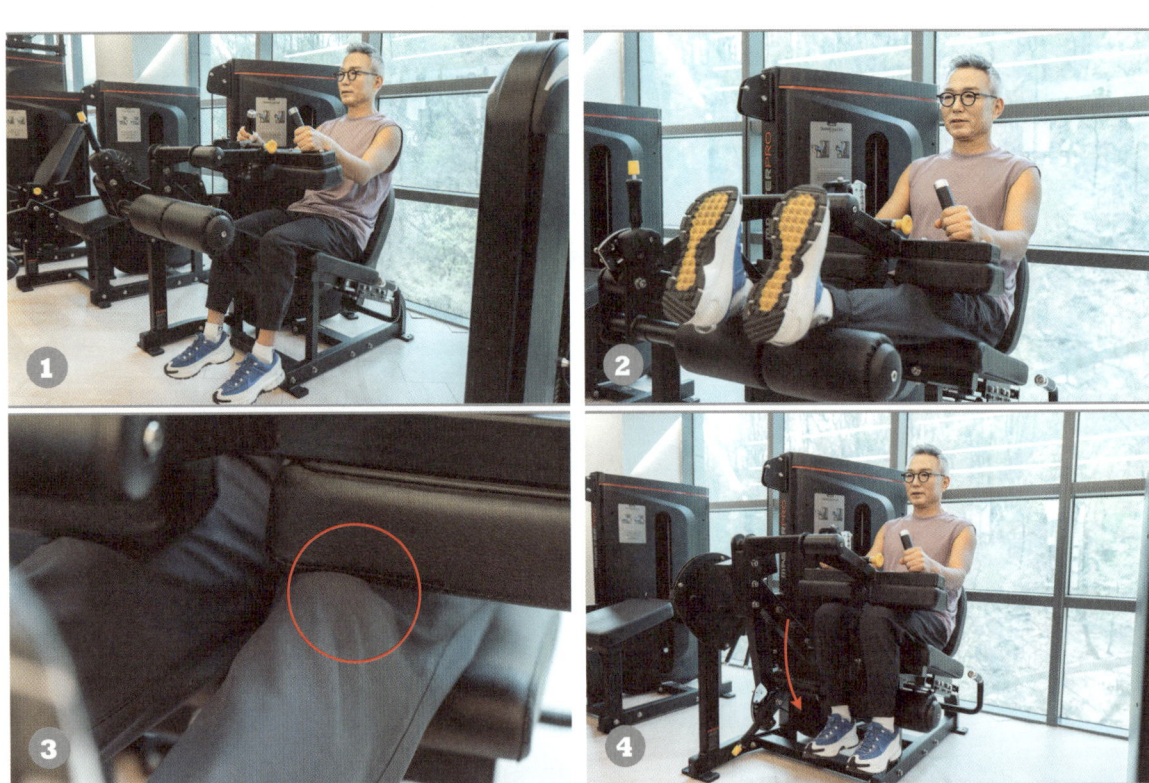

1. 엉덩이와 허리를 기구 등받이에 밀착시켜 안정적으로 앉는다.
2. 발목 뒤쪽에 패드가 위치하도록 하며, 발은 골반 너비로 벌리고 발등을 약간 몸쪽으로 당긴다.
3. 허벅지 위를 눌러주는 고정 패드가 있다면 다리가 들리지 않도록 단단히 눌러 고정한다. 이때 슬개골이 패드에 눌리지 않도록 주의한다.
4. 손잡이를 잡고 배에 힘을 준 상태에서 무릎을 조금 빠른 속도로 굽히며 호흡을 뱉는다.
5. 다리를 펴는 동안 3초에 걸쳐서 천천히 돌아오며, 호흡을 마신다.

1단계 | 가벼운 중량으로 20회

난이도 ★

1. 기본자세에서 20회가 가능한 가벼운 무게로 중량을 설정한다.
2. 발뒤꿈치를 엉덩이 쪽으로 천천히 끌어당기고, 정점에서 3초간 멈춘 후 천천히 원위치로 돌아온다.
3. 햄스트링 수축 느낌에 집중한다.

2단계 | 중간 중량으로 12회

난이도 ★★

1. 기본자세에서 12회가 가능한 중간 무게로 중량을 설정한다.
2. 반동 없이 운동하며, 좌우 다리의 힘을 균형 있게 사용한다고 생각하며 운동한다.

3단계 | 5초간 천천히 다리를 펴며 운동하기

난이도 ★★★

1. 기본자세를 한다. 중량을 추가하는 대신 다리를 펴는 동작(이완)을 5초간 천천히 한다. 신장성 수축을 느끼며 늘려준다.
2. 햄스트링이 길어진 상태에서의 조절 능력이 향상되고, 근육 컨트롤과 무릎의 안정성에 효과적이다.

09 | 하체 기구운동
레그 프레스

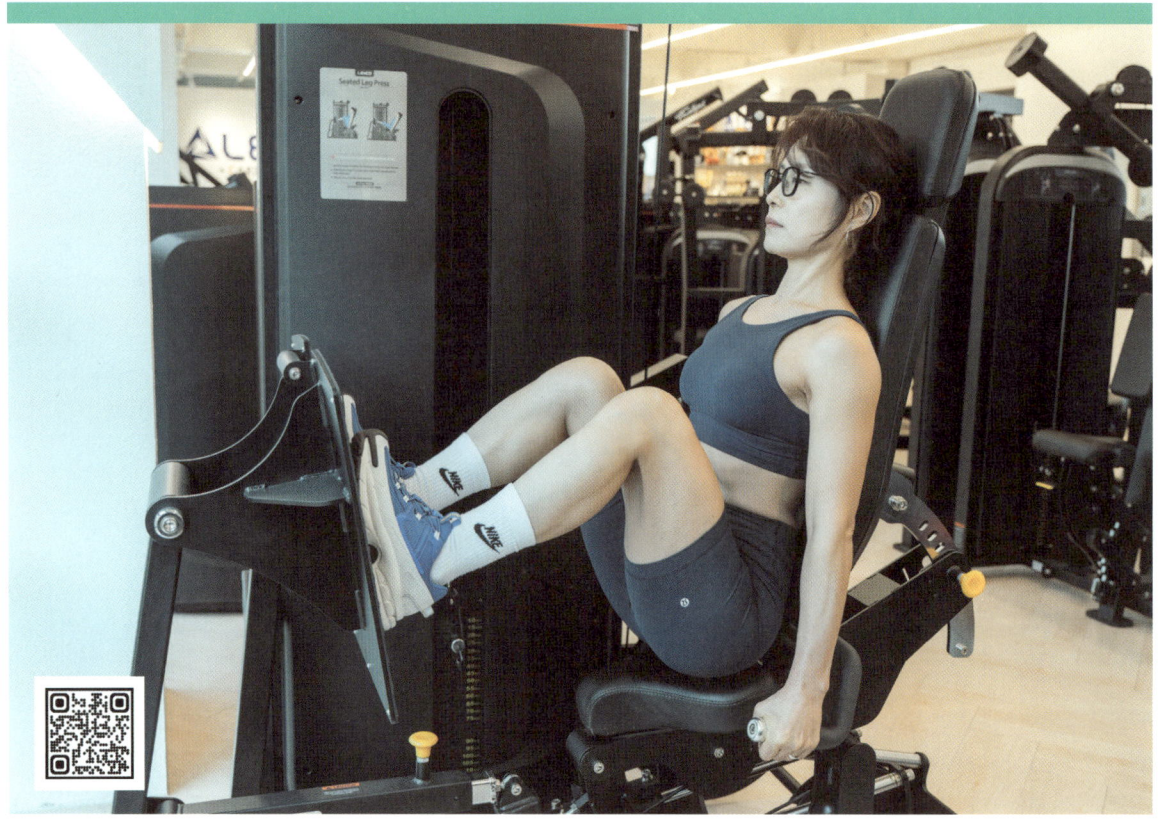

레그 프레스Leg Press는 사용할 수 있는 하체 머신 중에서 가장 높은 중량으로 운동할 수 있는 기구입니다. 이는 그만큼 많은 근육이 동원되어 큰 힘이 발생한다는 뜻입니다. 대표적으로 대퇴사두근, 햄스트링, 대둔근 등 하체의 대근육을 동시에 단련할 수 있습니다.

이 운동은 고관절, 무릎 관절, 발목 관절이 함께 쓰이는 다중 관절 운동입니다. 근육 간 협응력 향상뿐 아니라, 관절의 안정성, 낙상 예방, 바르게 서는 기능 향상에도 효과적입니다. 또한 머신의 구조상 허리와 무릎의 정렬을 안정적으로 유지할 수 있어서 시니어도 안전하게 고강도 하체 운동이 가능하다는 장점이 있습니다.

효과 하체 근육 전반을 균형 있게 강화시킨다.

포인트 발바닥에서 전해지는 무게감을 엉덩이로 잘 전달받아 밀어내는 감각 익히기

준비운동 고관절을 구부리며 '힙힌지' 동작이 나오도록 한다. 똑바로 선 상태에서 한쪽 다리를 살짝 들고 앞뒤, 좌우로 흔들어주며 '레그 스윙' 동작을 한다. 힙힌지와 레그 스윙을 통해 고관절의 가동성과 하체의 협응력을 준비시킨다.

주의사항
- 허리를 등받이에 단단히 밀착하도록 한다.
- 발바닥 전체를 지면에 붙여서 사용하고, 동작을 천천히 수행한다.
- 무릎을 펼 때 100% 다 펴지 않도록 주의한다.

기본자세

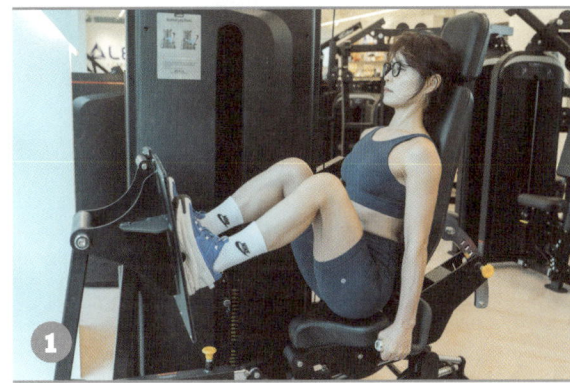
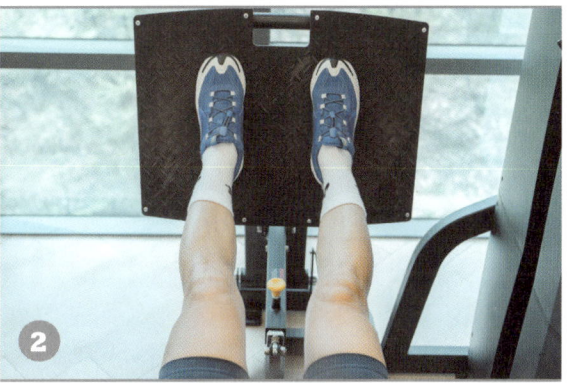
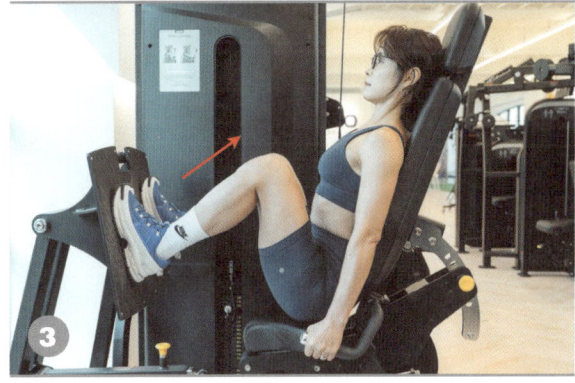
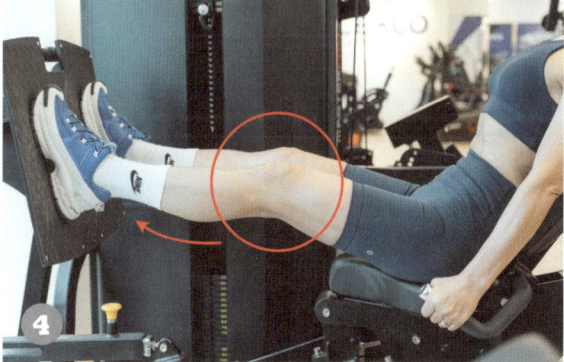

1. 기구에 앉아 엉덩이와 허리를 등받이에 밀착시킨다.
2. 발은 어깨너비로 벌려 발판에 올린다. 무릎과 발끝이 같은 방향을 향하게 조정한다.

3. 다리를 굽혔을 때, 무릎이 약 90도 내외로 내려오도록 조절하며 운동한다.

4. 다리를 펴면서 호흡을 뱉고, 굽히며 호흡을 들이마시며 천천히 내려온다. 무릎은 완전히 펴지 않고 95% 수준까지만 펴서 과신전을 방지한다.

1단계 | 감각 자극 훈련

1. 기본자세에서 20회 이상 가능한 가벼운 무게로 세팅한다.
2. 발은 어깨너비로 벌려 올리고, 발바닥으로 전달되는 무게를 느끼는 연습을 한다.
3. 다리를 구부릴 때 무릎이 발끝 방향과 일직선으로 정렬되도록 한다.
4. 허벅지에 힘이 들어오지만, 발바닥에서 오는 무게를 최대한 엉덩이로 느끼려고 한다.
5. 무릎이 안팎으로 흔들리지 않도록 바른 정렬을 유지한다.
- 대근육들을 사용하는 고중량 운동이므로 감각을 잘 깨워서 운동하여야 한다. 정렬된 자세에서 엉덩이로 밀어내는 감각을 만드는 데 집중하도록 한다.

2단계 | 좌우 균형 느끼기

1. 기본자세에서 12~15회 가능한 중간 무게로 세팅한다.
2. 좌우 다리에 동일하게 5:5로 힘이 들어가는지 느껴본다.
3. 내려올 때는 발뒤꿈치가 들리지 않도록, 깊이 있게 내려온다.
4. 복부에 힘을 주어 허리를 고정하고, 몸통이 뜨지 않게 유지한다.
5. 내릴 때 3초, 올릴 때 1초로 반동 없이 부드럽게 힘을 전달하며 운동한다.

3단계 | 보폭 변화시키며 운동하기

난이도 ★★★

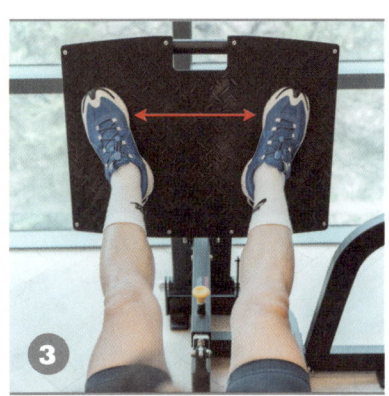 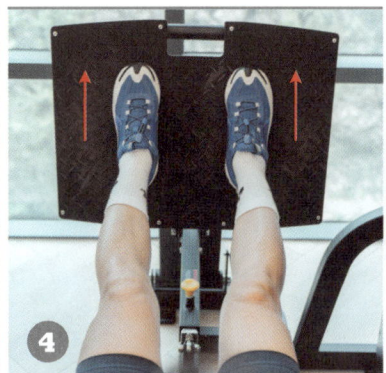 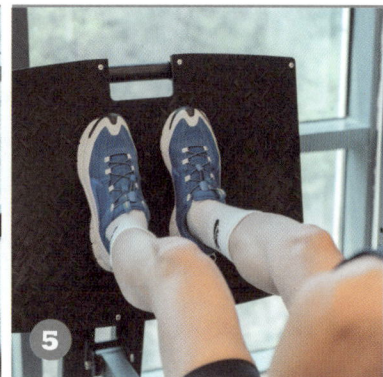

1. 기본자세에서 2단계와 같거나, 10% 정도 추가한 중량으로 세팅한다.
2. 세트마다 보폭과 발의 위치를 다르게 조정하여 근육 자극 부위의 변화를 느낀다.
3. 1세트는 어깨너비보다 한 주먹 넓게 하고, 발끝을 바깥쪽으로 향하게 하여 운동한다.
4. 2세트는 어깨너비로 벌리고, 발끝은 일자로 운동한다.
5. 3세트는 어깨너비보다 좁게 하고, 발끝은 일자로 운동한다.
6. 내려올 때는 4~5초간 천천히 버티며 내려온다.

10 하체&엉덩이 기구운동
이너 타이, 아웃터 타이

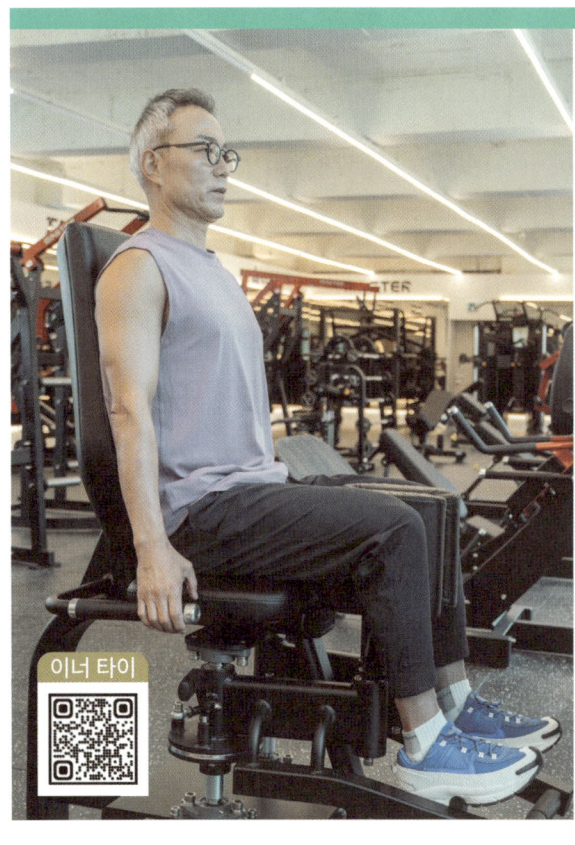
이너 타이

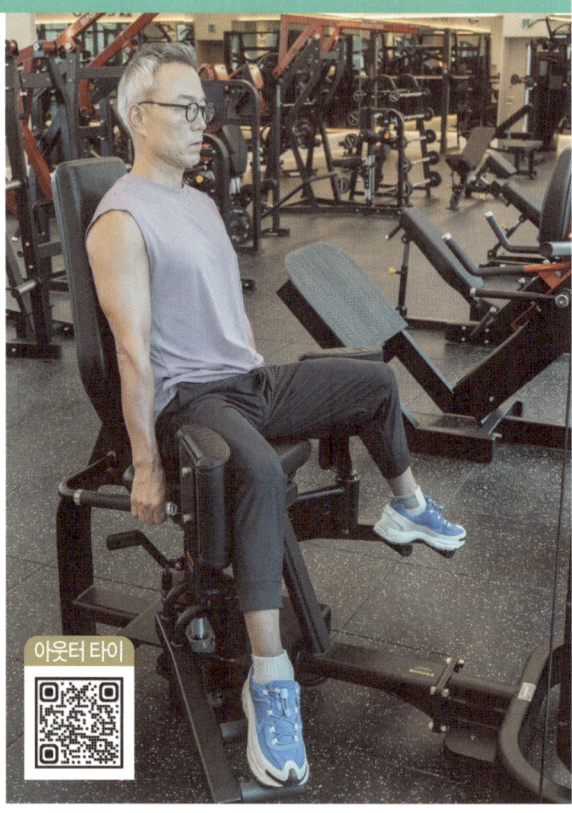
아웃터 타이

이너 타이Inner Thigh와 아웃터 타이Outer Thigh는 힙 어덕션Hip Adduction 머신을 같이 사용하지만 운동 방법은 다릅니다. 이너 타이 운동의 경우 허벅지 안쪽 근육인 '내전근'을 강화하는 대표적인 운동입니다. 내전근은 다리를 안쪽으로 모으는 역할을 하며, 걷기, 계단 오르기, 방향 바꾸기 같은 동작에서 다리의 안정성에 중요한 역할을 담당합니다. 그리고 골반과 무릎 정렬 유지에도 관여하기 때문에 시니어는 보행의 안정성과 낙상 예방을 위해 반드시 단련해야 할 근육입니다.

내전근은 허벅지 안쪽 깊숙이 위치한 비교적 작고 섬세한 근육들입니다. 그리고 힘을 강하게 내는 것보다 자세와 정렬을 유지하는 조절 기능이 더욱 중요합니다. 특히 나이가 들수록 이러한 조절 능력이 떨어지게 되면 무릎 통증, 자세 불균형, 낙상 위험이 높아지므로 예방 차원에서 근육

관리가 필수적입니다.

반면 아웃터 타이는 허벅지 바깥쪽과 엉덩이 근육, 특히 고관절 외전근을 강화하는 운동입니다. 주로 작용하는 근육은 중둔근, 소둔근, 이상근(및 대둔근 일부)이며, 이 근육들은 다리를 바깥쪽으로 벌리는 동작, 즉 고관절 외전에 중심적인 역할을 합니다.

걸을 때 골반이 좌우로 흔들리는 느낌이 있거나, 한쪽으로만 체중을 싣는 짝다리 습관이 있다면 엉덩이 근육이 약화되었을 가능성이 높기 때문에 이 운동이 꼭 필요합니다. 동작은 서서 하는 사이드 스텝 운동과 유사한 느낌을 줍니다. 아웃터 타이는 균형 유지, 한쪽 다리로 서는 힘, 낙상 예방 등 다양한 기능을 향상시키는 데 도움이 됩니다.

효과
이너 타이 | 내전근을 강화하고 하지 정렬의 안정성을 높인다.
아웃터 타이 | 고관절을 열어주는 엉덩이 근육을 강화하고 골반의 안정성을 향상시킨다.

포인트
이너 타이 | 허벅지 안쪽 근육을 사용해 다리를 모으는 감각을 느끼기, 손으로 내전근을 만져보며 수축 감각을 직접 인지하기
아웃터 타이 | 엉덩이 힘으로 고관절을 바깥쪽으로 벌리는 느낌을 정확히 인지하기

준비운동
이너 타이 | 똑바로 선 상태에서 한쪽 다리를 살짝 들고 앞뒤, 좌우로 흔들어주며 '레그 스윙' 동작을 한다.
아웃터 타이 | 맨몸으로 사이드 스텝을 하여 고관절 외전 자극과 중심 이동의 감각을 확보한다.

주의사항
- 운동 중 허리가 뒤로 젖혀지지 않도록 복부에 힘을 유지한다.
- 반동 없이 천천히 조절하며 운동한다.
- 무리한 고중량 사용은 피하고, 근육 감각 중심의 훈련에 집중한다.
- 아웃터 타이의 경우 무릎으로 움직인다는 느낌이 아니라, 고관절에서부터 벌리는 느낌에 집중한다.

이너 타이 기본자세

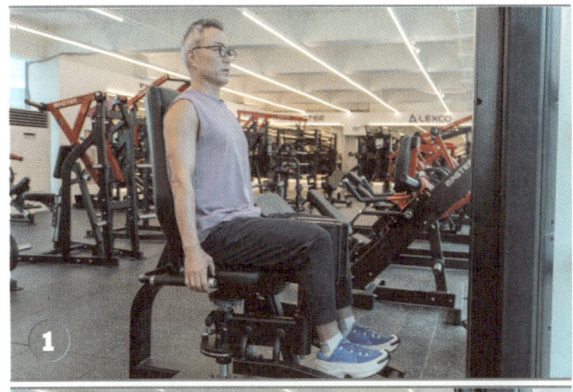 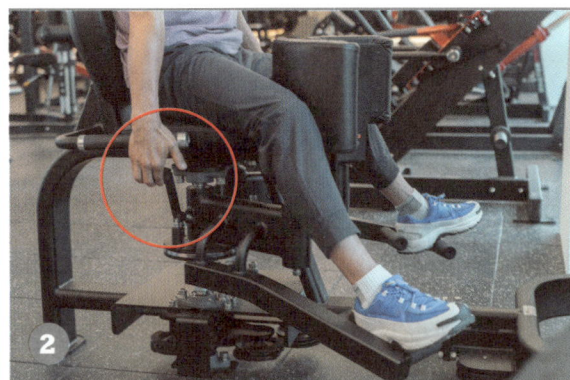
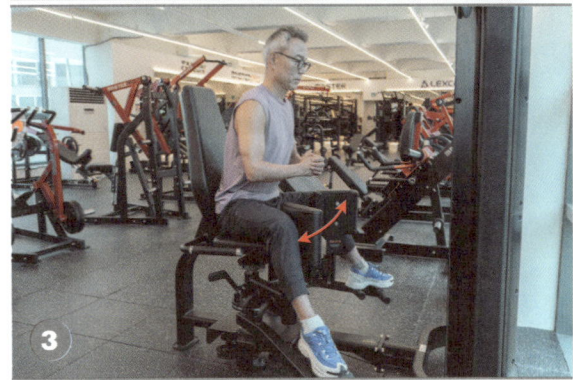 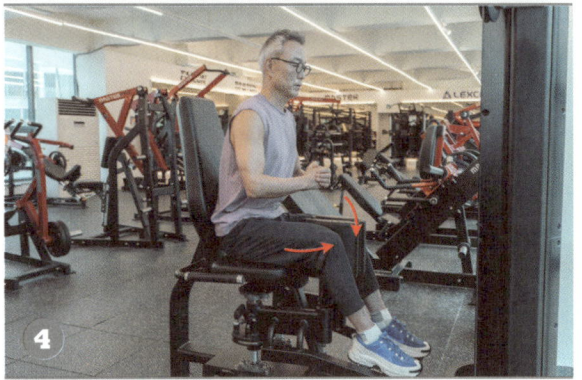

1. 기구에 앉아 무릎 안쪽이 패드에 닿도록 앉는다. 허리가 뜨지 않도록 등받이에 잘 밀착한다.
2. 고정핀을 들어 올린 후, 다리를 바깥으로 최대한 벌린다.
3. 고관절을 살짝 좁히며 상체를 앞으로 기울이고, 복부에 힘을 주며 몸을 고정한다.
4. 다리를 모으며 호흡을 뱉는다. 다리를 닫을 때는 완전히 모으지 말고, 90~95% 정도에서 멈추고 정지한다.
5. 다시 3초간 천천히 다리를 벌리며 호흡을 들이마시고, 시작 위치로 돌아온다.

1단계 | 내전근 느끼기

난이도 ★

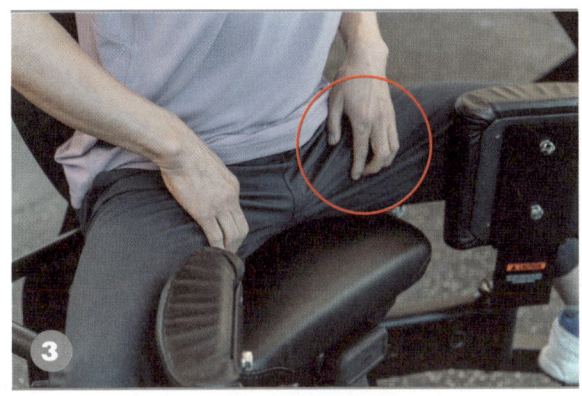

1. 기본자세에서 20회 이상 가능한 가벼운 무게로 세팅한다.
2. 무릎이 아닌 허벅지 안쪽에서 나오는 힘을 느끼는 연습을 한다. '다리를 모은다' 보다는 '허벅지 안쪽 근육을 당긴다'라는 느낌으로 운동한다.
3. 손으로 내전근 부위를 만져보며 수축 감각에 집중한다.
4. 리듬은 다리를 모을 때 1초, 벌릴 때 3초로 반동 없이 정확하게 수행한다.

2단계 | 운동 범위 확장하기

난이도 ★★

1. 기본자세에서 12~15회 가능한 중간 무게로 세팅한다.
2. 가능하다면 다리를 더 크게 벌린 상태에서 당겨오며 운동한다.
3. 다리를 모은 후 1초간 정지하고, 벌릴 때는 3초간 천천히 이완한다.
4. 좌우 다리의 움직임이 균형을 이루는지 의식하며 운동한다.

3단계 | 근육 조절력 강화하기

난이도 ★★★

1. 기본자세에서 2단계와 같거나, 10% 정도 추가한 중량으로 세팅한다.

2. 다리를 모으는 동작 중간 지점에서 2초간 멈췄다가, 최대로 수축하는 지점에서 또 2초간 정지한다. (근육 조절력 강화)
3. 이후 5초에 걸쳐 천천히 다리를 벌리며 시작 자세로 돌아온다.
4. 동작이 어려운 경우 손의 힘을 보조하여 운동한다.

아웃터 타이 기본자세

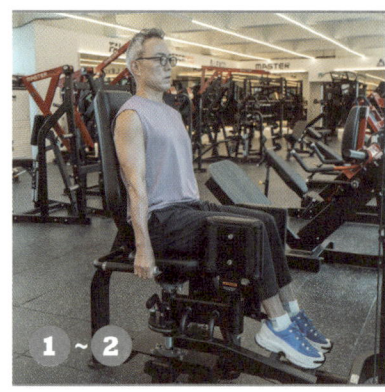 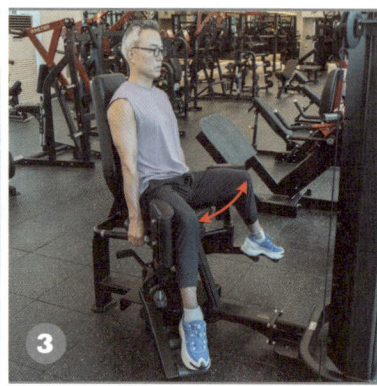 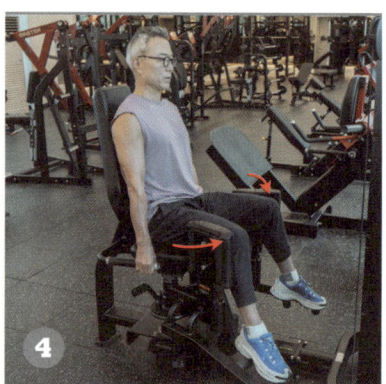

1. 기구에 앉아 무릎 바깥쪽을 패드에 밀착시키고, 다리를 골반 너비로 모은 상태에서 시작한다. 허리가 뜨지 않도록 등받이에 잘 밀착한다.
2. 손잡이를 잡아 상체를 고정하고 배에 힘을 주어 허리 정렬을 유지한다.
3. 다리를 바깥쪽으로 벌리며 호흡을 뱉고, 다리를 다시 천천히 모으며 호흡을 들이마신다.
4. 다리는 너무 과도하게 벌리지 않고 근육 수축이 확실히 느껴지는 범위까지 벌린다.

1단계 | 감각 인식하기

난이도 ★

1. 기본자세에서 20회 이상 가능한 가벼운 무게로 세팅한다.
2. 무릎이 아니라 고관절을 열어준다고 생각하며, 엉덩이 바깥쪽의 힘(근육의 수축)에 집중한다.
3. 다리를 벌린 후 1~2초 정지하고, 모을 때는 3초간 천천히 돌아온다.

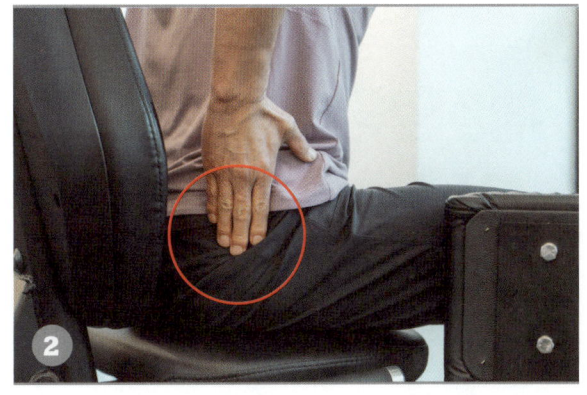

4. 반동 없이 동작을 진행하고, 허리가 젖혀지지 않도록 배에 힘을 잘 유지한다.

2단계 | 좌우 균형 느끼기 난이도 ★★

1. 기본자세에서 12~15회 가능한 중간 무게로 세팅한다.
2. 좌우의 엉덩이 근육이 동시에 같은 힘을 쓰는지 느껴보면서 반복한다. 손으로 엉덩이 부위를 짚어 근육 수축을 확인한다.
3. 다리를 벌릴 때는 빠르게, 모을 때는 천천히 통제하며 반복한다.
4. 천천히 가동 범위 확보를 시도한다.

3단계 | 집중 구간 반복하기 난이도 ★★★

1. 기본자세에서 2단계와 같거나, 10% 정도 추가한 중량으로 세팅한다.
2. 50% 수축한 지점부터 100% 수축한 지점 구간에서만 반복하여 운동한다. 짧은 범위 내에서 강한 집중력과 조절력을 발휘하는 것이 핵심이다. (내전 상태가 아닌 수축 구간에 집중하여 단련)
3. 중간에 근육이 너무 피로해지면 한 번씩 충분히 돌아왔다가 다시 반복한다.

11 | 하체&엉덩이 기구운동
스미스 스쿼트

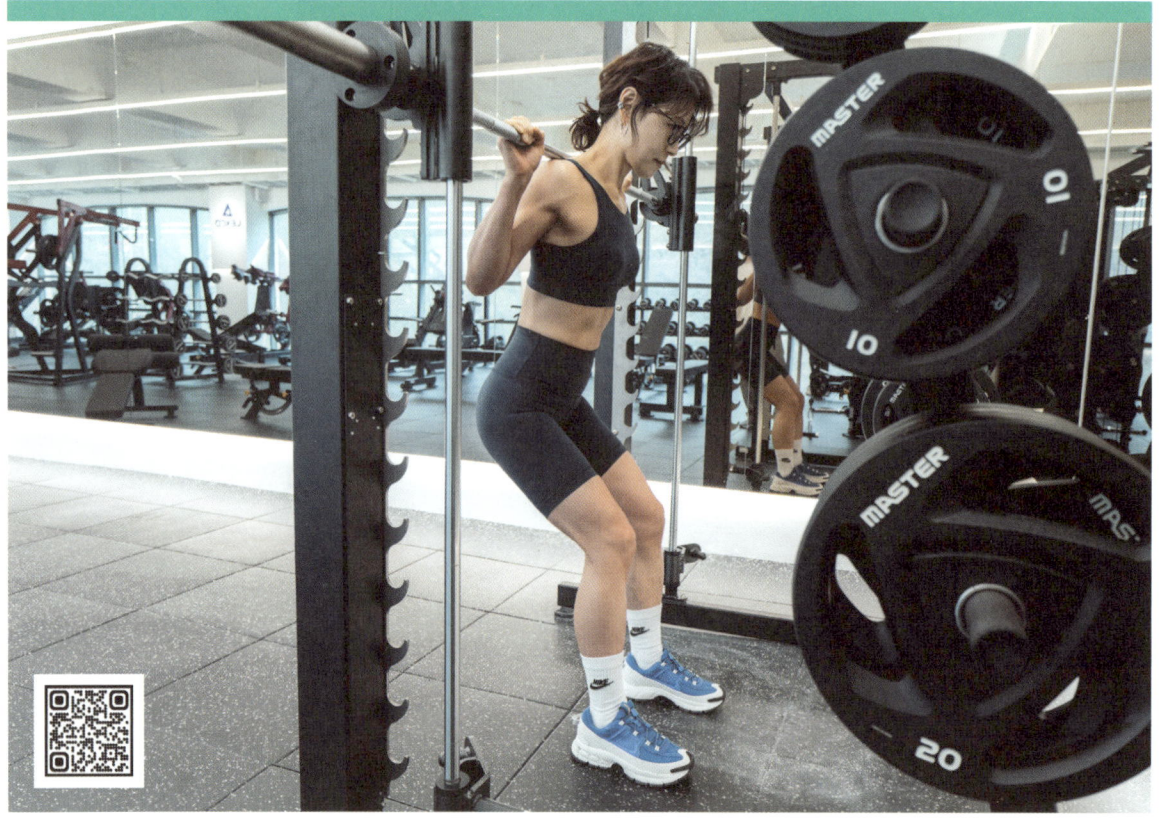

바벨이 레일에 고정되어 있는 형태의 기구를 스미스 머신Smith Machine이라고 합니다. 스미스 머신의 장점은 바벨이 앞뒤로 흔들리지 않고 수직으로만 움직이기 때문에 균형 걱정 없이 안전하게 운동이 가능하다는 것입니다. 스미스 머신을 이용하여 가슴, 등, 어깨, 하체 등 전신 근력운동이 가능한데, 그중 스쿼트 동작을 소개합니다.

위아래로 고정된 움직임을 활용한 스쿼트를 통해 하체의 근력 강화를 집중할 수 있습니다. 운동의 가동 범위를 상황에 맞춰 조절 가능하고, 안전핀을 사용하여 심리적인 부담을 줄이며 안전하게 운동할 수 있습니다.

효과	전반적인 하체 근력 강화
포인트	허벅지 앞쪽(대퇴사두근)과 엉덩이(둔근)를 타겟으로 운동하기
준비운동	'Part 2-9. 무릎 돌리기'를 통해 관절을 예열한다.

주의사항

- 좌우의 힘을 맞춘다. 머신 자체가 균형을 맞추고 있기 때문에 안전하지만 스스로도 좌우의 힘을 맞춰 골반과 무릎의 대칭을 확인하며 운동해야 한다.
- 높은 무게보다는 정확한 자세가 중요하다.
- 발 위치는 바벨보다 살짝 앞쪽에 둔다.
- 힙힌지 동작을 잘 수행하고, 올라올 때도 엉덩이를 쪼으며 앞으로 당긴다.

기본자세

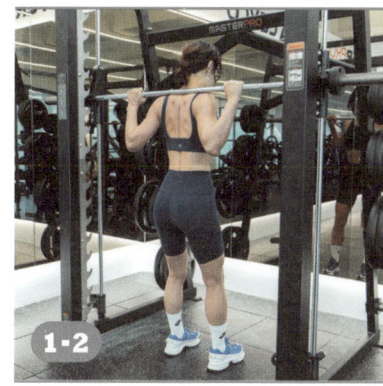 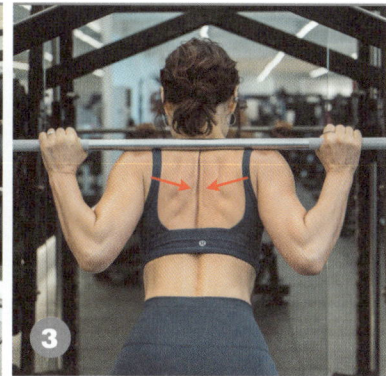 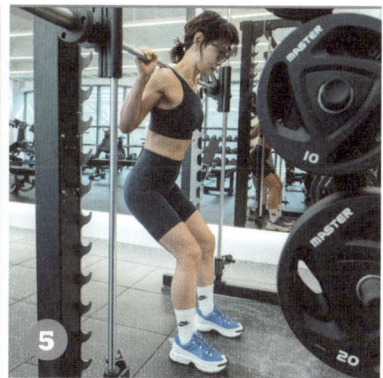

1. 기계 앞에 서서 바벨을 어깨높이, 혹은 어깨보다 살짝 낮게 세팅한다.
2. 발은 어깨너비로 하고, 손은 어깨보다 약간 넓게 잡는다.
3. 머리 뒤 승모근 위에 바벨을 올리고, 가슴은 내밀며 날개뼈(등)를 모아주어 바벨을 잘 고정한다.
4. 바벨을 살짝 들어 올려 걸쇠를 풀고, 앞을 보고 선다.
5. 발은 바벨 수직 아래 위치보다, 내 신발 길이만큼(20~30cm) 앞으로 나가서 선다.

1단계 | 천천히 리듬 익히기

난이도 ★

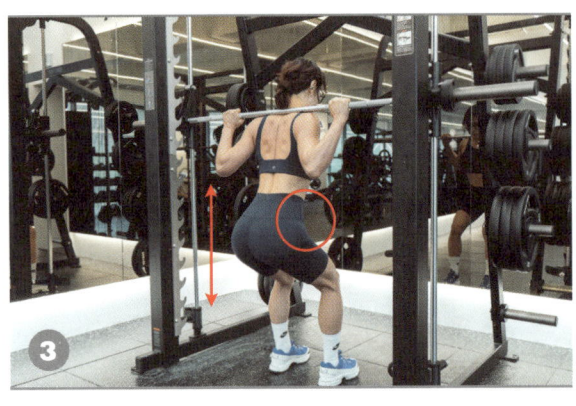 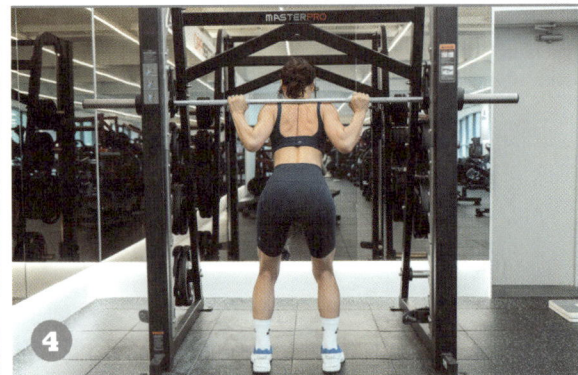

1. 무게는 바벨에 추가하지 않고 시작한다.
2. 호흡을 마시고 배에 힘을 준다.
3. 엉덩이를 먼저 뒤로 빼는 힙힌지 동작으로 시작한다.
4. 무릎도 같이 구부리며 50% 정도 천천히 내려갔다가, 발바닥으로 바닥을 밀어내는 힘을 주며 올라와 호흡을 뱉는다. 무릎을 구부릴 때는 무릎이 발가락보다 과하게 앞으로 나가지 않도록 주의한다.
5. 머신의 움직임 각도를 파악하며 천천히 작게 12~15회 반복한다.

2단계 | 3초 이완 + 1초 수축

난이도 ★★

1. 바벨 양쪽 끝에 가벼운 무게를 추가한다. (좌우는 항상 같은 무게를 세팅한다.)
2. 1단계 자세로 시작하지만 70% 정도 내려가며, 3초간 이완하며 앉는다.
3. 아래에서 1초간 멈췄다가, 빠르게 수축하며 올라온다. (빠르게 올라오다 보면 무릎을 사용하는 경우가 생길 수 있으니, 과하게 사용되지 않도록 주의한다.)
4. 올라올 때도 엉덩이를 앞으로 당기며, 좁혀진 고관절을 편다고 생각하며 올라오도록 한다.

3단계 | 홀드 스쿼트

난이도
★★★

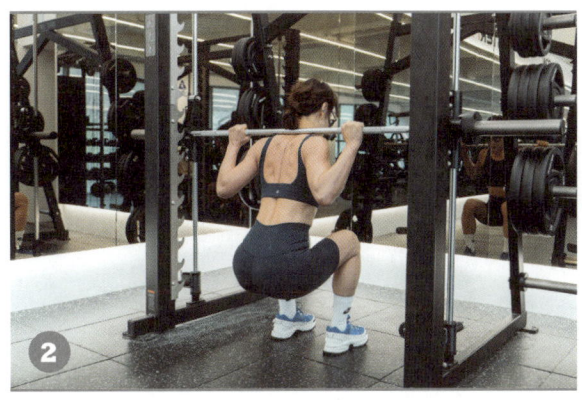

1. 2단계와 비슷하지만 아래 지점에서 동작에 차이를 둔다.
2. 가장 낮은 지점에서 아주 살짝 올라올 것처럼 바닥을 밀면서, 허벅지, 엉덩이, 배에 힘을 채우고 5cm만 올라와서 3초간 힘을 유지하고 멈춘다.
3. 힘을 유지하다가 3초가 지나면 다시 빠르게 수축하며 올라온다.

─── 응용 ───

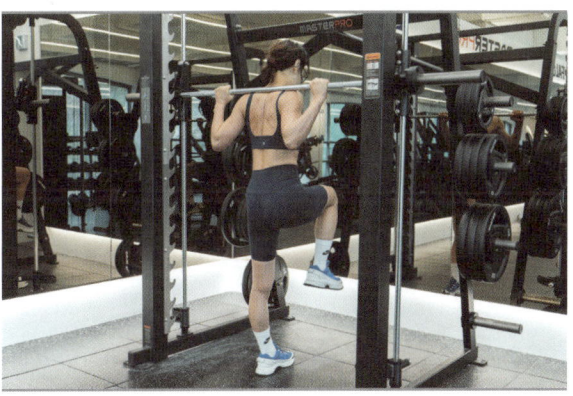

스미스 머신 스플릿 스쿼트 Smith Machine Split Squat : 스미스 머신을 이용해 한쪽 다리를 앞으로 내딛고, 다른 쪽 다리는 뒤로 두어 앉았다 일어나며 무릎을 들어 올리는 동작을 한다.

12 | 가슴 기구운동
체스트 프레스

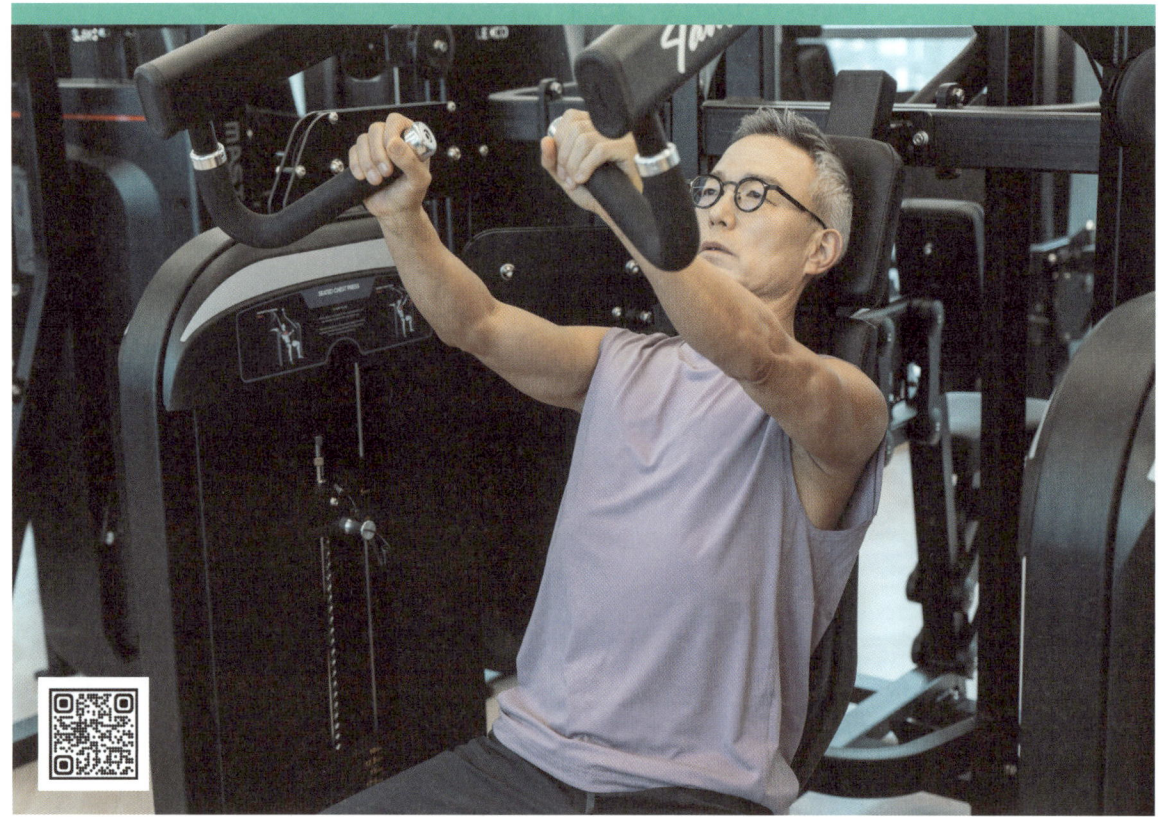

상체에서 끌어당기는 힘은 등 근육을 사용한다면, 밀어내는 힘의 대표는 가슴 근육입니다. 체스트 프레스Chest Press는 가슴 근육(대흉근)을 중심으로, 어깨 앞쪽(전면 삼각근)과 팔 뒤쪽(삼두근)까지 함께 단련할 수 있는 대표적인 상체 운동기구입니다. 동작 자체는 팔굽혀 펴기와 유사하지만, 머신을 사용하여 자세를 안정적으로 유지할 수 있습니다. 또한 체중보다 낮은 강도부터 고중량까지 폭넓게 조절할 수 있는 장점이 있습니다.

우리는 일상생활에서 문을 밀거나, 물건을 밀어내는 동작을 빈번하게 사용하고 있습니다. 체스트 프레스를 통해 밀어내는 동작에서 필요한 근육을 사용하는 연습을 할 수 있습니다. 이 운동은 시니어에게 상체 힘을 회복시키고, 낙상 시 상체의 근력이 보조 역할을 해주도록 도울 수 있습니다.

효과	가슴, 어깨, 삼두근의 기능과 근력을 강화한다.
포인트	팔꿈치를 펴는 느낌보다 겨드랑이를 조이며 가슴으로 밀어내는 감각에 집중하기, 팔로 민다고 생각하지 말고 가슴이 밀어내는 느낌으로 운동하기
준비운동	'Part 3-4. 팔꿈치 모았다 펼치기'를 통해 어깨의 가동성 증가, 가슴, 등 근육을 활성화시킨다.
주의사항	▪ 팔꿈치는 완전히 펴지 않고 95% 정도까지만 밀어낸다. ▪ 가슴을 앞쪽으로 여는 자세를 유지한다. ▪ 좌우의 균형을 유지하며 밀어낸다. ▪ 어깨의 유연성에 따라 운동 범위를 조절한다.

기본자세

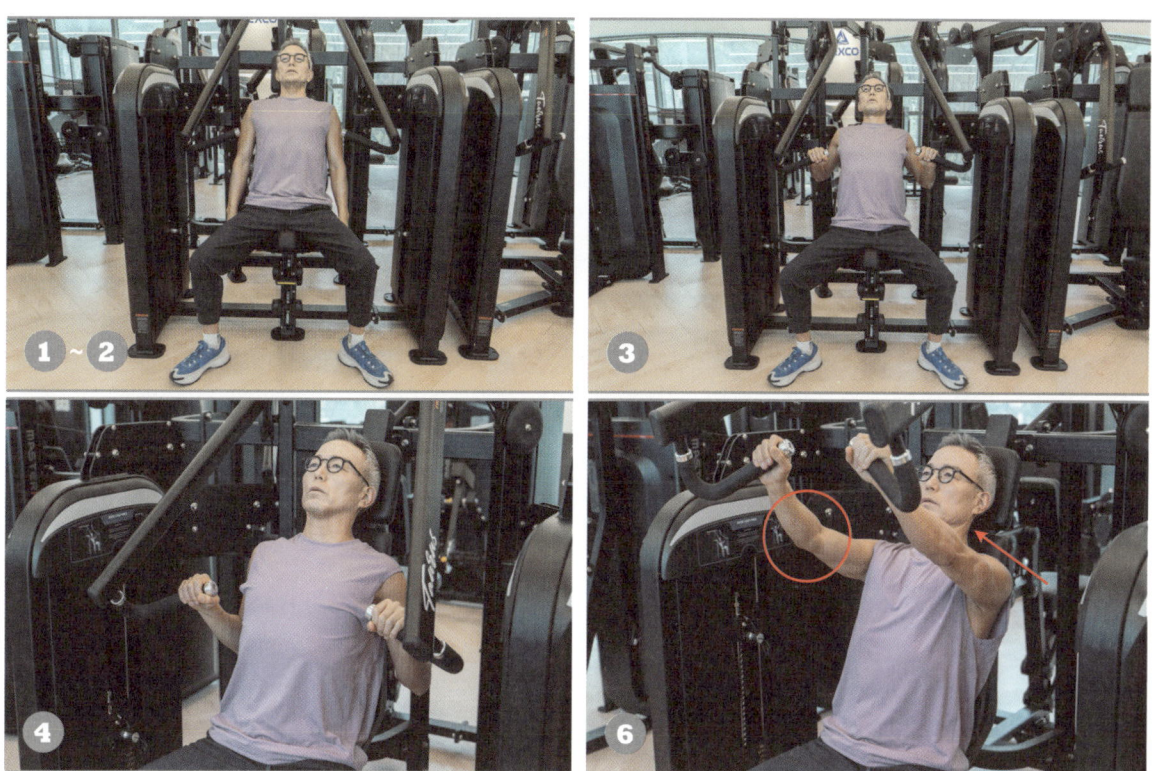

1. 머신에 앉아 엉덩이와 허리를 등받이에 밀착시킨다.

2. 발은 바닥에 단단히 고정시키고 복부에 힘을 준다.
3. 손잡이를 잡았을 때 팔꿈치가 어깨보다 약간 아래, 손보다 약간 위에 위치하도록 높이를 조절한다.
4. 손은 어깨너비 또는 약간 넓게 잡고, 손목은 꺾이지 않도록 일직선으로 정렬한다.
5. 팔을 밀며 호흡을 뱉고, 돌아올 때는 천천히 호흡을 마시면서 시작 위치로 돌아온다. 이때 어깨가 너무 으쓱 올라가거나 머리가 앞으로 기울지 않도록 주의한다.
6. 팔은 완전히 펴지 않고 95% 정도까지만 밀어낸다.

1단계 | 감각 느끼기

난이도 ★

1. 기본자세에서 20회 이상 가능한 가벼운 무게로 세팅한다.
2. 어깨가 들리지 않도록 주의하며, 가슴을 앞으로 향하며 펼쳐준 자세를 유지한다.
3. 팔로 미는 느낌보다는 가슴으로 밀어낸다는 감각에 집중한다.
4. 겨드랑이를 조이며 쥐어짜듯이 밀면 더 깊은 가슴 수축이 만들어진다.

2단계 | 코어 활용하기

난이도 ★★

1. 기본자세에서 12~15회 가능한 중간 무게로 세팅한다.
2. 발바닥으로 바닥을 단단히 누르며, 엉덩이가 살짝 뜨는 듯한 느낌으로 자세를 잡는다.
3. 상체를 등받이에 강하게 밀착해 코어를 적극적으로 활용한다. 이 자세를 통해 더 안정적으로 강하게 가슴 근육을 쓸 수 있다.
4. 밀어낸 후 1초 정지하고, 돌아올 때는 천천히 3초간 신장성 수축을 한다.

3단계 | 한쪽 팔씩 운동하기

난이도 ★★★

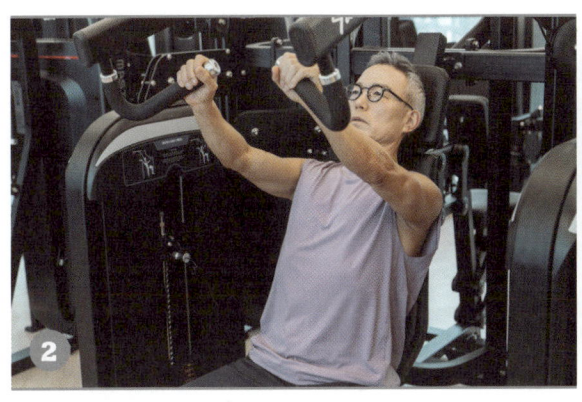 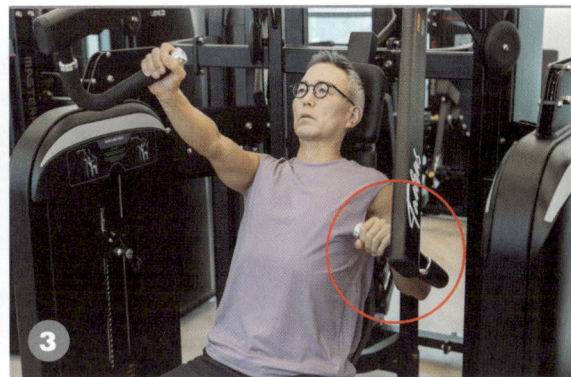

1. 기본자세에서 12~15회 가능한 무게로 세팅한다.
2. 두 팔로 프레스를 한 뒤, 가슴에 힘을 유지하고 멈춘다.
3. 한쪽 팔만 천천히 시작 자세로 돌아온다.
4. 반대쪽 팔은 그대로 밀고 있는 상태를 유지하고, 다시 한쪽 팔만 민다.
5. 좌우로 교차하며 한 팔씩 프레스를 한다. 이때 몸통이 좌우로 흔들리지 않도록 코어 힘을 잘 유지한다.
6. 머신이 좌우 독립형이 아닐 경우, 중량을 절반 정도로 낮추고 한쪽씩 단독으로 운동한다.

13 | 가슴 기구운동
펙 덱 플라이

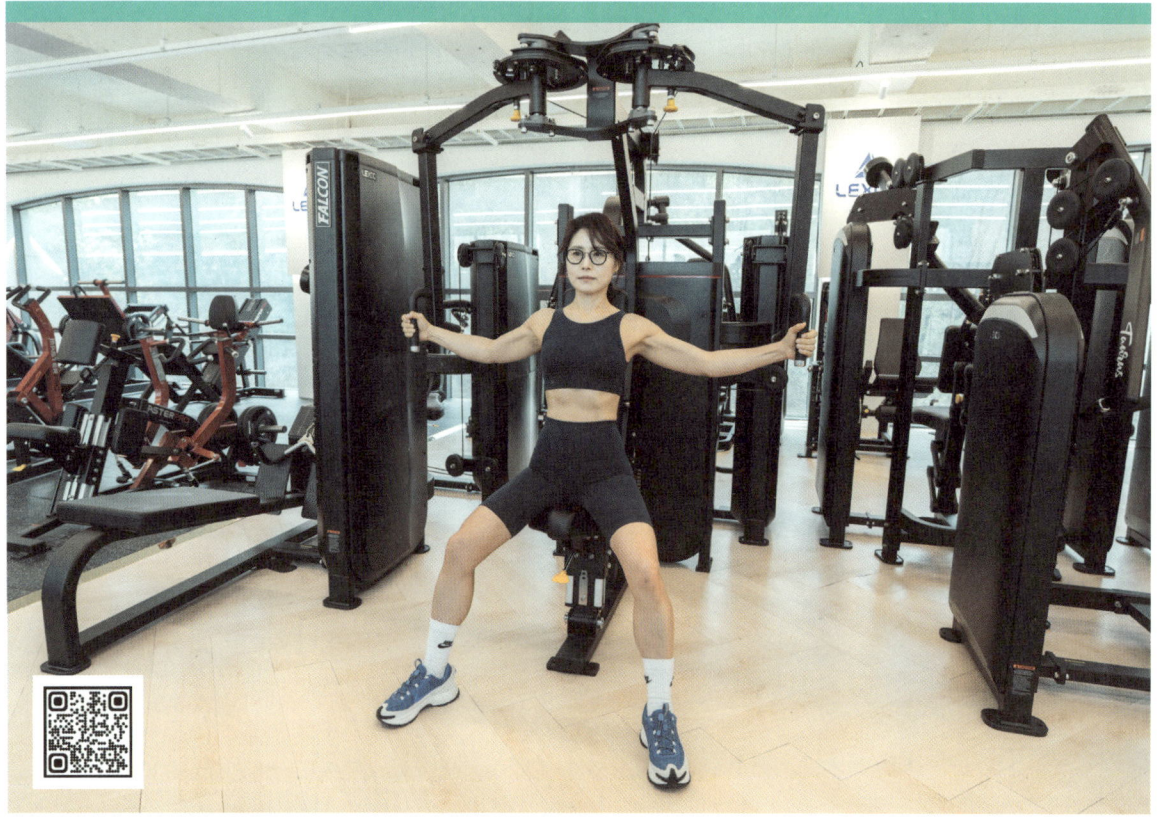

체스트 프레스가 '밀어내는 힘'이라면, 펙 덱 플라이Pec Deck Fly는 '모아주는 힘'을 단련하는 운동입니다. 팔을 양옆에서 앞쪽으로 모으는 동작을 통해 가슴 근육을 집중적으로 자극합니다. 팔꿈치를 고정한 상태로 움직이기 때문에 팔보다 가슴 중심의 수축 감각을 더 뚜렷하게 느낄 수 있습니다.

　대신 이 운동은 어깨 관절을 축으로 하는 단일 관절 움직임이기 때문에, 프레스 동작처럼 큰 힘을 낼 수는 없습니다. 강도보다는 자극되는 느낌, 정확도, 반복 횟수 중심으로 운동하는 것이 중요합니다. 운동을 할 때 안쪽으로 충분히 모아주며 가슴에 힘을 느끼는 것과 천천히 길게 가슴을 펼쳐주며 늘리는 신장성 수축을 잘 활용하여야 효과적입니다.

효과	가슴 중심부부터 바깥쪽까지 대흉근의 넓은 가동 범위를 확보한다.
포인트	팔의 개입을 줄이고, 가슴으로 모아주는 힘 사용하기
준비운동	'Part 3-22. 5분 홈트레이닝 추가 추천운동' 중 '1. 손바닥 마주 대고 밀기'를 통해 가슴 수축 감각을 인지하고, 어깨 정렬을 예열한다.
주의사항	▪ 팔을 뒤로 젖히는 느낌보다는 옆으로 활짝 펼친다는 느낌에 집중한다. ▪ 팔꿈치와 손목 각도를 고정하고, 반동 없이 천천히 운동한다. ▪ 좌우 균형을 맞추며, 양팔이 같은 속도로 움직이도록 한다.

기본자세

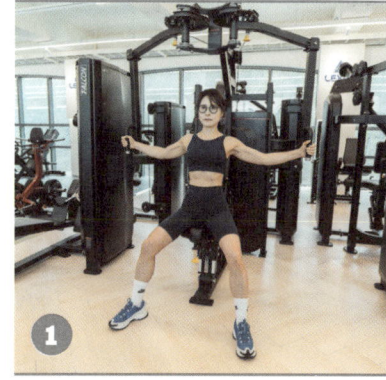 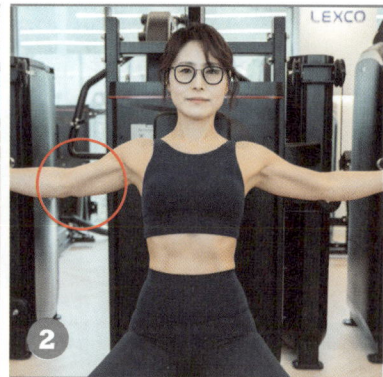 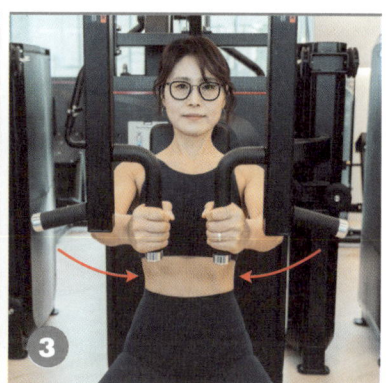

1. 머신에 앉아 엉덩이와 허리를 등받이에 밀착하고, 손잡이를 가볍게 쥔다.
2. 가슴은 활짝 열며 팔을 펼친다. 이때 팔꿈치는 다 펴지 않고 95%정도만 편다고 생각한다. 어깨는 아래로 안정되게 유지한다.
3. 팔을 앞으로 천천히 모으며 호흡을 뱉고, 가슴 중앙이 조여지는 느낌에 집중한다.
4. 다시 3~4초에 걸쳐 천천히 팔을 옆으로 벌리며, 가슴이 길게 늘어나는 느낌을 유지하며 호흡을 들이마신다.

1단계 | 가슴 자극 익히기

난이도 ★

1. 기본자세에서 20회 이상 가능한 가벼운 무게로 세팅한다.
2. 옆으로 큰 원을 그리듯 팔을 당겨오고, 다시 옆으로 활짝 펼치듯 천천히 돌아간다.
3. 가슴을 앞으로 내민 상태를 유지하며 팔이 아닌 가슴 수축에 집중한다.
4. 모을 때는 1초, 펼칠 때는 3초 이상 천천히 수행한다.

2단계 | 수축 유지하기

난이도 ★★

1. 기본자세에서 12~15회 가능한 중간 무게로 세팅한다.
2. 팔을 모은 상태에서 2초간 수축을 유지한다.
3. 다시 팔을 펼치고, 끝지점에서 팔을 모으기 위해 힘을 줄 때 가슴에 힘을 걸고 2초간 수축한다.
4. 그 긴장 상태를 유지한 채 천천히 다시 모아주는 동작을 한다.

3단계 | 반동 활용하여 수축하기

난이도 ★★★

1. 기본자세에서 12~15회 가능한 무게로 세팅한다.
2. 가슴을 내밀어 펼치고, 머신에서 중량을 아주 살짝만 띄운다.
3. 그 상태에서 3회 천천히 반동 후, 수축을 유지하며 앞쪽으로 모아주고 3초 머문다.
4. 다시 3초 동안 천천히 펼쳐주고, 끝지점에서 다시 3회 반동 후 모아주는 것을 반복한다.

14 | 어깨 기구운동
숄더 프레스

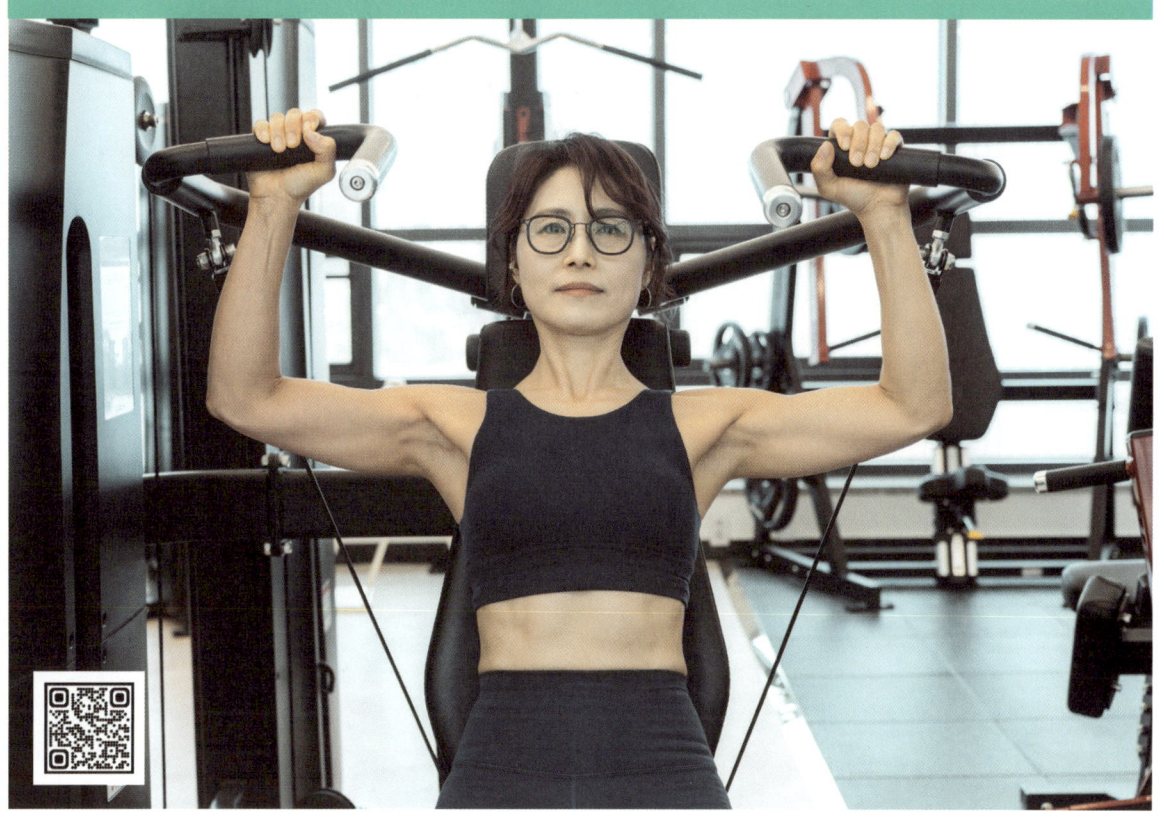

팔을 머리 위로 들어 올리거나, 물건을 위로 들거나, 선반 위로 손을 올리는 등 팔을 위로 드는 동작은 일상생활에서 자주 쓰이는 움직임입니다. 이런 동작을 할 때 관여하는 근육이 어깨의 '삼각근'입니다. 삼각근은 팔을 위로 들 때뿐 아니라, 밀어내는 동작을 할 때도 쓰입니다.

숄더 프레스Shoulder Press 머신은 어깨 근육을 강화하여 이런 '밀어내는' 동작을 단련하는 대표적인 기구운동입니다. 특히 팔을 머리 위로 올리는 동작은 나이가 들수록 약화됩니다. 이로 인해 오십견, 어깨충돌증후군 같은 질환을 겪기도 합니다. 특히 팔이 잘 올라가지 않으면 허리를 뒤로 젖히는 동작을 유발해서 허리 통증으로 이어지기도 합니다.

숄더 프레스 머신은 전반적인 상지 근력이 향상되고, 안정화될 수 있도록 합니다. 어깨의 가동 범위를 잘 확보하고, 근력을 유지하기 위해서 기구를 잘 사용해 봅시다.

효과 어깨 전면과 측면 삼각근의 근력을 강화한다.

포인트 손으로 잡은 무게가 어깨로 바로 전달된다고 느끼며 밀기, 날개뼈(견갑골)를 안정적으로 자세 잡기

준비운동 'Part 2-4. 견관절 회전하기'를 통해 가동 범위를 확보한다.

주의사항
- 허리가 과하게 젖혀지지 않도록 복부에 힘을 유지한다.
- 어깨가 귀와 멀어지게 유지한다. 어깨가 귀 쪽으로 올라가지 않도록 날개뼈를 아래로 눌러 안정적으로 유지한다.
- 팔꿈치가 너무 벌어지거나, 손이 어깨보다 뒤로 가지 않게 주의한다.
- 기구를 들어 올릴 때 팔꿈치가 뒤로 빠지지 않고 수직으로 움직일 수 있도록 집중한다.

기본자세

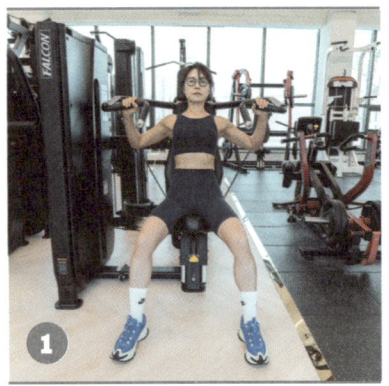 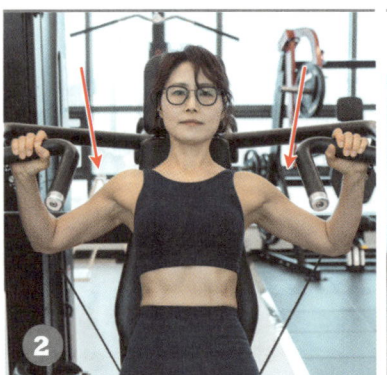 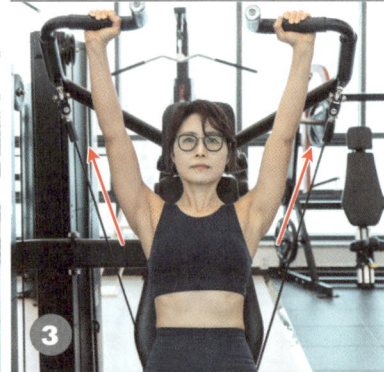

1. 머신에 앉아 엉덩이와 허리를 등받이에 밀착한다. 발은 바닥에 단단히 고정하고, 복부에 힘을 줘서 중심을 유지한다.
2. 손잡이를 잡고 팔꿈치를 어깨보다 약간 낮은 위치에 둔다. 손목은 손과 팔이 일직선이 되도록 고정한다.

3. 팔을 위로 밀며 호흡을 뱉고, 천천히 팔을 내리며 호흡을 들이마신다. 팔을 올릴 때 어깨가 너무 으쓱하고 솟지 않도록 주의한다.
4. 팔은 완전히 펴지 않고 90~95%만 펴고 정지한다.

1단계 | 어깨 감각 인식하기

난이도 ★

1. 기본자세에서 무게는 가볍게 세팅한다.
2. 손에 무게를 얹고, 어깨로 전달받아, 어깨로 순수하게 밀어 올린다. 어깨의 정렬과 감각을 익히는 과정이 중요하다.
3. 밀어 올린 지점에서 어깨는 귀와 멀어지게 유지하며 마무리 한다.
4. 전체적으로 천천히 반복하며 감각을 익힌다.

2단계 | 좌우 협응 & 리듬 조절

난이도 ★★

1. 기본자세에서 12~15회 가능한 중간 무게로 세팅한다.
2. 좌우 어깨의 힘을 똑같이 느끼며 밀어낸다.
3. 올라갈 때는 1초, 내려올 때는 3초로 리듬을 맞춘다.
4. 속도가 올라갈 때 허리가 젖혀지지 않도록 복부의 힘을 유지한다.

3단계 | 한쪽씩 자극하기

난이도 ★★★

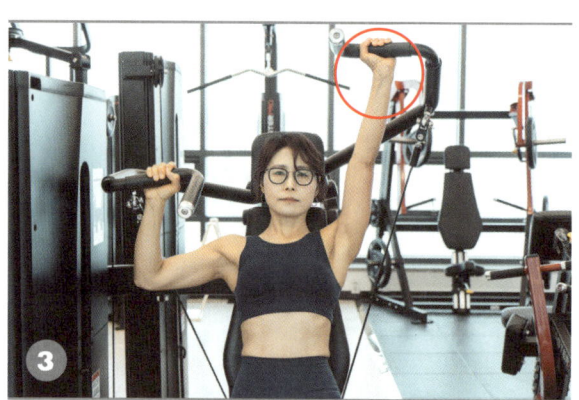

1. 기본자세에서 2단계보다 중량을 조금 더 추가한다.
2. 발바닥은 바닥을 더 힘 있게 누르며 양팔로 밀어 올린다.
3. 한쪽씩 어깨를 낮췄다 올리면서 교차로 운동한다. 만약 머신이 분리형이 아닌 경우, 한쪽 팔만 단독으로 반복하고, 팔을 바꾼다.
4. 배에 힘을 줘서 허리를 고정하고, 몸이 흔들리지 않도록 한다. 좌우의 균형을 맞춘다.

15 | 팔 기구운동
케이블 컬

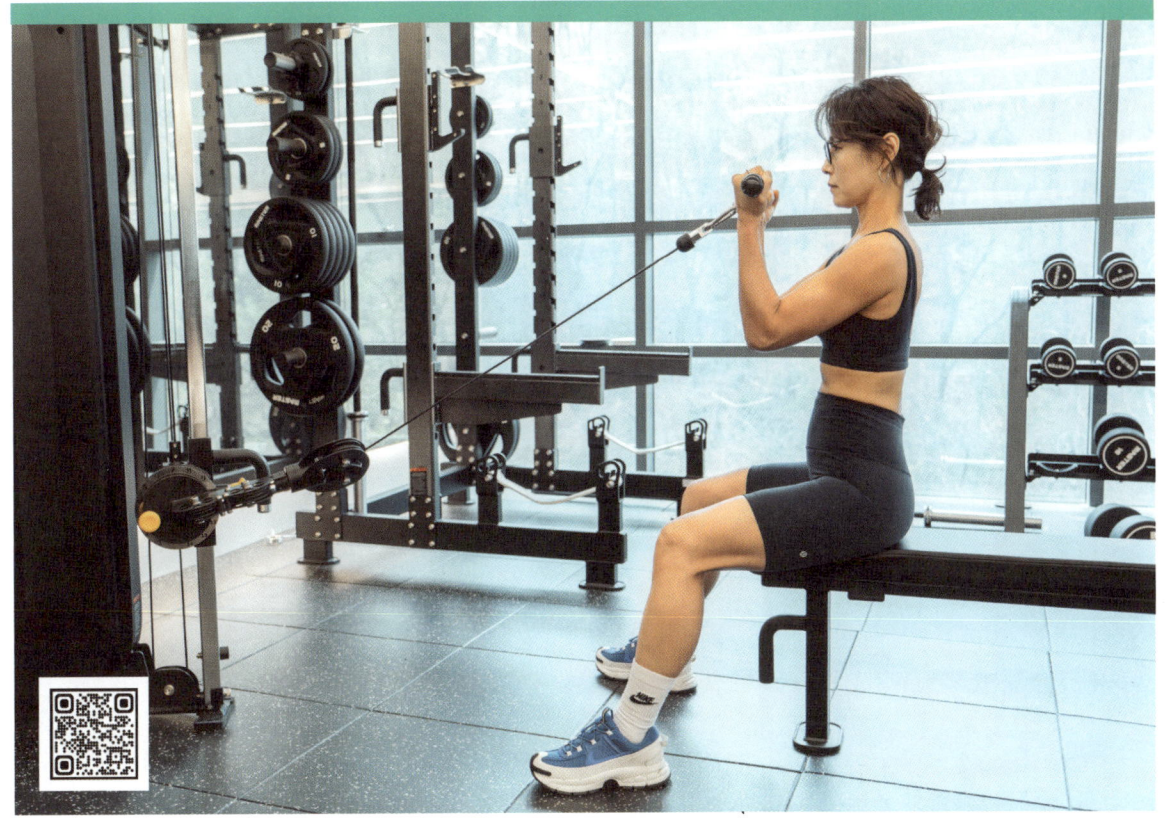

케이블은 사용 방법이 다양하고, 그립의 형태도 다양하여 많은 부위의 운동을 하는 데 활용할 수 있습니다. 그중 팔꿈치를 굽히며 당기는 케이블 컬Cable Curl 운동을 통해 상완이두근을 강화할 수 있습니다.

팔을 굽히는 동작은 일상에서 매우 많이 반복하게 됩니다. 예를 들어, 핸드폰을 잡는 순간에도 팔을 구부려 당겨오게 되는 것처럼 하루 종일 쉼 없이 무의식적으로 많이 쓰이는 동작입니다.

이두근을 운동하면 근력과 안정성을 확보할 수 있습니다. 이때, 케이블 머신을 활용하여 이두 운동을 하면 중력 방향으로만 운동을 하지 않아도 된다는 큰 장점이 있습니다. 앉은 자세나 선 자세 등 다양한 자세로, 일정한 저항을 걸어서 운동할 수 있어서 운동 자극을 더 세밀하게 조절할 수 있습니다.

효과	이두근을 강화한다.
포인트	들어 올리는 느낌이 아니라, 팔꿈치를 접어주는 힘과 천천히 펼쳐주는 힘으로 운동하기
준비운동	'Part 2-11. 팔꿈치 당기기'를 통해 가동성을 확보한다.
주의사항	▪ 팔꿈치를 앞뒤로 흔들지 않고, 옆구리 옆에 고정한다. ▪ 팔로 당긴다는 느낌보다는 팔꿈치를 접는다고 생각하며 운동한다. ▪ 어깨를 들거나 허리를 젖히지 않도록 복부에 힘을 유지한다. ▪ 반동 없이 천천히 당기고 천천히 편다. 팔을 펼 때도 힘을 빼지 말고, 마치 브레이크를 밟듯이 천천히 이완한다.

1단계 | 앉은 자세로 운동하기

난이도

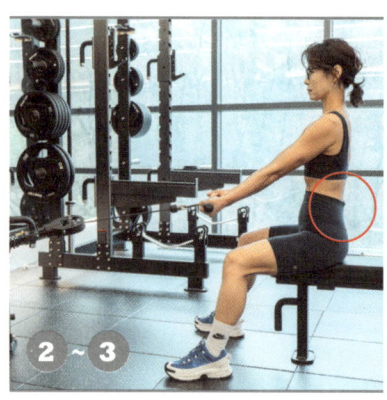
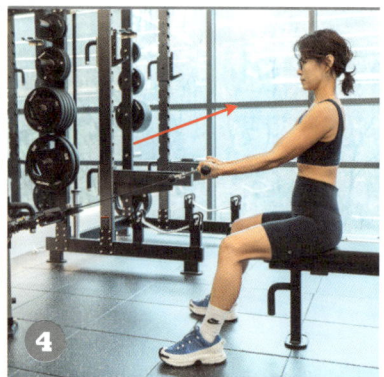
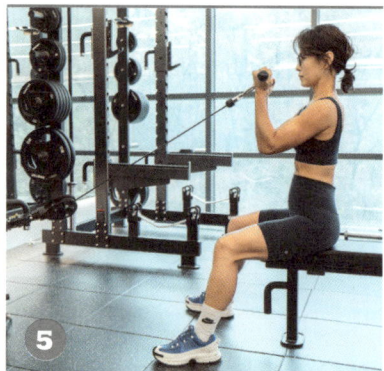

1. 20회가 가능한 가벼운 중량으로 세팅한다.
2. 케이블 머신 근처에 플랫 벤치를 놓는다. 케이블의 시작점을 벤치 높이에 맞춘다.
3. 발은 어깨너비로 하고, 허리는 곧게 세워 플랫 벤치에 앉는다.
4. 언더 그립으로 바를 잡고 팔을 앞으로 편다. 중량 블록이 10cm 정도 뜬 상태에서 운동을 시작한다.
5. 손목은 몸쪽으로 살짝 구부려 잡은 상태를 유지한다. 그립을 턱 앞으로 당기듯 팔꿈치를 구부린다.
6. 천천히 시작 자세로 돌아간다. 20회 정도 반복한다.

2단계 | 선 자세로 운동하기

난이도 ★★

1. 12~15회 가능한 중량으로 세팅한다. 케이블의 시작점은 가장 아래로 둔다.
2. 케이블 한 발 뒤에 서고, 양발의 간격은 골반 너비로 한다.
3. 선 자세에서 발가락부터 허벅지, 엉덩이, 배, 겨드랑이에 힘을 주고 차렷 자세로 그립을 잡는다.
4. 팔은 몸 앞쪽에 고정하여 그립을 잡고, 팔꿈치를 구부려 올린다.
5. 천천히 3초간 내려간다. 12~15회 반복한다.

3단계 | 선 자세 + 이두 수축 조절력 강화하기

난이도 ★★★

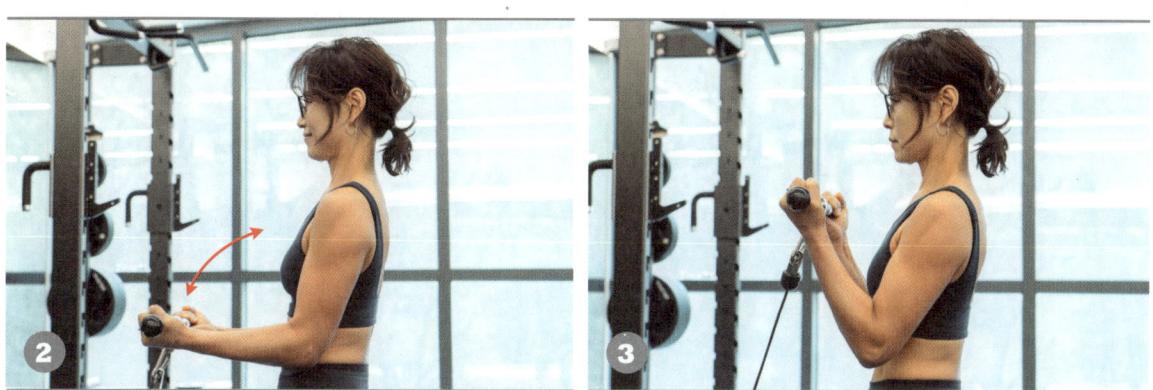

1. 2단계와 같은 자세와 세팅으로 시작한다.
2. 팔을 50% 정도까지만 올렸다가 다시 40% 정도 내려간다.
3. 2번 반복 후, 3번째에는 끝까지 올라간다.
4. 천천히 3초 동안 내려온다.
5. 다시 아래에서 작게 반복 후에 끝까지 올라간다. 12~15회 반복한다.

16 | 팔 기구운동
푸시다운

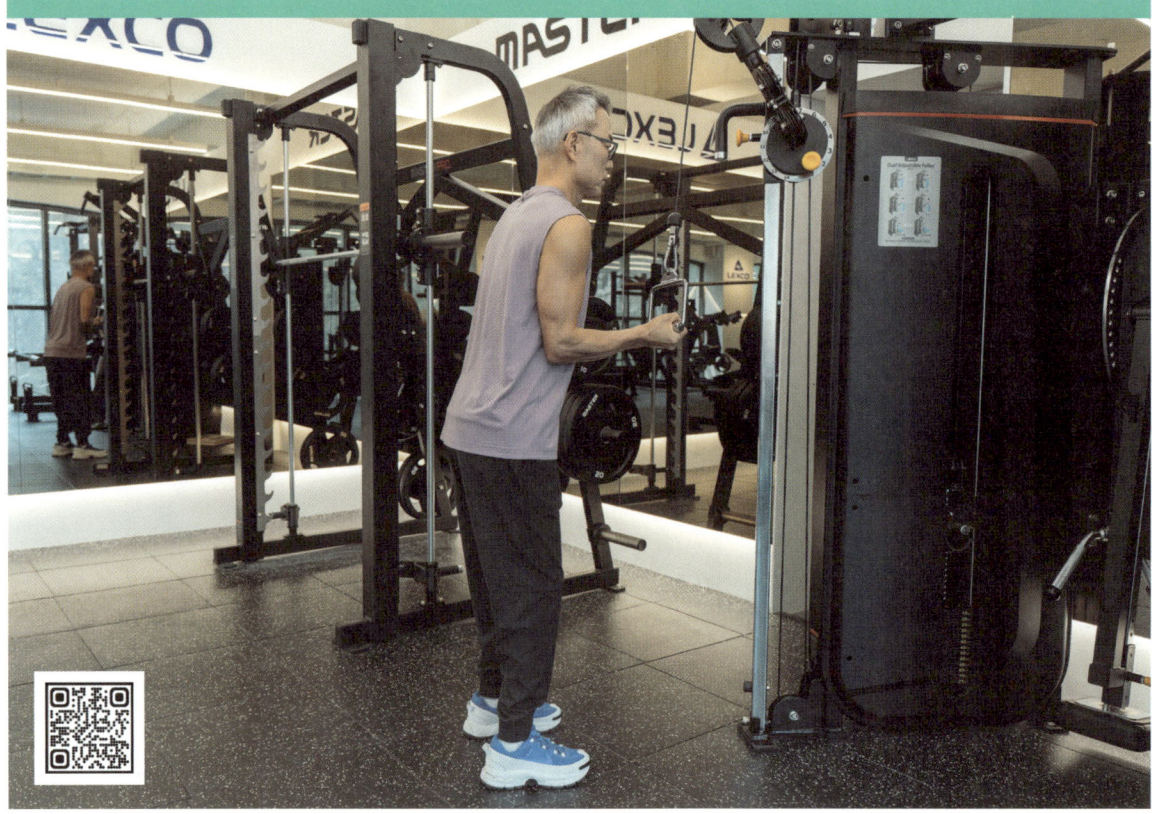

일상에서 바닥을 짚거나, 문을 밀거나, 의자를 잡고 일어나는 등 밀어내는 동작을 할 때, 가슴과 어깨, 팔의 삼두근(상완삼두근)이 주로 쓰입니다. 팔에서 이두는 2개의 근육이 있는 구조이고, 삼두는 이름처럼 '내측두, 외측두, 장두' 3개의 근육으로 구성되어 있습니다. 삼두는 이두보다 근육의 개수가 많은 만큼 강한 특징이 있습니다. 그리고 삼두는 팔의 뒤쪽에 위치하고, 주로 팔꿈치 관절을 펴는 기능을 담당합니다. 또한 손목과 어깨 관절과의 협응력도 좋은 근육입니다.

푸시다운Pushdown은 관절에 부담이 적고, 자극 부위가 명확한 삼두 운동이며, 케이블 머신을 활용해서 운동할 수 있습니다. 여러 단계를 통해서 삼두를 다양하게 운동해 보겠습니다.

효과	삼두근(내측두, 외측두, 장두)을 고르게 강화하고, 실생활 동작에서 밀기 기능을 향상시킨다.
포인트	팔꿈치 안정화, 팔을 펴내는 기능에 집중하며 강화하기
준비운동	'Part 2-11. 팔꿈치 당기기'를 통해 관절의 가동성을 확보한다.
주의사항	▪ 팔꿈치가 앞뒤로 흔들리지 않도록 고정하여 운동한다. ▪ 어깨를 으쓱하지 말고, 어깨의 개입을 줄여서 운동한다.

1단계 | 한 손 언더그립 푸시다운

난이도 ★

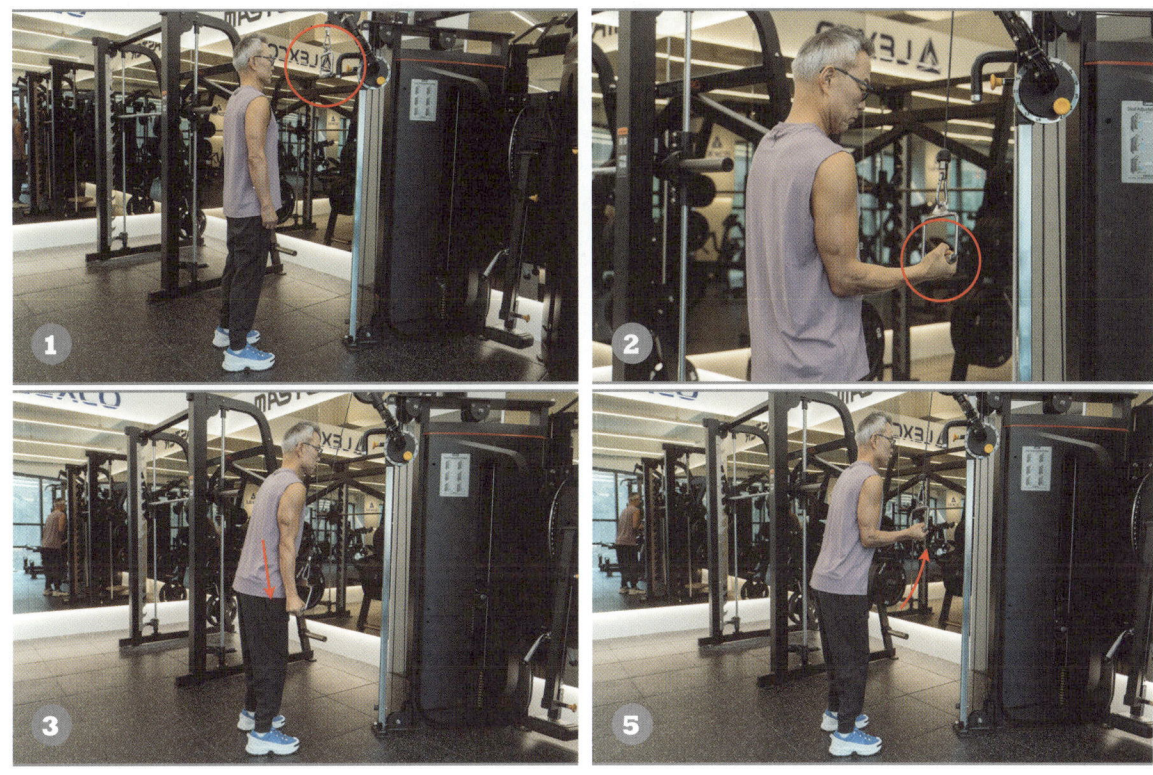

1. 원핸들 그립으로 세팅 후 가벼운 무게로 설정한다. 케이블 머신에서 한 발짝 뒤에 선다. 고관절과 무릎을 살짝 구부려 상체를 앞으로 기울인다.
2. 손바닥이 위로 가게 잡고 팔꿈치를 90도 구부리고 옆구리에 고정시킨다. 손목은 일자를 유지한다.
3. 팔을 펴며 호흡을 뱉고, 구부리면서 들이마시며, 한 손씩 운동한다.

4. 팔을 아래로 펴며, 삼두의 안쪽 내측두의 힘에 집중한다.

5. 천천히 90도로 올라온다. 정확한 자극에 집중한다.

2단계 | 스트레이트 바 푸시다운

난이도 ★★

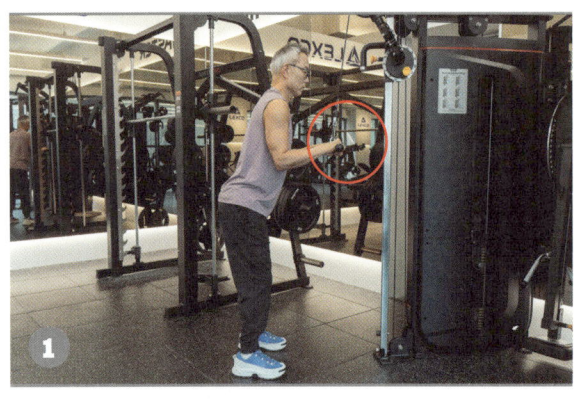
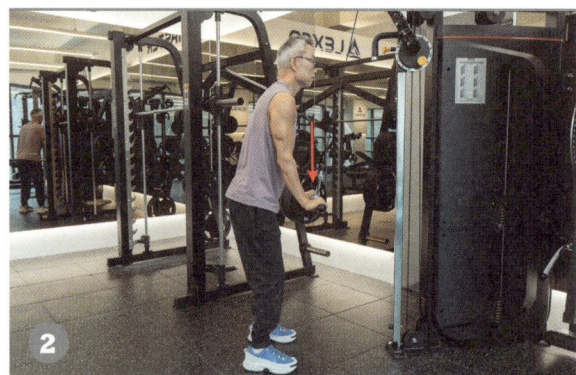

1. 장두 중심으로 자극하며 삼두 전체를 운동하는 방법이다. 스트레이트 그립으로 교체하고 손바닥이 아래로 가도록 두 손으로 잡는다.

2. 팔을 빠르게 펴며 수축하고, 3초 동안 천천히 이완하며 올라온다.

3단계 | 단계적 수축하기

난이도 ★★★

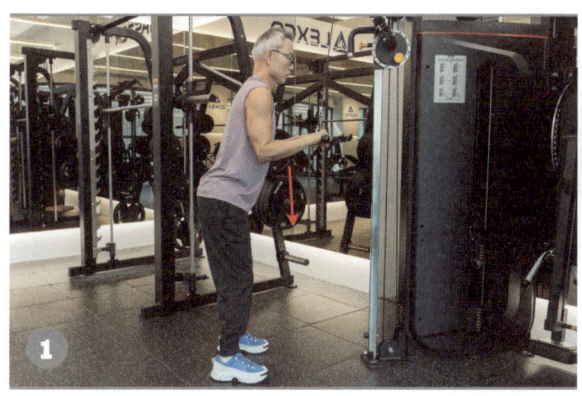 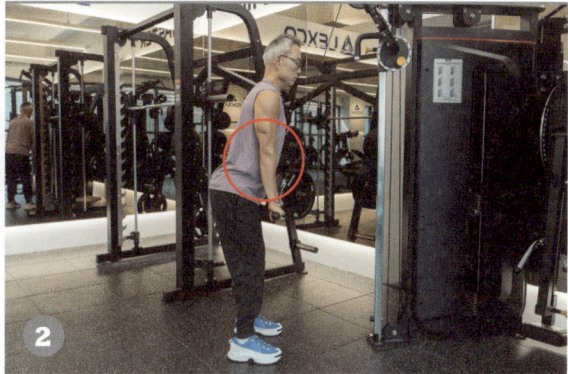

1. 장두에 집중하며 지구력을 향상하는 방법이다. 2단계와 같은 자세로 시작한다. 한 뼘 정도를 2번 빠르게 수축한다.
2. 세 번째에 100% 힘으로 완전히 팔을 펴낸다.
3. 3초 동안 천천히 이완하며 올라온다.

- 변형 : 손잡이를 로프(rope handle)로 교체
- 로프 푸시다운은 외측두의 집중을 끌어올리는 방법이다.

17 | 프리 웨이트의 장점

'프리 웨이트Free Weight'란 덤벨이나 바벨, 케틀벨처럼 자유롭게 움직이는 도구를 활용한 운동을 뜻합니다. 헬스장에서 머신(기구)을 활용하여 운동을 오랫동안 해왔다 하더라도, 막상 시도하려면 망설여지는 것이 바로 프리 웨이트입니다. 그동안 자세가 어려워 보였거나 괜히 다칠 것 같은 걱정이 되기도 하고, 초보자에게는 무리일 것 같아서 도전해 보지 못했을 수도 있습니다. 하지만 프리 웨이트의 재미를 알아간다면 몸을 더욱 잘 사용할 수 있습니다. 프리 웨이트는 어떻게 해야 '내 몸을 제대로 쓰는지'에 대해 배우는 운동이기 때문입니다.

프리 웨이트는 물건을 들고, 몸을 밀고, 계단을 오르고, 무릎을 굽혔다가 펴는 등 일상생활에서의 움직임에 더 가깝습니다. 프리 웨이트는 대부분 서서 밀고, 당기고, 들고, 스쿼트 하는 동작들로 전신을 사용하는 방식이기 때문입니다. 이런 실제 삶에 가까운 움직임들을 프리 웨이트로 훈련할 수 있습니다. 즉, 프리 웨이트는 '운동을 위한 운동'이 아니라, '살아가는 데 필요한 진짜 힘'을 기르는 훈련입니다.

헬스장의 머신을 활용한 운동은 쉽게 접근할 수 있다는 장점이 있습니다. 고정된 경로가 있고, 균형을 잡아주기 때문에 초보자도 운동하기에 수월합니다. 하지만 프리 웨이트는 머신 운동과는 달리, 내 몸이 무게와 균형을 직접 컨트롤해야 합니다. 이 과정에서 작은 근육들(속근), 코어, 관절

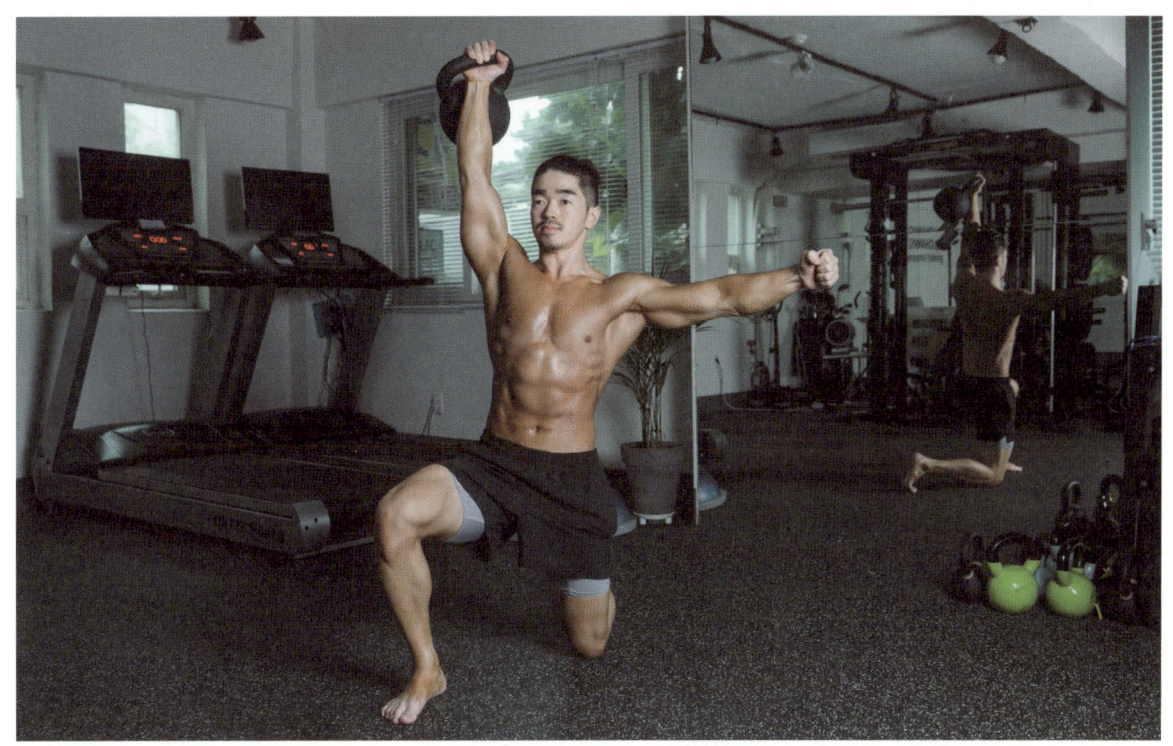

의 협응력 등 많은 기능이 깨어납니다. 단순히 '근육을 키우는 것'이 아니라, '몸을 다루는 능력을 키운다'라고 할 수 있고, 이것이 바로 프리 웨이트의 장점입니다.

프리 웨이트의 또 다른 장점은 운동의 자유도입니다. 프리 웨이트는 같은 도구로 수십 가지 변형이 가능합니다. 각도와 방향도 다양하게 할 수 있고, 두 가지 운동을 동시에 섞어서 할 수도 있습니다. 지루할 틈이 없고, 내 몸 상태나 목표에 따라 완전히 다른 운동처럼 조절하거나 응용할 수 있습니다.

머신 운동은 자극을 안정적으로 주지만, 프리 웨이트는 비교적 불안정한 조건에서 운동하는 것이 맞습니다. 하지만 이 과정에서 근육이 스스로 적극적으로 반응하며, 주근육뿐만 아니라 속근육과 보조 근육들까지 함께 자극됩니다. 프리 웨이트는 무작정 무겁게 드는 운동이 아닙니다. 내 몸을 스스로 컨트롤하고, 효율적으로 움직이는 방법을 배우는 좋은 방법입니다. 물론 처음에는 낯설고 어려울 수 있습니다. 하지만 잘 익히고 나면, 머신 운동에서 느끼지 못한 성취감과 재미를 분명히 경험하실 수 있을 겁니다. 지금보다 더 잘 움직이고 싶다면, 프리 웨이트는 반드시 경험해 봐야 할 운동입니다.

18 | 덤벨 운동
싱글 레그 데드리프트

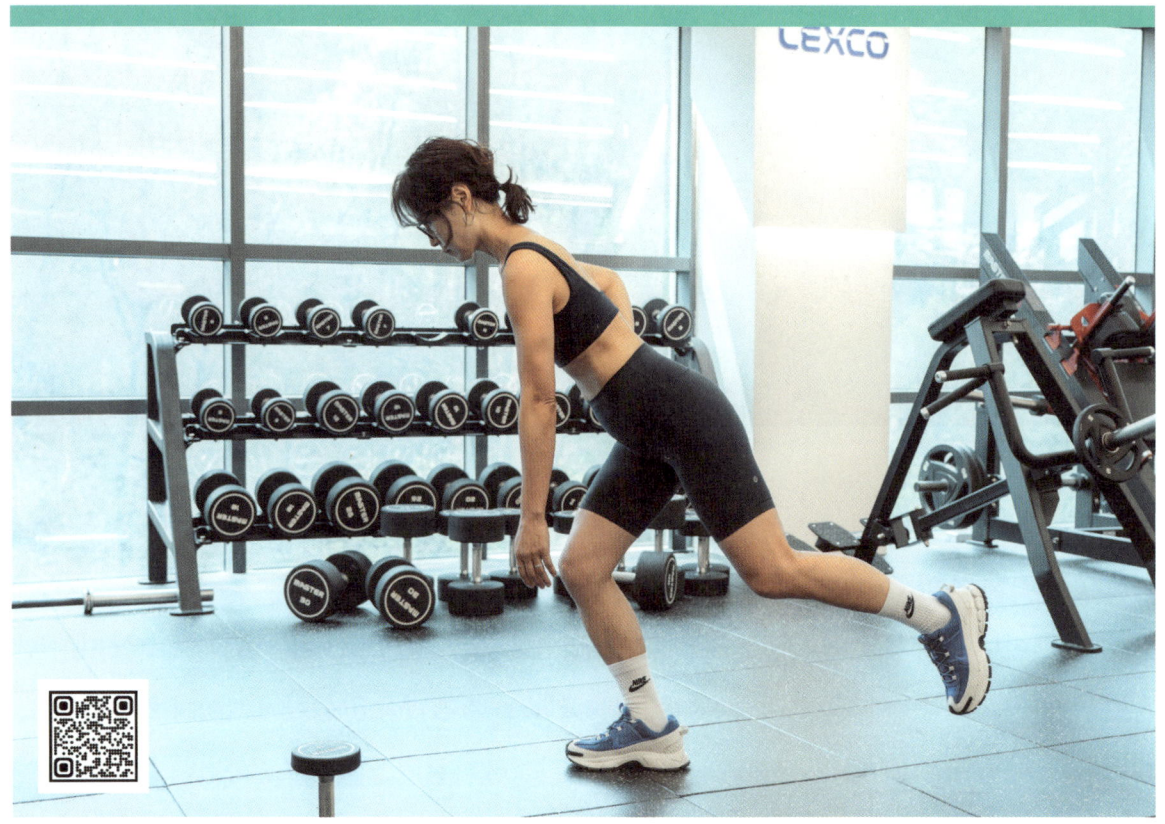

데드리프트Deadlift는 가장 대표적인 근력운동이며, 두 발로 하는 전신 운동입니다. 이번에 해볼 운동은 한 발로 하는 엉덩이 운동인 싱글 레그 데드리프트Single Legged Deadlift입니다. 두 발로 데드리프트를 하면 전신운동인데, 한 발로 하면 왜 엉덩이 운동으로 바뀔까요? 한 발로 서게 되는 자세 특성상 균형을 잡기가 어려운데, 균형을 유지하며 동작을 해내기 위해서 엉덩이 근육이 가장 많이 쓰이기 때문입니다.

엉덩이 근육은 대둔근, 중둔근, 소둔근 3개로 구분이 되며, 골반뼈와 고관절 주변에 위치합니다. 그리고 다리를 뒤로 뻗거나, 고관절을 안팎으로 회전하고, 바르게 선 자세를 유지할 때 주로 쓰입니다. 또한 상체와 하체 사이의 균형을 유지하고, 걷고, 뛰고, 계단을 오르내릴 때 움직임을 만드는 일을 합니다. 엉덩이 근육은 파워존이라 불릴 만큼 힘의 근원이 되는 근육인데, 약해지게 되면 주변의 관절, 허리, 무릎을 과도하게 사용하여 통증들을 유발하기도 합니다.

요즘은 많은 사람들이 오랜 시간 앉아서 생활합니다. 장시간 앉아있는 상태에서 고관절은 좁혀져 압박받고, 엉덩이 근육은 힘을 뺀 상태라 늘어나며, 햄스트링 근육은 단축되고, 코어 근육도 약해집니다. 이처럼 앉은 자세는 고관절 주변을 잡아주는 근육들이 약해지게 만들기 때문에 엉덩이 근육을 강화하는 운동이 꼭 필요합니다.

싱글 레그 데드리프트는 몸의 기둥인 엉덩이 근육을 주로 사용하고, 햄스트링, 대퇴사두, 코어가 협력근으로 도와주며, 위 근육들의 중심인 고관절을 축으로 하는 운동입니다. 엉덩이와 주변 근육들까지 강화하면서, 균형감각도 높여주고, 초보자들도 무게 없이 할 수 있는 간단하고도 효과적인 운동입니다.

효과 한 발로 균형을 잡은 상태로 엉덩이와 햄스트링 근육을 강화한다.

포인트 발가락 힘, 힙힌지, 균형 유지하기, 상체 곧게 유지하기

준비운동 운동 중에 허리에 힘이 과하게 들어가는 경우에는 햄스트링 스트레칭, 코어 운동, 힙힌지 동작을 먼저 한다.

주의사항
- 운동 시, 항상 발끝과 무릎, 골반이 나란히 일자로 정렬됐는지 확인한다.
- 양쪽 골반 높이가 같은 높이로 나란히 되도록 한다.
- 턱을 들지 않고 잡아당긴 상태로 시선은 몸의 움직임에 따라 자연스럽게 떨어뜨리고 올라오도록 한다.
- 내려가는 동작 시, 무릎이 안쪽으로 들어가고, 엉덩이가 바깥쪽으로 나가려는 움직임이 나오지 않도록 유의한다.
- 한 발 동작의 특성상 균형이 흔들릴 수 있어 낙상의 위험이 있으니, 차근히 난이도에 맞춰 진행하도록 한다.

1단계 | 한 발 도움받기

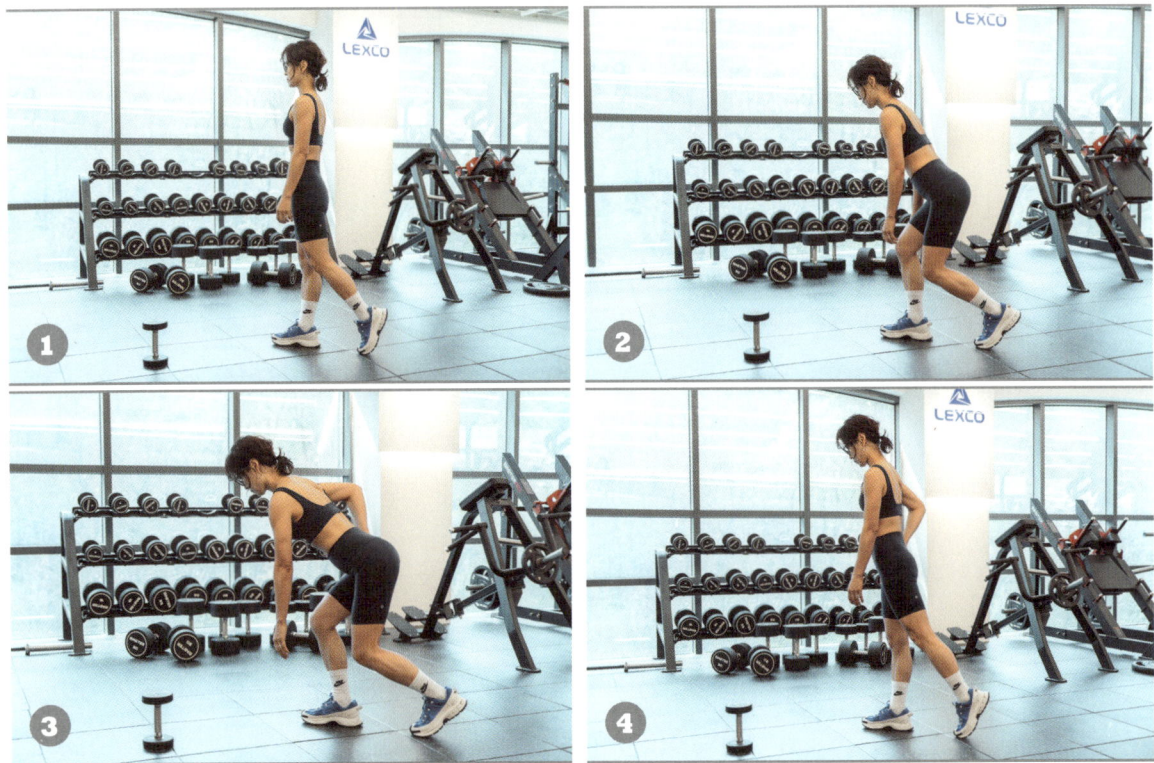

1. 발을 어깨너비로 벌리고 한 발을 뒤로 놓고 선다. 균형을 잡을 수 있는 정도로 뒤꿈치를 들어준다.
2. 양손으로 고관절의 위치를 짚어서 힙힌지 동작을 만들어놓는다.
3. 앞쪽 발에 체중을 느끼며, 고관절을 짚고 힙힌지를 한 번 더 하면서 엉덩이를 뒤로 빼며 내려간다. 앞쪽 발(오른쪽) 위주의 운동이며 무릎보다 고관절을 더 많이 사용한다. 상체는 곧은 상태를 유지하며 바닥과 평행하게 내려간다.
4. 엉덩이를 앞쪽으로 당기며 다시 시작 자세로 돌아온다. 이 동작을 10회 반복해 준다.
5. 발을 바꿔서 반대쪽도 10회 반복한다.

2단계 | 싱글 레그 데드리프트

난이도 ★★

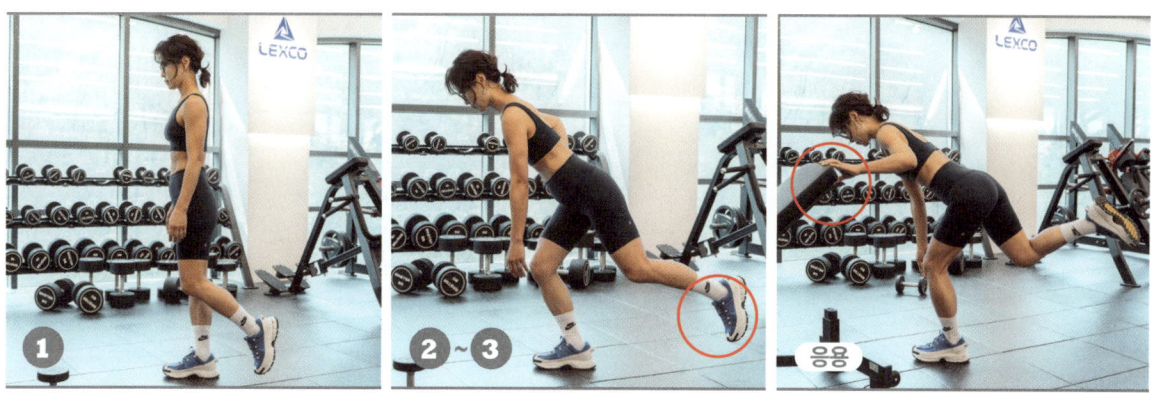

1. 한쪽 발의 무릎을 구부려 발을 뒤로 들어 올린다.
2. 지탱하는 고관절을 접으며 엉덩이를 뒤로 빼준다. 이때 주로 쓰이는 근육은 버티는 다리 쪽의 엉덩이다.
3. 들어 올린 다리와 같은 방향의 손끝을 바닥에 살짝 닿게 하고, 다시 올라온다.
4. 이 동작을 10회 반복해 준다. 발을 바꿔서 반대쪽도 10회 반복한다.

───── 응용 ─────

한 발을 들고 동작이 어려운 경우 벤치나 폼롤러를 잡고 진행한다.

3단계 | 중량 활용하여 강도 높이기

난이도 ★★★

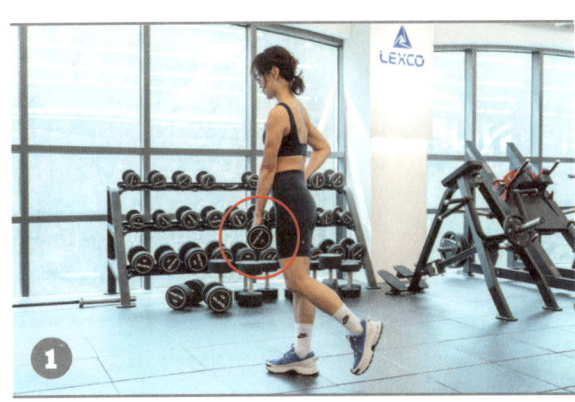
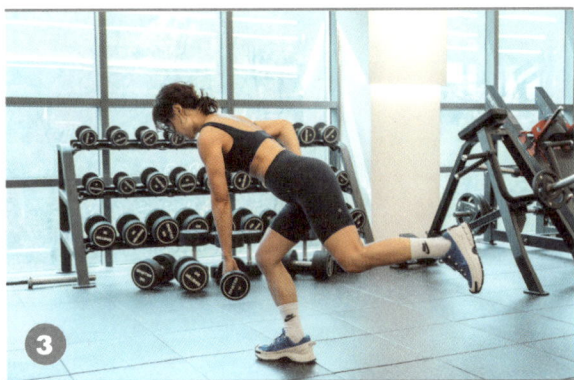

1. 헬스장에 있는 덤벨, 케틀벨, 바벨 등을 준비한다.
2. 덤벨이나 케틀벨은 내려가는 방향인 왼쪽 손에 잡고 아래로 떨어뜨린다. 바벨의 경우는 양손으로 어깨너비로 잡는다.
3. 왼쪽 무릎을 90도로 뒤로 구부리고, 오른쪽 고관절을 접으며 엉덩이를 뒤로 빼준다. 이때, 중량에 딸려서 한쪽 상체가 앞으로 기울지 않도록 코어에 힘을 줘서 상체를 잘 잡아주도록 한다.
4. 엉덩이를 앞쪽으로 당기며 다시 시작 자세로 돌아온다. 중량이 있으니 횟수는 5회부터 시작하고, 적응이 되면 차츰 늘려간다.
5. 발을 바꿔서 반대쪽도 같은 횟수로 운동한다.

19 | 덤벨 운동
사이드&프론트 레이즈

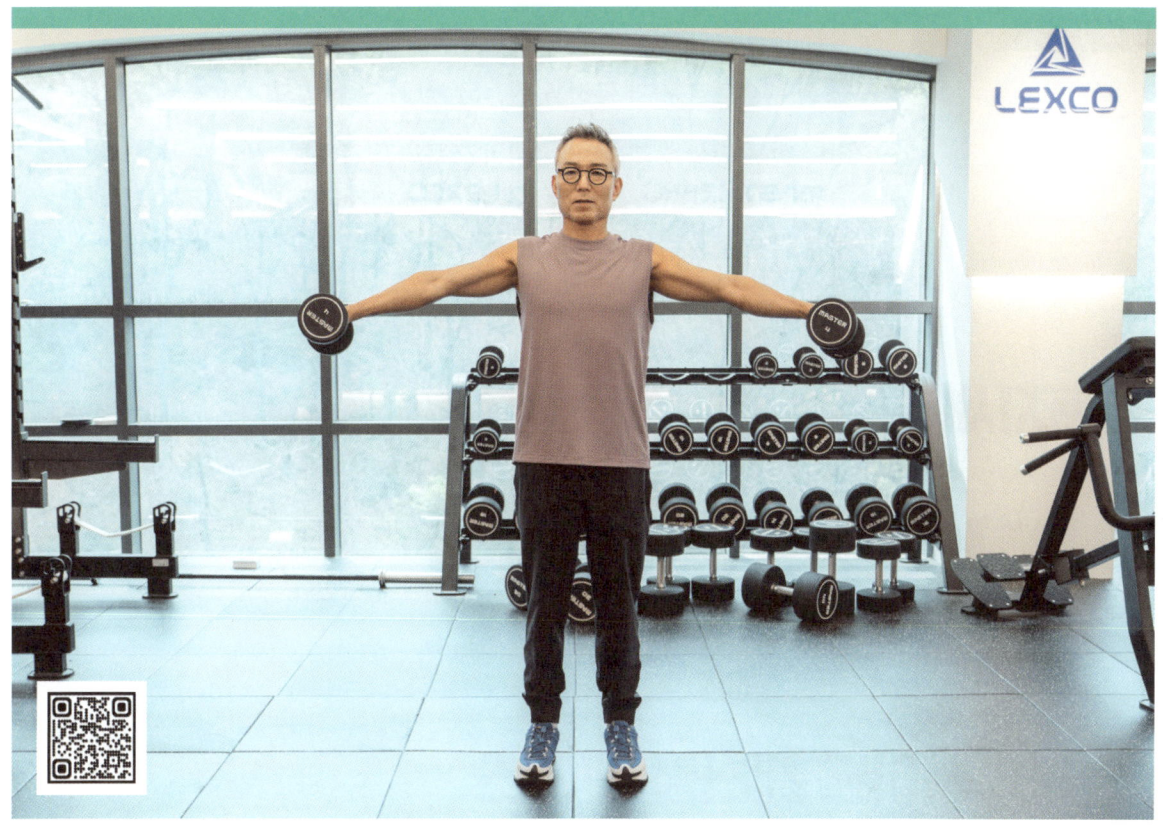

우리는 옷을 걸거나 머리 위로 물건을 올릴 때 어깨를 사용하게 됩니다. 그러나 시간이 지남에 따라 팔을 들어 올리거나 회전하는 동작에 불편함이 생기는 경우가 있습니다. 사이드&프론트 레이즈Front to Side Raises는 어깨 강화를 목적으로 한 동작을 동적으로 활용합니다. 이 운동은 어깨를 자유롭고 안정적으로 움직일 수 있도록 하고, 가동 범위를 높일 수 있습니다.

종종 승모근을 어깨로 오해하는 경우가 있는데, 어깨 근육은 생각보다 팔 옆면 쪽에 위치하고 있습니다. 어깨는 우리 몸에서 움직임이 가장 다양하고 범위가 상당히 큰 관절 중 하나입니다. 그리고 어깨는 근육, 힘줄, 인대, 뼈 등으로 복잡하게 구성되어 있습니다. 그러므로 다양한 방향으로, 무리 없이 천천히 운동하는 것이 중요합니다. 어깨 근육의 위치와 주변 근육들의 역할도 인지하면 더 효과적으로 운동할 수 있습니다.

효과 전면/측면 삼각근을 강화하고, 팔을 드는 일상 동작의 질을 향상시킨다.

포인트 어깨의 힘을 느끼며 움직임을 구분 짓기

준비운동 어깨 돌리기, 팔 전체를 가볍게 앞뒤로 흔든다.

주의사항
- 무거운 덤벨을 사용하지 않는다.
- 시작 전 맨손으로 먼저 동작을 연습해 본다. 크게 움직이지 않는다.
- 코어의 힘을 항상 유지하며, 몸통이 흔들리지 않도록 한다.
- 어깨를 위로 으쓱거리지 않는다.

기본자세

1. 발은 어깨너비로 서서 가벼운 덤벨(0.5~2kg)을 잡는다.
2. 시선은 정면을 보고, 무릎과 고관절을 10~15도 정도 아주 살짝 구부린다.

1단계 | 사이드 레터럴 레이즈

난이도 ★

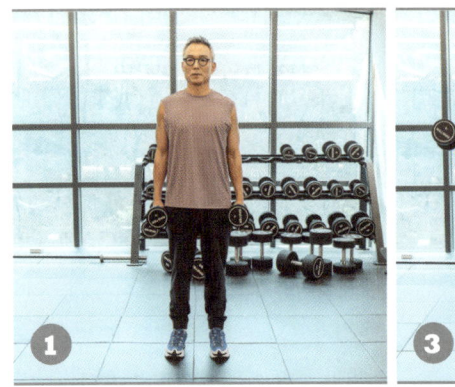
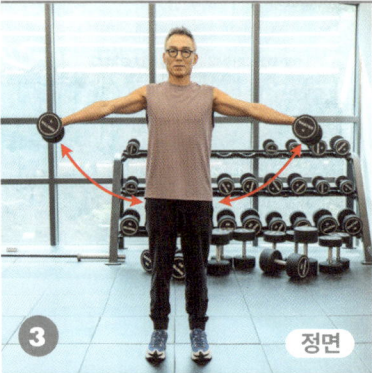
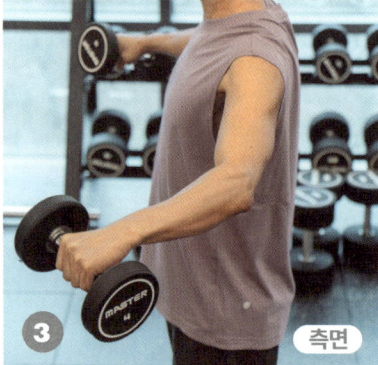

1. 어깨의 측면을 강화하기 위해 팔을 옆으로 펼쳐낸다는 느낌으로 덤벨을 들어주는 동작이다.

2. 팔꿈치를 살짝 구부리고, 손목은 일자를 유지한다.

3. 손의 위치는 어깨와 일직선이 아닌 한 뼘 앞쪽에 위치한다.

4. 올릴 때는 빠르게, 내릴 때는 천천히 한다. 허벅지에 닿기 한 뼘 전에 멈추고 동작을 반복한다.

5. 손이 어깨보다 높이 올라가지 않게 하고, 손은 팔꿈치보다 높아지지 않게 한다.

2단계 | 프론트 레이즈

난이도 ★★

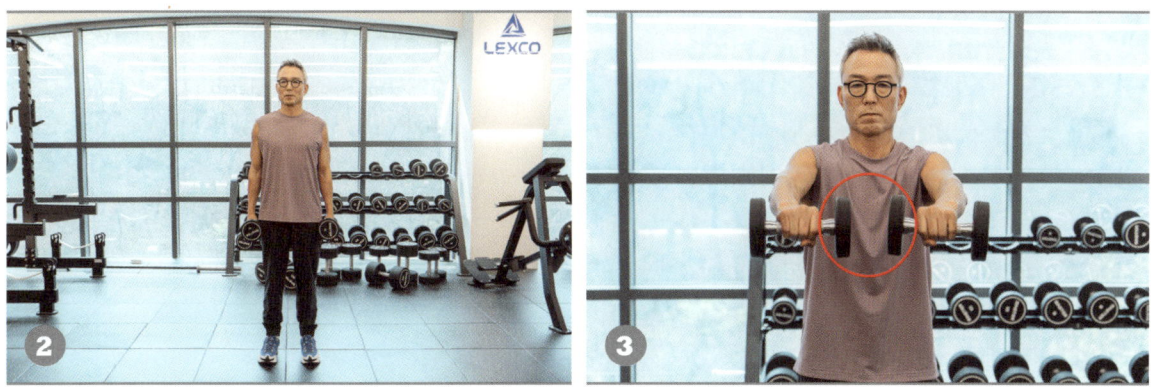

1. 어깨의 전면을 강화하기 위한 동작으로 팔을 앞으로 펼쳐내는 느낌으로 덤벨을 들어주는 동작이다.

2. 팔꿈치를 10~20도 정도 살짝 구부리고 손목은 일자를 유지한다.

3. 덤벨끼리 가까워진 상태로 올렸다가 낮춘다. 몸의 중심선을 기준으로(배꼽에서 명치) 대칭을 이루며 운동한다.

4. 올릴 때는 빠르게, 내릴 때는 천천히 반복한다. 허벅지에 닿기 한 뼘 전에 멈추고 반복한다.

3단계 | 사이드&프론트 레이즈

난이도
★★★

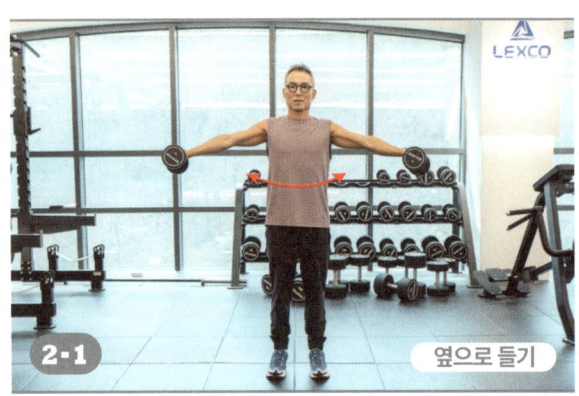
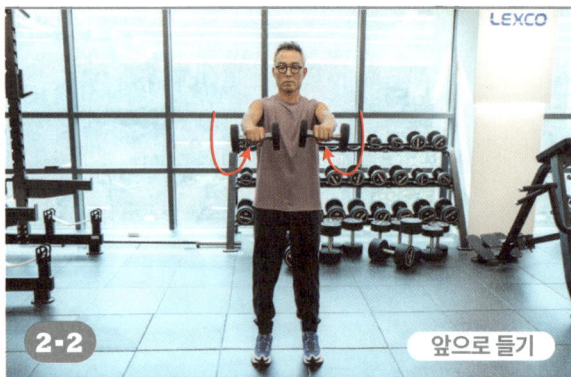

1. 어깨의 측면과 전면을 동시에 운동하는 동작이다.
2. 1단계와 2단계 동작을 섞어서 반복한다. 옆으로 들었다가 내려오면서 바로 앞으로 들기를 반복한다.
3. 허벅지에 닿지 않게 한 뼘 정도의 간격을 유지하며 움직인다.
4. 어깨가 으쓱거리거나 손만 높이 들지 않도록 주의한다.

20 | 덤벨 운동
덤벨 킥백

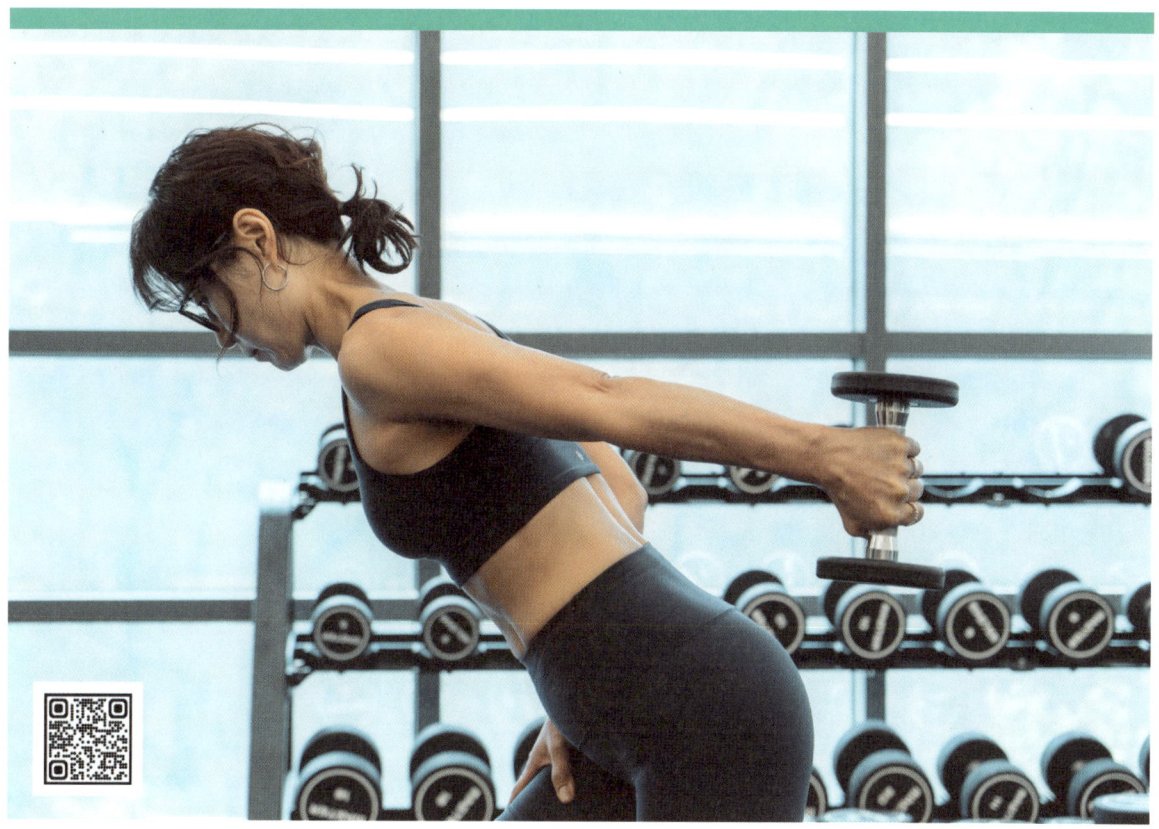

덤벨 킥백Dumbbell Kick Back은 삼두근을 강화하는 운동입니다. 삼두근은 팔의 뒤쪽에 위치하며, 장두, 외측두, 내측두으로 이루어져 있습니다. 삼두근은 팔 전체 근육 중 가장 큰 근육이며, 팔 뒤쪽 겨드랑이부터 팔꿈치까지 이어지는 근육입니다. 삼두근은 팔을 펴는 역할을 하는데, 약해지면 팔을 드는 속도가 느려지고, 팔꿈치 관절의 기능도 저하될 수 있습니다.

삼두근은 바닥을 짚거나 문을 밀어내는 등 일상에서 밀어내는 힘을 쓸 때 많이 쓰이는 근육입니다. 또한 팔의 라인이나, 처짐에도 영향을 줍니다. 가벼운 덤벨을 활용해서 킥백 동작을 하면 팔의 기능도 유지가 되고, 라인도 개선되며 낙상 예방에도 효과적이므로 꾸준히 해봅시다.

효과	팔 뒤쪽 근육(상완삼두근)을 강화하여 팔을 뻗는 기능을 향상시킨다.
포인트	팔을 펴면서 3가지 삼두근(장두, 외측두, 내측두)의 느낌을 구분해 보기
준비운동	'Part 2-11. 팔꿈치 당기기'로 팔꿈치 관절의 가동성을 높인다.
주의사항	▪ 팔을 옆구리에 잘 고정하고 흔들리지 않게 유지하며 운동한다. ▪ 팔꿈치를 구부리고, 펴는 동작에서 삼두근의 힘을 느낀다. ▪ 반동을 사용하지 않는다. 삼두근의 힘을 사용하며, 정확한 자극 위치에 집중한다.

기본자세

1. 손목은 일자를 유지한다. 팔꿈치를 90도로 시작해서 180도가 되도록 펴고 구부리는 동작을 반복한다.
2. 펴면서 호흡을 뱉고, 구부리며 들이마신다.
3. 어깨가 으쓱거리며 들리지 않도록 겨드랑이 쪽을 쪼듯이 힘을 준다.

1단계 | 한 손 킥백

난이도
★

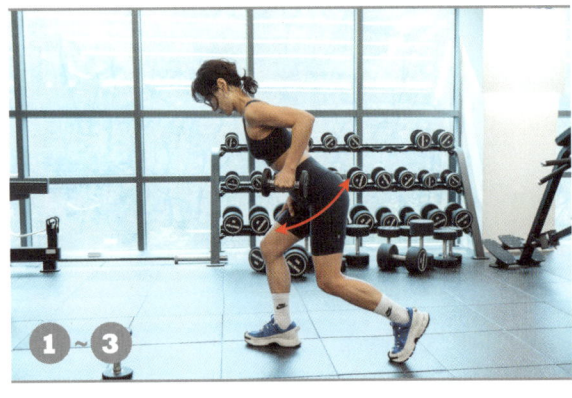
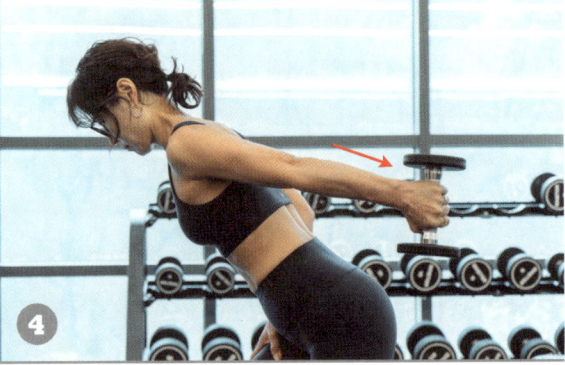

1. 발을 런지 자세처럼 앞뒤로 선다. 앞발의 같은 쪽 손은 허벅지 위에 올려 지지한다.
2. 뒷발의 손은 가벼운 덤벨을 들고 팔꿈치를 90도로 구부려 올린다.

3. 상체는 30~40도 앞으로 기울인 자세를 유지한다.
4. 팔꿈치를 고정하고 덤벨을 뒤로 던지듯 팔을 편다.
5. 팔꿈치를 고정하고 천천히 구부려 내린다.

2단계 | 양손 킥백

난이도 ★★

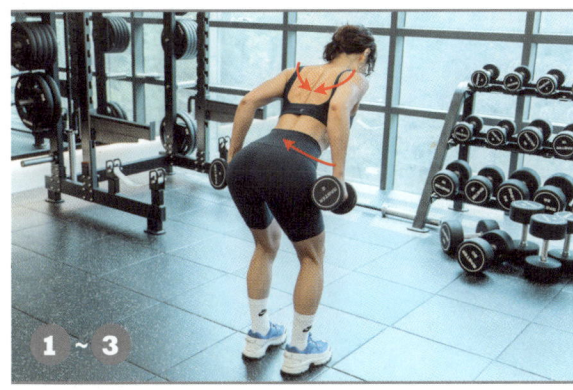
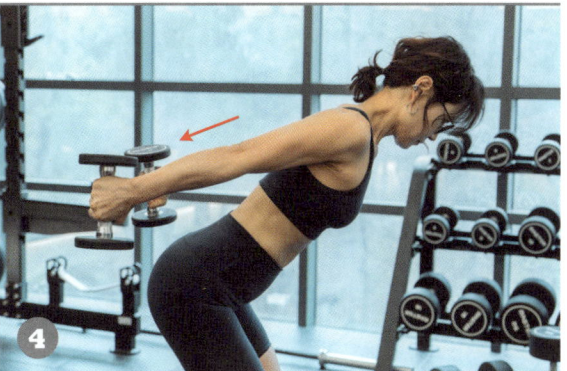

1. 두 발은 골반 너비로 선다. 무릎과 고관절을 구부리고, 상체를 30~40도 앞으로 기울인다. 시선은 45도 아래로 둔다.
2. 양손에 가벼운 덤벨을 들고 팔꿈치를 90도 구부려 올린다. 이때 견갑골도 같이 모아준다.
3. 팔꿈치가 허리보다 위로 가게 하고, 고정한다.
4. 두 팔을 동시에 빠르게 펴고, 3초간 천천히 내려온다.

3단계 | 수축 정지

난이도 ★★★

1. 2단계의 자세에서 덤벨의 무게를 추가한다.
2. 1초간 빠르게 팔을 펴며 삼두근을 수축한다.
3. 팔이 완전히 펴진 상태에서 2초간 멈춰서 유지한다.
4. 3초간 천천히 팔을 구부리며 이완한다.

21 | 바벨 운동
루마니안 데드리프트

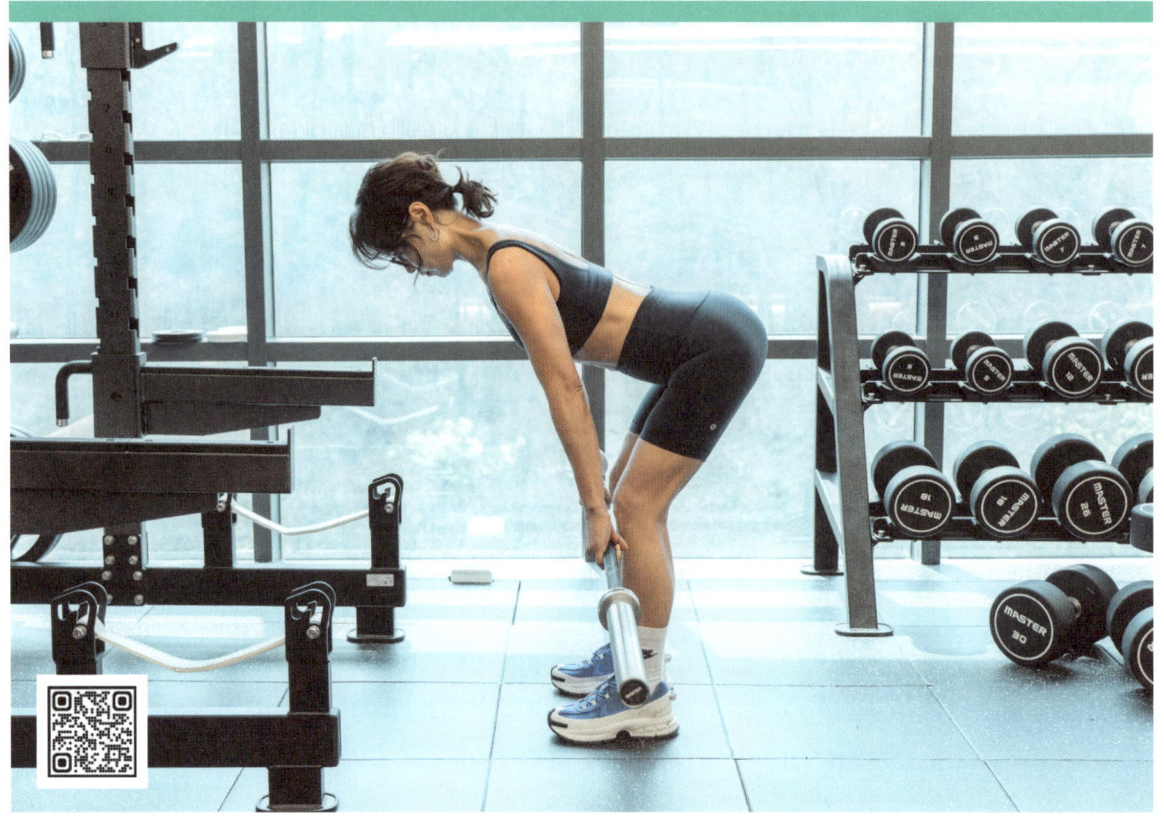

일상생활에서 허리를 안정적으로 사용하며, 숙이거나 들어 올리는 동작을 자주 사용하게 됩니다. 하지만 시간이 지날수록 자연스럽게 몸의 후면(햄스트링, 둔근, 척추기립근 등) 기능들이 많이 약해지게 됩니다. 데드리프트는 이런 움직임을 연습하고, 후면의 기능을 회복시키는 데 탁월한 전신운동이어서 시니어에게는 필수적인 운동입니다.

데드리프트는 운동의 형태가 다양한데, '덤벨 운동'에서 한 발로 다뤄봤던 동작을 이번에는 바벨을 이용한 루마니안 데드리프트Romanian Deadlift를 통해 더 많은 근육을 활성화해 봅시다. 바벨의 기본 무게는 20kg이지만, 우산이나 나무막대를 활용하여 자세를 익혀보는 것이 안전하니 추천합니다. 또한 헬스장에 다양한 중량의 바벨이 있다면 10kg부터 시작하여 15kg, 20kg로 중량을 점차 늘려가며 운동하시기 바랍니다. 이 운동은 고관절을 축으로 사용하여 몸의 뒷면 근육들을 많이 사용할 수 있도록 하는 것이 포인트입니다.

효과	고관절의 움직임을 개선하고 몸의 후면 근육을 강화한다.
포인트	무릎보다는 고관절을 사용하여 힘을 발생시키기, 전신 협응하기
준비운동	힙힌지, 햄스트링 스트레칭
주의사항	- 허리가 굽지 않게 하며 척추의 중립을 유지한다. 무릎의 사용을 줄인다. - 상체가 숙여지고 세워지는 느낌이 아니라 고관절의 움직임에 의해 자연스럽게 숙여진다는 것을 인지해야 한다. - 바벨을 너무 아래까지 내려가지 않도록 한다. 개인의 유연성에 따라 조절한다. - 루마니안 데드리프트는 '엉덩이로 버티고, 햄스트링으로 당기며, 허리는 절대 굽히지 않는다'는 감각을 익히는 데 적합한 운동이다.

기본자세

1. 발의 간격은 골반 너비로 선다. 손은 어깨너비로 두고 맨손으로 시작한다.
2. 가슴을 펴고, 어깨를 뒤로 넘겨 겨드랑이를 쪼이듯 팔과 등을 고정한다.
3. 시선은 상체가 숙여진 만큼 같이 내려갔다가 올라온다.
4. 호흡을 들이마시고, 코어에 힘을 준 상태로 힙힌지를 하며 내려갔다가 올라와서 호흡을 뱉는다.

1단계 | 손바닥으로 힙힌지 연습하기

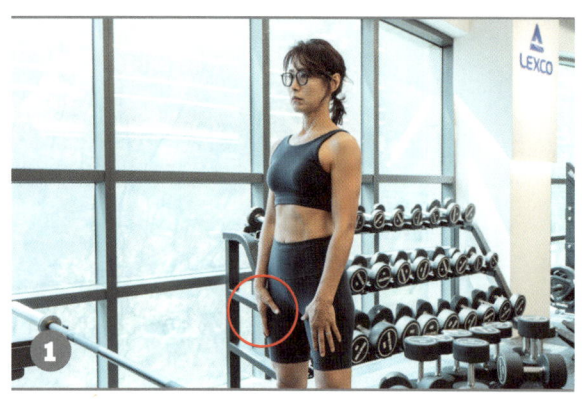
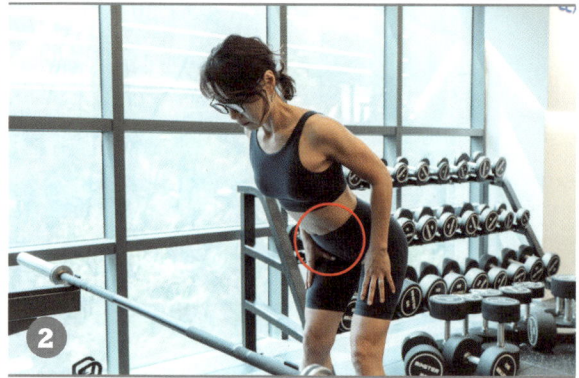

1. 기본자세로 서서 손바닥을 골반과 허벅지 앞쪽에 올린다.
2. 엄지손가락이 서혜부 라인에 닿게 한 뒤, 힙힌지를 하면 손가락이 물리며 엉덩이가 뒤로 밀려난다.
3. 손바닥이 허벅지를 밀듯이 누르며 천천히 아래로 내려간다.
4. 다시 손바닥이 허벅지를 누르며 올라오고, 뒤로 간 엉덩이를 당기며 시작 자세로 돌아온다.

2단계 | 가벼운 데드리프트

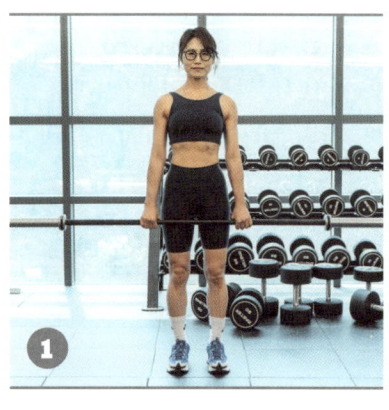
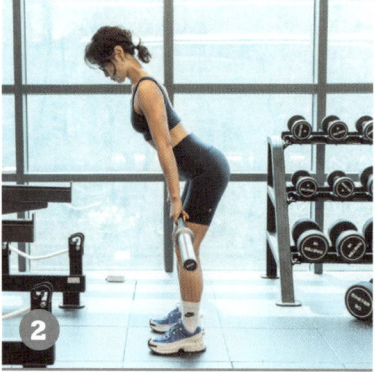
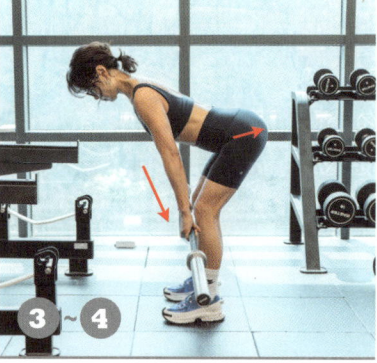

1. 10kg 정도의 바벨을 잡고 기본자세로 선다.
2. 손바닥이 허벅지를 누르는 연습처럼, 바벨이 허벅지를 밀듯이 누르며 천천히 내려간다.
3. 3초 정도 내려가면 허벅지 뒤쪽인 햄스트링의 팽팽함, 허리와 등이 반듯하게 버티는 힘을 느낄

수 있다.

4. 무릎은 자연스럽게 살짝만 구부려준다.

5. 올라오는 속도는 조금 빠르게 하여 수축하며 올라온다.

3단계 | 무게 증가 + 정지하기

난이도 ★★★

1. 2단계보다 중량을 5kg 정도 추가하여 반복한다.

2. 내려간 자세(햄스트링이 늘어난 지점)에서 3초간 멈춘다. 멈췄을 때 엉덩이와 햄스트링의 버티는 힘을 사용한다.

3. 올라올 때는 엉덩이를 조이면서 빠르게 수축한다.

22 | 바벨 운동
바벨 로우

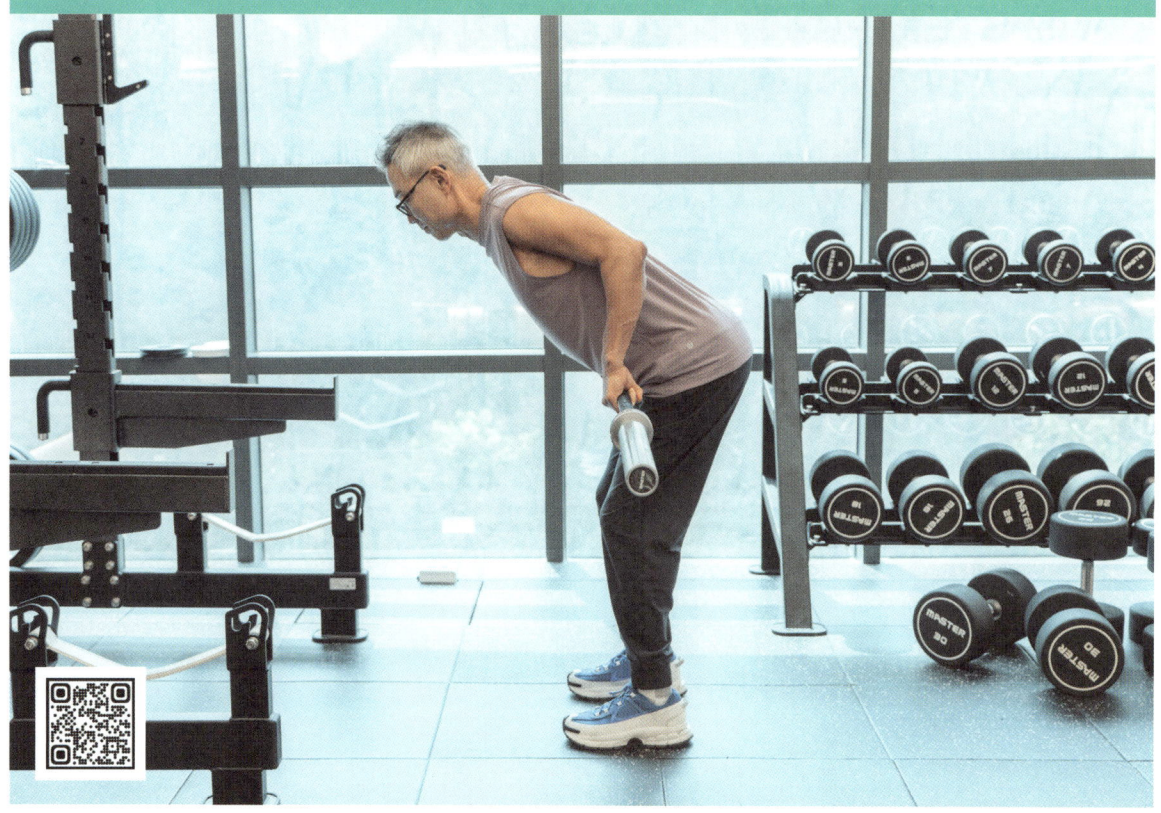

바벨 로우Barbell Row는 데드리프트의 시작 자세와 유사합니다. 하지만 운동의 목적은 허리나 엉덩이가 아니라, '등 근육' 강화입니다. 로우는 일상생활에서도 자주 사용되는 동작입니다. 예를 들어, 문이나 물건을 당길 때 쓰는 움직임이 모두 로우 패턴에서 비롯됩니다.

하지만 당기는 동작의 패턴이 무너지면 어깨나 목이 불편해지는 원인이 되기도 합니다. 따라서 로우 동작을 통해 날개뼈(견갑)의 움직임을 올바르게 익히고, 등 근육을 활성도를 올려준다면 균형감 있는 상체를 유지할 수 있습니다.

효과   등 근육(광배근)을 강화하고 상체의 자세를 개선한다.

포인트	안정적인 하체 유지하기, 팔이 아니라 등으로 당기고, 날개뼈(견갑골)가 주도하여 당기는 움직임을 익히기
준비운동	'Part 2-4. 견관절 회전하기' 중 5단계 '회전하기', 힙힌지 연습
주의사항	- 등이 굽거나, 허리를 과도하게 젖히지 않도록 한다. - 팔 힘으로만 당기지 않고, 등의 힘으로 동작을 수행한다. - 몸을 흔들거나 반동으로 움직이지 않도록 한다. - 턱을 들어 올리는 시선은 목에 부담이 되므로 주의한다.

기본자세

1. 발은 골반 너비, 손은 어깨너비로 두고 맨손으로 시작한다.
2. 가슴을 열고 어깨는 뒤로 넘긴 자세를 유지하고, 힙힌지하며 내려간다.
3. 발가락이 바닥에서 뜨지 않도록 누르는 힘을 잘 유지한다.
4. 시작 자세로 돌아오며 호흡을 뱉고, 내려가며 호흡을 들이마신다.

1단계 | 맨손으로 견갑 패턴 익히기

난이도 ★

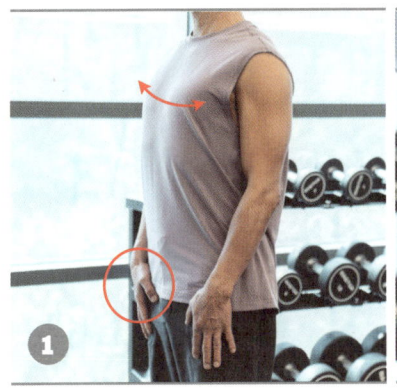
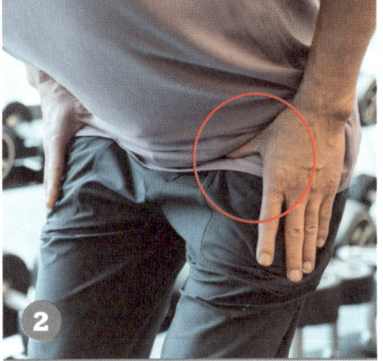
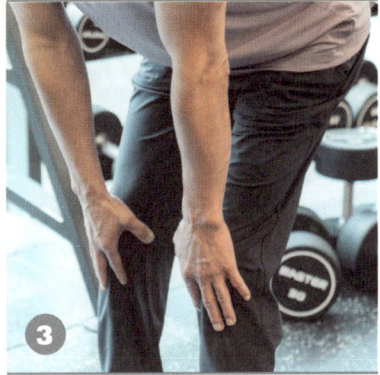

1. 기본자세로 서서 손바닥을 골반과 허벅지 앞쪽에 올린다. (맨손으로 시작)

2. 엄지손가락이 서혜부 라인에 얹어지고, 힙힌지할 때 손가락이 물리며 엉덩이가 뒤로 밀려난다.

3. 손바닥이 허벅지를 밀듯이 누르며 천천히 아래로 내려간다. 손이 무릎 위에서 멈춘다.

4. 팔꿈치를 구부리지 않은 상태에서 날개뼈를 먼저 모으고, 손바닥이 허벅지 옆쪽을 스치면서 엉덩이 옆쪽까지 팔꿈치를 구부리며 올라간다.

5. 가슴이 열리고, 날개뼈가 모인 상태에서 호흡을 뱉고, 다시 허벅지를 스치며 내려간다.

6. 익숙해질 때까지 반복한다.

2단계 | 바벨 로우

난이도 ★★

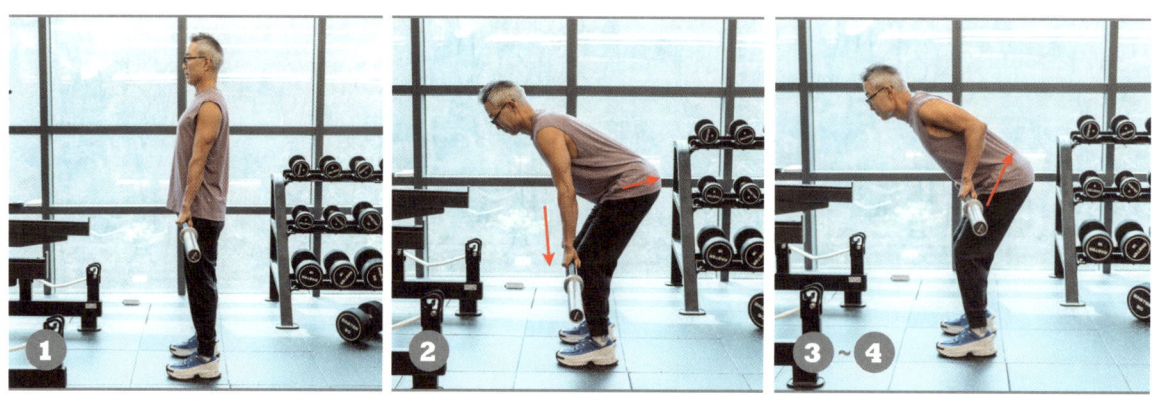

1. 가벼운 바벨(10kg 정도)을 어깨너비로 잡고, 기본자세를 만든다.

2. 힙힌지를 하며 바벨이 허벅지를 스쳐서 무릎 위에서 멈춘다.

3. 1단계 맨손으로 했던 것처럼 손이 허벅지 바깥쪽을 스치면서 가는 것처럼 힘을 쓴다.

4. 바벨을 잡고 있어서 손은 고정되어 있지만 팔꿈치만 안쪽으로 회전하는 힘이 발생하는 것을 느낀다.

5. 바벨을 고관절과 아랫배 쪽으로 당기며 날개뼈를 모아준다. 옆구리 쪽 광배근과 날개뼈 사이 능형근을 수축한다.

6. 다시 부드럽게 이완하며 내려온다. 12회 3세트 반복한다.

3단계 | 중량 추가 + 정지 수축

난이도 ★★★

1. 중량이 5kg 정도 더 무거운 바벨을 들고 실시한다.
2. 바벨을 당길 때는 빠르게 수축하고, 위에서 2초간 멈추는 힘을 준다. 이때 등 근육의 긴장을 유지하고, 날개뼈를 최대한 조인다.
3. 내려올 때 3초 정도 천천히 버티는 힘을 주며 내려온다.

23 | 바벨 운동
바벨 컬

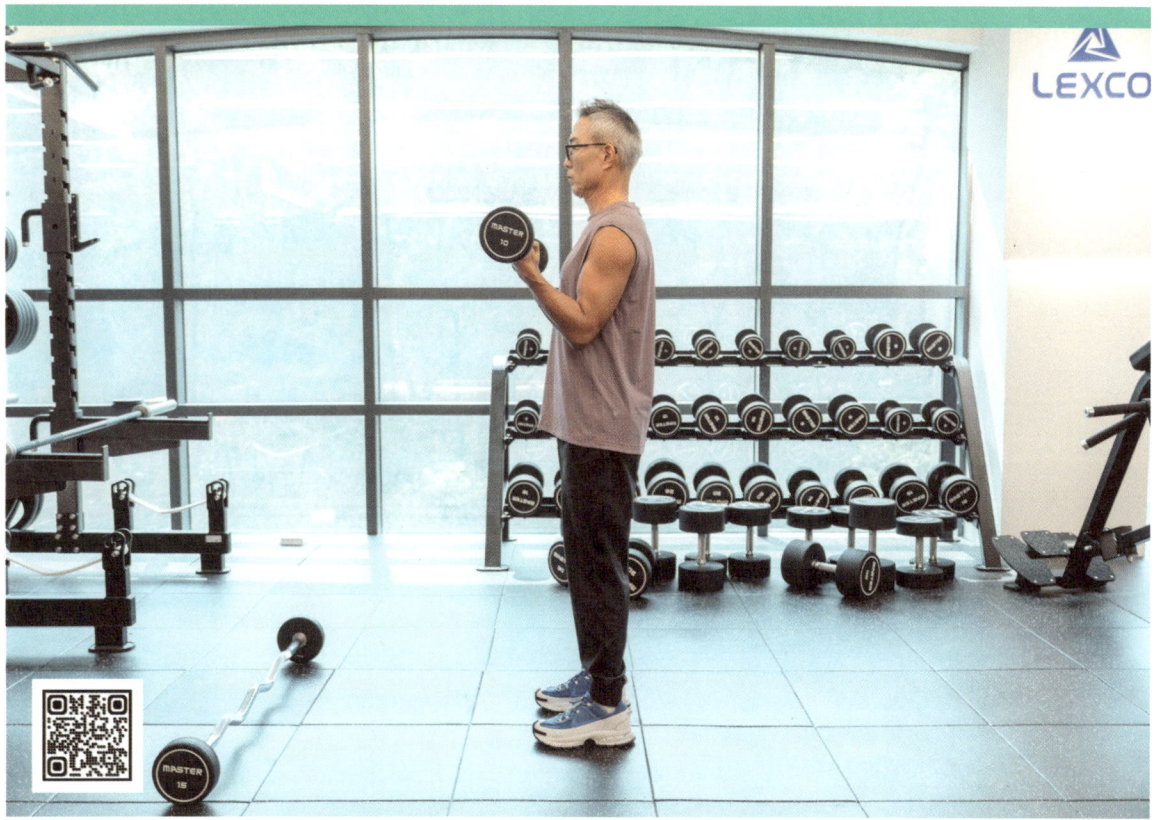

우리가 근육을 자랑할 때 가장 먼저 떠오르는 것이 바로 이두근Biceps입니다. 이두근은 팔의 앞쪽에 있으며, 팔을 구부리는 역할을 합니다. 일상에서는 물건을 들어 올리거나 끌어당기는 움직임에 자주 사용되는 근육이며, 손목과 팔꿈치의 안정성에도 도움을 주는 중요한 부위입니다.

이러한 이두근을 멋지게 만들어줄 수 있는 대표적인 운동이 바로 바벨 컬Barbell Curl입니다. 이두근을 안정적으로 운동하기 위해서는 결국 전신 근육의 협응이 필요합니다. '락아웃Lockout'이라는 동작으로 서서 이두근 운동을 하면 전신의 힘을 느낄 수 있습니다. 바벨 컬은 '팔로 바벨을 드는 것이 아니라, 이두로 바벨을 들어 올리며 팔꿈치를 고정해 수축을 끝까지 느끼는 팔 집중형 운동'이라고 할 수 있습니다.

효과	이두근을 강화(굵기, 힘, 모양)한다.
포인트	이두근과 협력근의 조화, 팔이 아닌 이두근으로 들어 올리는 느낌에 집중하기
준비운동	'Part 2-11. 팔꿈치 당기기', 손목 회전
주의사항	▪ 상체를 젖히거나 반동으로 들어 올리지 않도록 한다. ▪ 팔꿈치를 옆구리에 잘 고정한다. ▪ 손목을 꺾이지 않게 일자로 유지한다. ▪ 어깨가 으쓱거리지 않도록 한다.

기본자세

1. 발은 골반 너비로 선다. 손바닥이 하늘을 보도록 하고, 손을 어깨너비로 바벨을 잡는다.
2. 손은 허벅지 앞 한 뼘 정도에 위치한다. 자연스럽게 팔꿈치는 몸통 살짝 앞쪽에 위치하며, 그 위치에 계속 고정하고 운동을 수행한다.
3. 손을 올렸을 때 수직을 넘어서지 않고, 얼굴에 너무 가까워지지 않도록 한다.
4. 손을 올릴 때 호흡을 뱉고, 내려가면서 호흡을 들이마신다.

1단계 | 가벼운 중량으로 리듬 익히기

난이도 ★

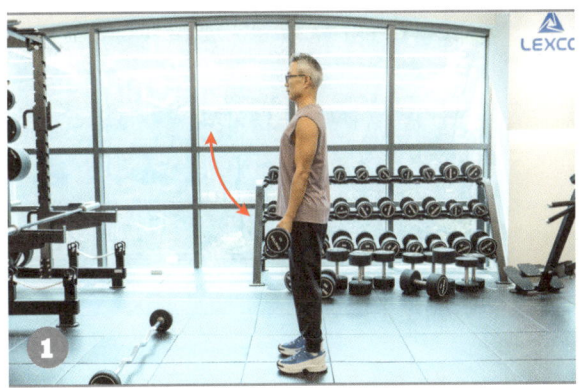
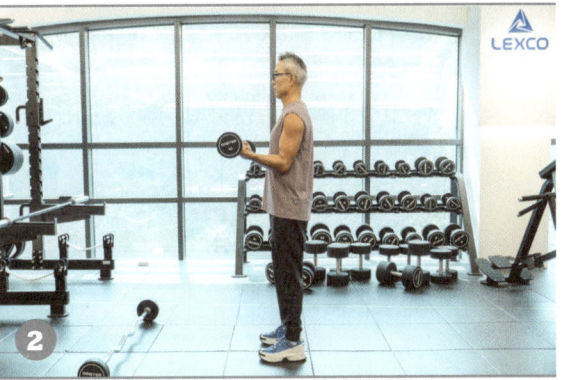

1. 15~20회 가능한 가벼운 중량의 바벨을 준비한다. 바벨은 손바닥이 하늘을 보도록 해서, 어깨너비로 잡는다.
2. 기본자세에서 몸의 반동을 이용하지 않고, 팔을 구부렸다가 펴는 느낌에 집중하여 리듬을 연습한다.
3. 바벨을 올릴 때 호흡을 뱉고, 내려가면서 호흡을 들이마신다.

2단계 | 신장성 수축 활용하기

난이도 ★★

1. 12회가 가능한 중량의 바벨을 준비하고, 어깨너비로 잡는다.
2. 바벨을 들어 올려 수축 후 3초간 천천히 이완하는 신장성 수축을 한다.
3. 내려왔을 때 팔을 100% 펴지 않고, 90% 정도에서 다시 수축으로 이어간다.
4. 10~12회, 총 2세트 반복한다.

3단계 | 전완 집중 훈련하기

난이도 ★★★

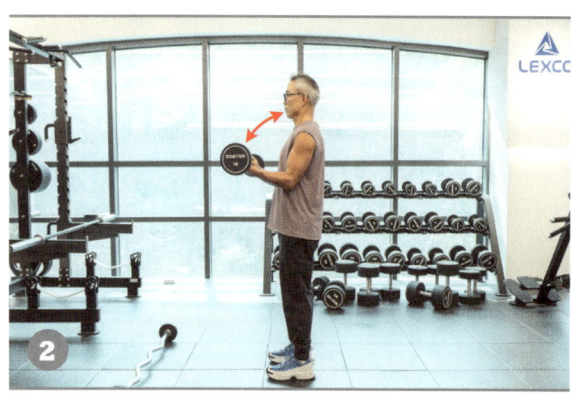 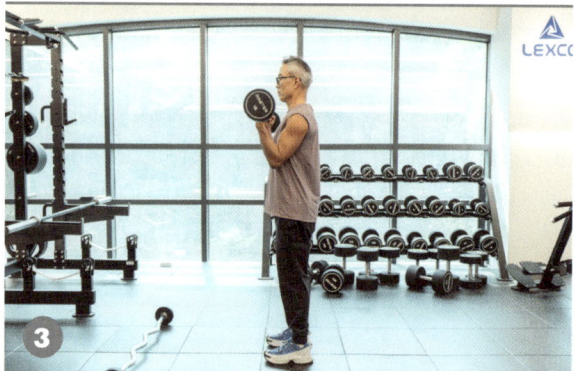

1. 2단계의 시작과 동일한 자세를 한다.
2. 중간 지점까지만 수축하여 올라왔다가 내려오는 동작을 2회 반복한다.
3. 3번째 동작에서 100% 올라갔다가 천천히 3초간 이완하며 내려온다.
4. 1~3번을 한 묶음으로 하여 5번씩, 총 2세트 진행한다.

24 | 추가적으로 추천하는 헬스장 근력운동

기구의 사용법을 충분히 숙지하였다면 조금 더 어려운 단계의 운동에 도전해 볼 수 있습니다. 이번에 추천하는 운동들은 조금 더 숙련자를 위한 것이지만 정확한 자세와 무리하지 않으려는 마음가짐을 지닌다면 충분히 도전해 볼만 합니다. 시니어의 건강에 도움이 되는 추가 근력운동을 소개합니다. 자세한 운동 동작을 알고 싶다면 QR코드를 확인해 보세요.

1 | 힙 쓰러스트

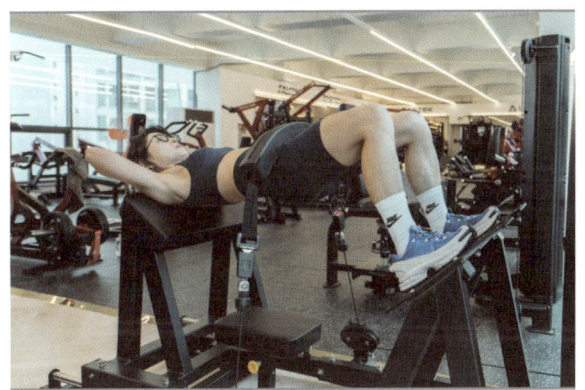

엉덩이는 가장 큰 근육으로 걷기·계단 오르기 등 일상 동작과 요추 안정, 낙상 예방에 중요합니다. 힙쓰러스트는 대표적 엉덩이 운동으로, 바벨보다 머신을 활용하면 보다 안전하게 수행할 수 있습니다.

2 | 딥스

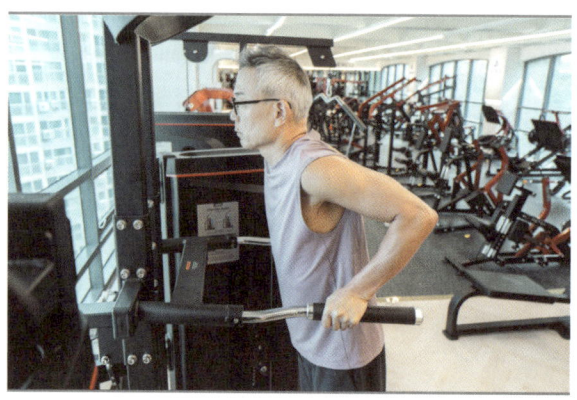

팔을 굽혔다 펴며 가슴과 팔 전면 근육을 강화해 일상 동작 능력과 자세 개선에 도움이 됩니다. 보조 중량이 많을수록 쉬워지고 줄일수록 난이도가 높아지며, 무릎 사용이 어렵다면 스탠딩 딥스 머신이 적합합니다.

3 | 행잉 니업

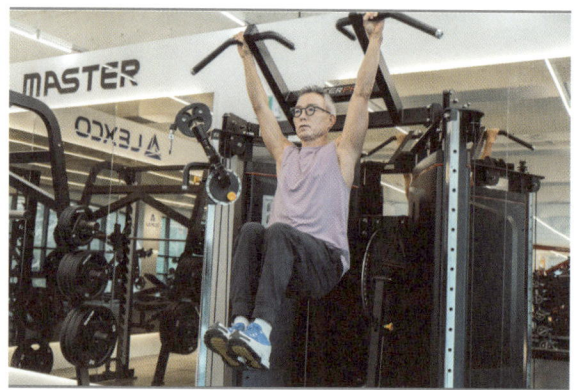

철봉에 매달려 무릎을 들어 올리는 코어 운동으로, 상체 근육을 자극하고 코어 힘을 길러 걷기·계단 오르기와 같은 일상 동작 능력을 높입니다. 여기서는 철봉에 매달리는 기본자세를 기준으로 설명합니다.

4 | 스윙 스쿼트

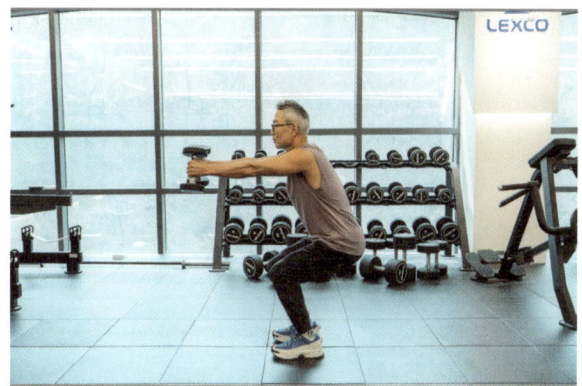

스쿼트를 응용한 전신 복합 운동으로, 하체 근력과 코어 안정, 유산소 효과까지 얻을 수 있습니다. 리듬감 있는 동작으로 깊이를 조절하면 무릎 부담을 줄이고 운동의 재미와 동기부여를 높일 수 있습니다.

5 | 푸시 프레스

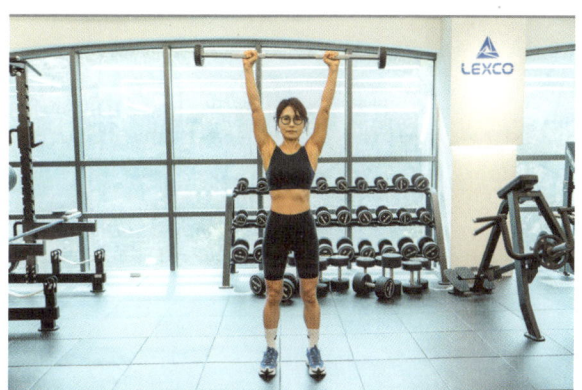

하체와 어깨를 동시에 단련하며 전신 협응력을 높이는 운동입니다. 스쿼트와 프레스를 결합해 하체·코어·어깨·팔의 연결을 익히고, 가벼운 무게로도 순발력과 근력 향상에 효과적입니다.

Q&A 잠만 잘 자도 건강해질 수 있을까?

"잠이 보약이다"라는 말이 있습니다. 그 말은 과학적으로도 맞는 이야기입니다. 잠을 자는 동안 우리 몸은 회복하고, 재생합니다. 특히 시니어에게 중요한 면역력 유지, 기억력 유지, 근육 회복, 에너지 보충 등은 수면의 질과 연관이 있습니다. 잠이 건강에 큰 영향을 끼치는 것은 분명합니다. 하지만 '좋은 수면'은 수면만으로는 완성되지 않습니다.

좋은 수면, 건강한 잠은 '적절한 운동, 균형 잡힌 영양 섭취' 이 두 가지가 함께 해야 비로소 완성됩니다. 적당한 운동은 최고의 수면 보조제입니다. 낮에 햇볕을 받으며 가볍게 걷거나, 오후에 스트레칭이나 유산소운동을 하면 멜라토닌(수면 유도 호르몬)의 분비가 원활해지고, 몸과 마음의 이완을 유도합니다. 단, 자기 직전의 격렬한 운동은 오히려 각성을 유도해 수면을 방해할 수 있습니다. 그러므로 너무 늦은 시간에 고강도 운동은 피하는 것이 좋습니다.

영양도 수면의 질에 영향을 끼칩니다. 마그네슘(근육 이완, 신경 안정), 트립토판(멜라토닌과 세로토닌의 원료), 비타민B군(수면 유도 호르몬 생성 보조)이 들어간 음식을 섭취하면 좋습니다. 바나나, 아몬드, 우유, 귀리, 호두도 숙면에 도움이 되는 음식들입니다. 반면 카페인 음료, 알코올, 달콤한 음식은 주의해야 할 음식입니다. 저녁 식사는 잠들기 최소 3시간 전에는 끝내는 것이 좋습니다.

좋은 수면은 단순히 '몇 시간을 잤느냐'가 아니라, 얼마나 깊이, 얼마나 안정적으로 잤느냐가 더 중요합니다. 낮에 운동하고, 숙면에 도움이 되는 영양소 섭취뿐 아니라, 수면 루틴도 점검이 필요합니다. 취침 전에 스마트폰 대신 독서, 호흡법, 명상, 족욕을 활용하면 좋습니다. 미리 방 조명을 어둡게 해서 멜라토닌 분비를 유도할 수도 있습니다.

'내일을 위해'가 아니라, '오늘을 잘 회복하기 위해' 잠을 자는 것, 이것이 진짜 수면의 목적입니다. 잠만 잘 자도 건강해질 수 있을까요? 잘 자려면 잘 먹고, 잘 움직여야 합니다. 그리고 그 모든 시작은 '나의 루틴'을 돌아보는 것에서 시작된다는 것을 기억하세요.

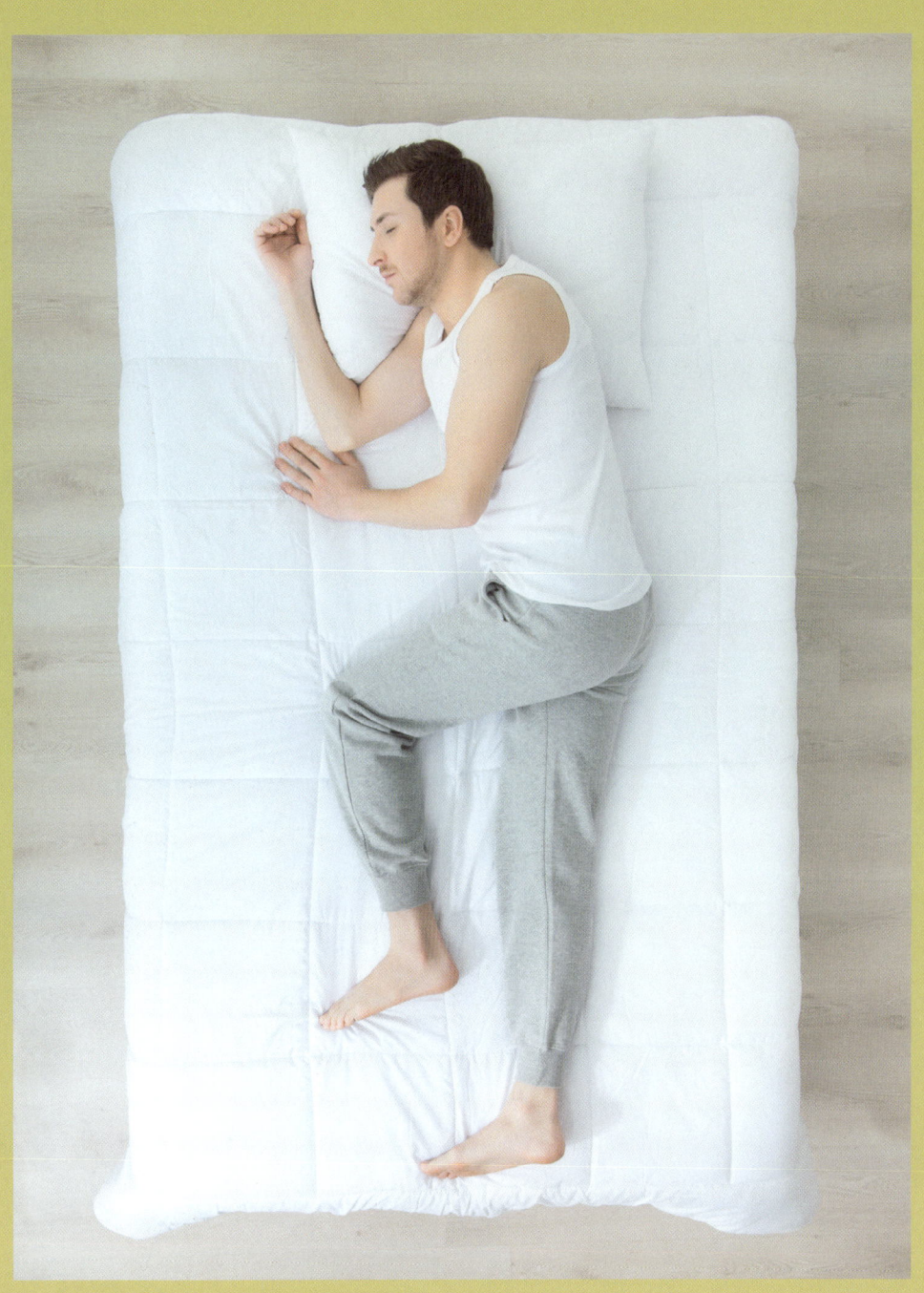

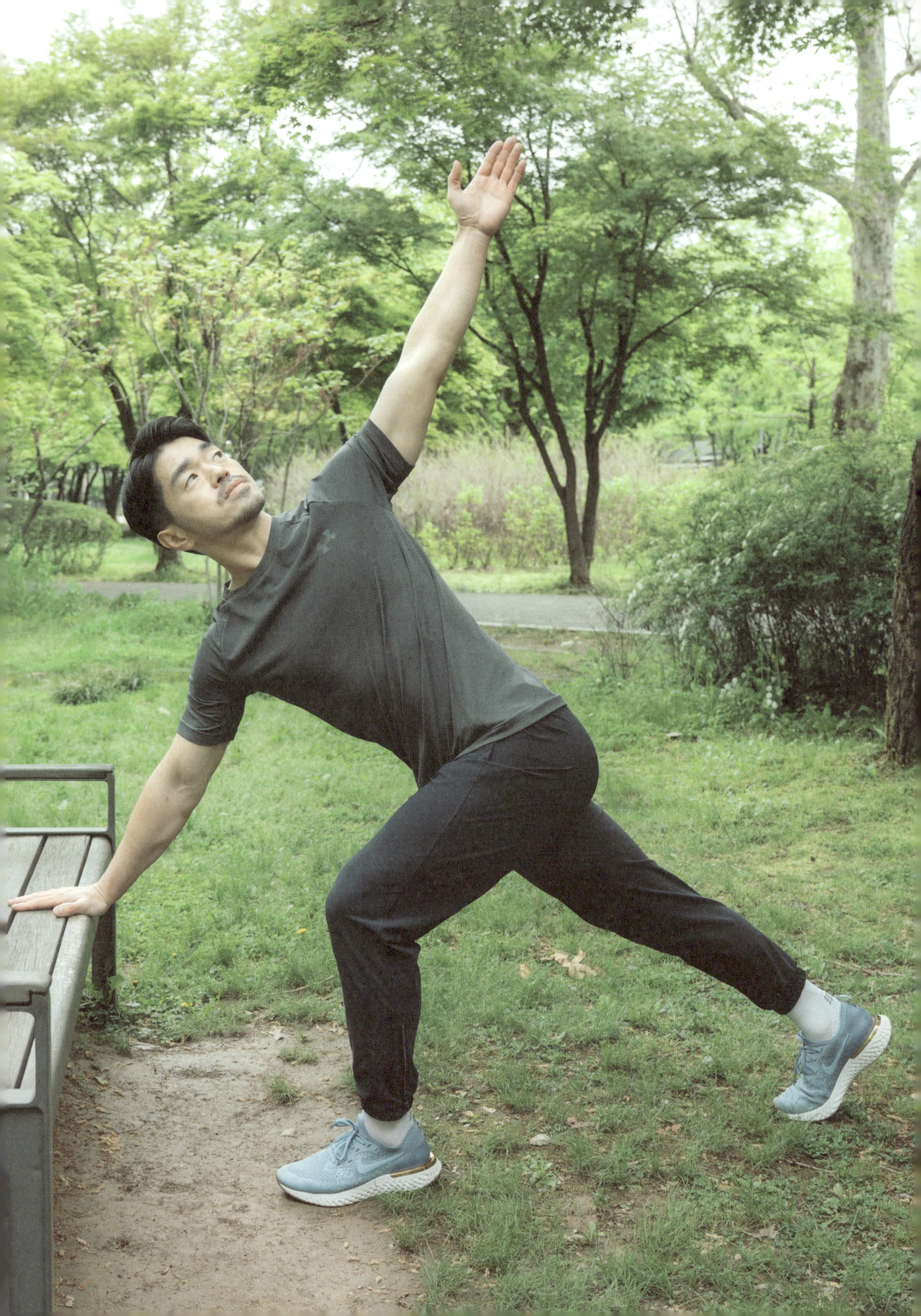

Part 6

100세 근력을 위한

추천 운동 루틴

01 | 일주일 단위 운동량 체크

"얼마나 자주, 얼마나 많이 운동해야 하나요?" 시니어들과 운동을 시작할 때 가장 많이 듣는 질문이고, 실제로 중요한 질문입니다. 특히 연령이 높아질수록 무리하지 않으면서도 건강을 지킬 수 있는 적절한 운동량을 설정하는 것이 필수입니다.

세계보건기구WHO는 65세 이상 성인을 위한 주간 운동 권장량을 중강도 유산소운동(주 150~300분) 또는 고강도 유산소운동(주 75~150분)으로 제시하고 있습니다. 여기서 '중강도'란 가볍게 말은 할 수 있지만, 노래를 부르기에는 힘들 정도의 운동 강도를 말합니다. 산책보다는 빠르고, 숨이 차오르는 가벼운 걷기, 계단 오르기처럼 일상적인 활동보다 조금 더 의식적인 운동을 의미합니다. 여기에 더해 근력운동은 주 2일 이상 하고, 주요 근육군을 대상으로 한 운동을 하는 것을 권장합니다.

하지만 실제 현장에서 운동을 지도하다 보면 이 권장 기준은 시작 단계의 시니어에게는 꽤 높게 느껴질 수 있습니다. 그래서 이 책에서는 '점진적 접근'을 제안합니다.

운동 주차	운동 빈도, 운동량
1~2주 차	주 2~3회, 10~20분씩 가볍게 시작하기
3~4주 차	주 4~5회, 회당 30분 내외로 늘리기
5주 차 이후	WHO 권장 기준인 주 150분 이상을 목표로 하기 (중간중간 쉬는 날과 회복 운동을 반드시 포함하기)

이렇게 '주간 단위'로 내 몸의 반응을 체크하면서 운동량을 조절하면, 갑작스러운 탈진이나 통증을 피할 수 있고, 꾸준히 이어갈 수 있습니다. 운동은 일회성보다 지속성이 핵심입니다. 일주일 단위로 나에게 맞는 '적당함'을 찾아가며, 내 몸과 대화하는 습관을 만들어보시기 바랍니다.

02 | 몰아서 하기 vs 나눠서 하기

운동은 꼭 매일 해야 효과가 있을까요? 최근 연구에 따르면 주 1~2회 몰아서 운동해도, 매일 운동한 사람과 비슷한 수준의 건강 효과를 얻을 수 있다는 결과가 발표되었습니다. 영국에서 9만 3천여 명을 8년간 추적한 연구에서는 주말에 몰아서 중강도 이상의 운동을 주 150분 이상 수행한 사람도, 매일 꾸준히 운동한 사람과 심혈관 질환, 암 사망률이 비슷하게 감소하는 효과를 보였다고 합니다. 즉, '주간 운동량의 총합'이 가장 중요하다는 것입니다. '몇 번 했는가'보다는 '얼마나 쌓였는가'가 건강을 좌우합니다. 매일 하지 않아도 됩니다. 중요한 것은 '누적된 시간'입니다.

그렇다면 모두 주말에 몰아서 운동해도 될까요? 꼭 그렇지는 않습니다. 운동 초보자, 특히 근육과 관절이 약해진 시니어에게는 나눠서 하는 것이 훨씬 더 안전하고 효과적입니다. 몰아서 운동하면 시간을 확보하기에는 좋지만, 근육 피로, 부상 위험, 회복 시간 부족의 단점이 있습니다. 나눠서 운동할 경우, 부담이 적고, 회복도 용이하며, 습관 형성에도 좋다는 장점이 있습니다. 일상 속에 운동을 조금씩 섞는 습관을 가지면 정신 건강, 스트레스 해소, 수면 개선에도 도움이 됩니다. 하루 10~20분 걷기, 식사 후 가벼운 체조하기, 기상 후 스트레칭과 같은 작은 실천들이 '누적된 건강'으로 이어집니다.

그리고 운동만 잘한다고 건강해지는 것은 아닙니다. '잘 먹고, 잘 쉬고, 잘 움직이는 것' 이 세 가지가 조화를 이루어야 진짜 건강입니다.

건강의 3박자	실천 방법
잘 먹기	단백질 충분히 섭취하기 (체중 1kg당 0.8~1.6g 이상) 너무 절식하지 않기, 운동 후 단백질 보충하기 하루 세 끼를 골고루 먹기
잘 쉬기	7시간 이상의 깊은 수면 확보하기 조명은 어둡게, 스마트폰 멀리하기 산책이나 스트레칭으로 스트레스 관리하기
잘 움직이기	강도보다는 정확한 자세가 중요 매일 조금씩, 자주 하기 내 몸 상태에 맞는 루틴 선택하기

그리고 앞서 운동을 몰아서 해도 된다고 설명해 드렸지만, 그렇다고 절대 시험 준비처럼 단기간 몰아서 한다고 효과가 나는 것이 아닙니다. 나의 생활에 맞춰, 내가 할 수 있는 만큼 꾸준히, 지속적으로 하는 것이 중요합니다. 이 책이 제안하는 추천 루틴들은 바로 그런 작은 실천들을 위해 구성되어 있습니다. 다음 장부터는 스트레칭, 유연성, 균형감각, 유산소, 근력운동의 루틴 예시를 제시합니다. 이제, 내 몸에 맞는 나만의 루틴을 만들어보시기를 바랍니다.

03 상황별 스트레칭 루틴

스트레칭은 멈춰 있는 몸을 다시 움직이게 만드는 일입니다. 하루 5분, 잠깐이라도 내 몸에 집중해서 멈춰 있던 몸을 부드럽게 깨워봅시다. 어떤 상황에 있던지, 일상 속 5분을 활용해서 쉬운 동작들로 건강한 습관을 만들어갈 수 있습니다. 아침에 일어나거나 잠자기 전에, 의자에 앉아서 할 수 있는 운동 전, 운동 후 스트레칭을 소개합니다.

각 루틴은 앞에서 익혔던 동작들로 구성되어 있어서 부담 없이 익숙하게 따라 할 수 있습니다. 하루 중 한 가지 루틴만 해도 좋고, 아침과 저녁에 2번 나누어 해도 좋습니다. 특히 운동 전·후 루틴은 Part 5에서 소개하는 다양한 기구운동과 연계하면 효과가 더욱 커집니다. 나의 하루에 맞는 루틴을 골라 '5분의 기적'을 직접 경험해 보시기 바랍니다.

1. 아침을 깨우는 5분 스트레칭(동적 위주)

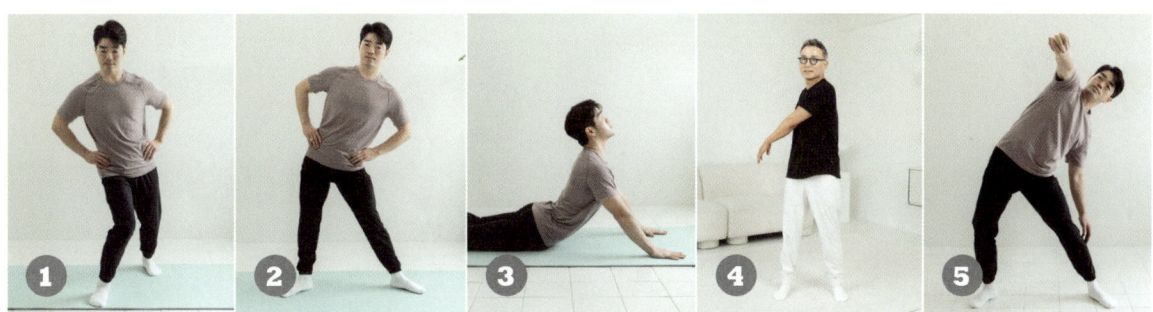

1. **Part 2-9**   무릎 스트레칭 : 무릎 돌리기 / 정방향, 반대방향 각 5회
2. **Part 2-5**   고관절 스트레칭 : 고관절 회전하기 / 정방향, 반대방향 각 5회
3. **Part 2-8**   요추 스트레칭 : 허리 들어 올리기 / 5초, 5회
4. **Part 3-3**   기본 스트레칭 : 팔 흔들기 / 좌우 10회, 위아래 10회
5. **Part 2-13**   전신 스트레칭 : 피겨 에잇 / 좌우 각 5회

2. 잠자기 전 5분 스트레칭(정적 위주)

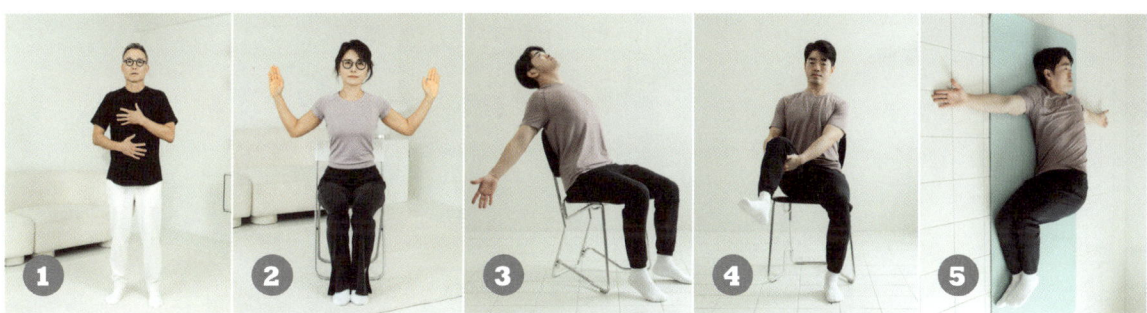

1. **Part 3-2**   숨쉬기 운동 : 5-5-5 호흡법 / 5회
2. **Part 3-4**   앉아서 하는 상체 운동 : 팔꿈치 모았다 펼치기 / 5회
3. **Part 2-8**   요추 스트레칭 : 의자에 앉아서 뒤로 젖히기 / 5초 5회
4. **Part 2-9**   무릎 스트레칭 : 앉아서 무릎 돌리기 1단계 / 정방향, 반대방향 각 10회
5. **Part 2-6**   흉추 스트레칭 : 누워서 흉추 회전하기 / 좌우 5초, 5회

3. 의자에 앉아서 하는 5분 스트레칭(낮 시간 / 사무실에서, 집에서)

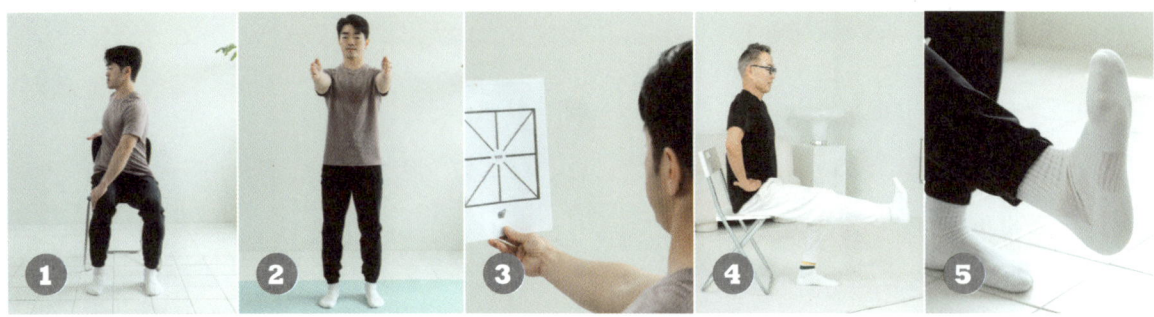

1. Part 2-6   흉추 스트레칭 : 흉추 회전하기 / 좌우 1회
2. Part 2-4   견관절 스트레칭 : 견관절 회전하기 / 정방향, 반대방향 10회
3. Part 2-7   경추 스트레칭 : 경추 회전하기 / 8가지 방향, 5회
4. Part 3-6   앉아서 하는 하체 운동 : 무릎 펴기 / 좌우 10회
5. Part 2-10   발목 스트레칭 : 발목 엑셀 밟기 / 좌우 10회

4. 운동 전 5분 스트레칭(동적, 준비운동)

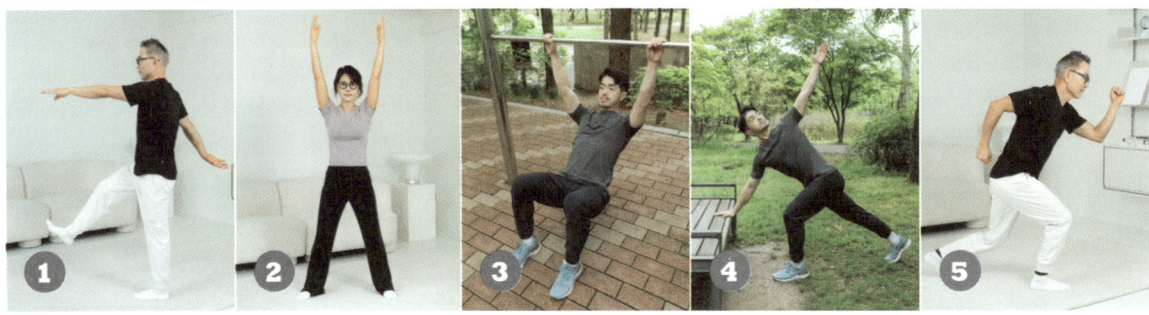

1. Part 3-3   기본 스트레칭 : 다리 스윙 / 앞뒤, 좌우 각 10회
2. Part 3-21   유산소운동 : 발 벌려 걷기 / 20회
3. Part 4-15   철봉 운동 : 숄더 패킹 / 10회
4. Part 4-12   벤치 운동 : 리버스 런지 / 좌우 10회
5. Part 3-20   유산소운동 : 런지 달리기 / 각 10회

5. 운동 마무리 5분 스트레칭(정적 위주)

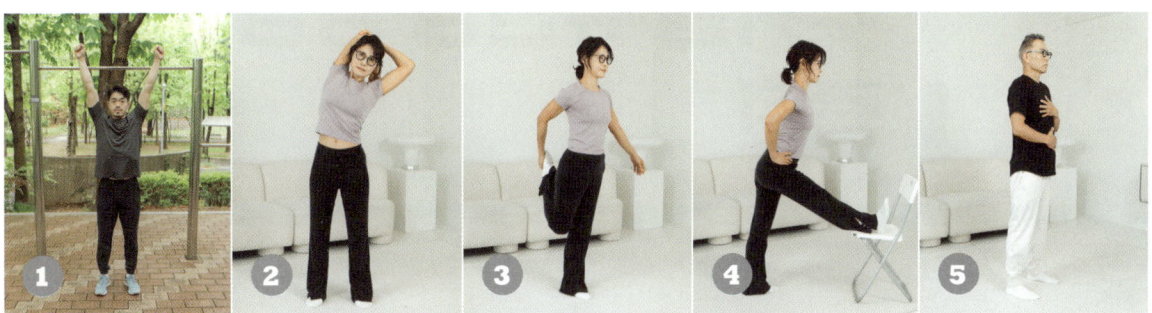

1. **Part 4-15**   철봉 운동 : 맨몸 숄더 패킹 / 10초 3회
2. **Part 3-3**   기본 스트레칭 : 옆구리 스트레칭 / 좌우 3회
3. **Part 3-3**   기본 스트레칭 : 허벅지 앞 근육 늘리기 / 좌우 3회
4. **Part 3-3**   기본 스트레칭 : 햄스트링 스트레칭 / 좌우 5회
5. **Part 3-2**   숨쉬기 운동 : 복식 호흡 / 5회

04 | 부위별 유연성 향상 루틴

나이가 들수록 유연성은 서서히 감소합니다. 단순히 근육을 늘리는 것만으로는 유연성 향상에 도움이 되지 않습니다. 시니어에게 필요한 유연성은 일상 속의 움직임을 부드럽게 이어주는 관절의 기능이 중요합니다. 특히 신체의 큰 축인 척추(흉추), 어깨(견관절), 엉덩이(고관절)는 유연성 저하, 통증의 중심이 되는 부위이기 때문에 반드시 다뤄야 하는 부위입니다.

유연성 향상 루틴은 중요 관절들의 가동 범위를 확보하고, 전신 움직임의 협응력을 회복하기 위한 동작들입니다. 이 루틴을 하루에 한 번, 혹은 틈날 때마다 1~2개 동작을 스낵 운동처럼 활용하면 됩니다. 그리고 스트레칭을 한다는 생각보다는, 움직임을 훈련한다고 접근하면 전체적인 움직임이 서서히 자연스러워질 것입니다. 내 몸의 관절이 얼마나 부드럽게 회전하고, 굽히고, 펴질 수 있는지 확인하며 유연성 회복을 시작해 봅시다.

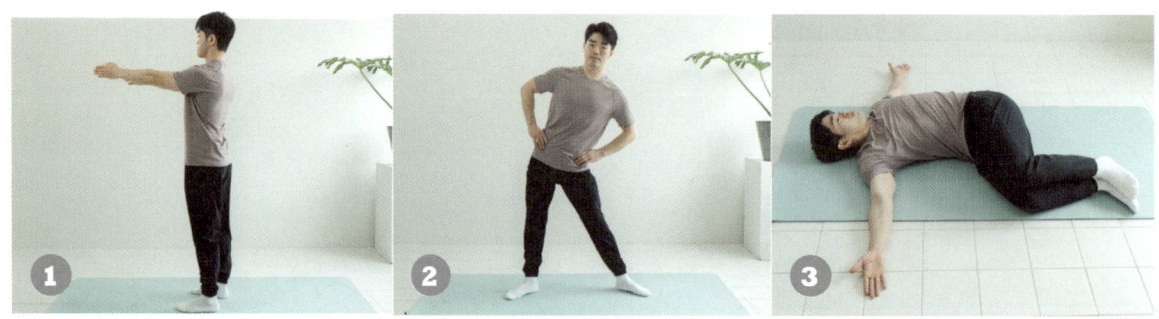

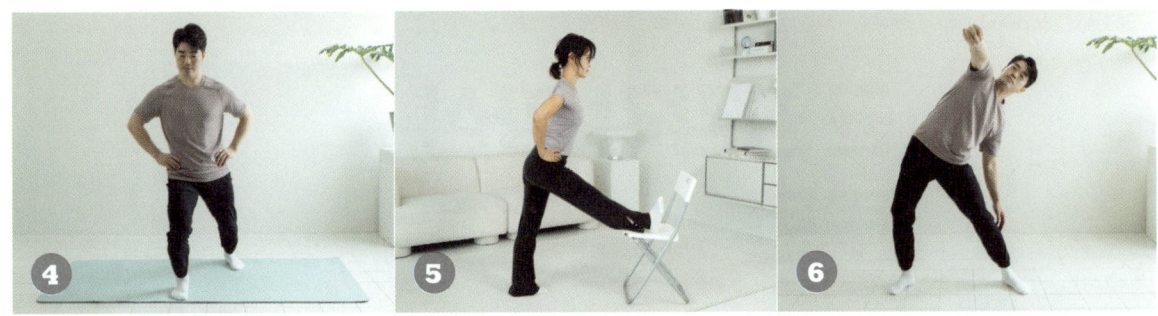

1. **Part 2-4** 견관절 스트레칭 : 견관절 회전하기
2. **Part 2-5** 고관절 스트레칭 : 고관절 회전하기
3. **Part 2-6** 흉추 스트레칭 : 누워서 흉추 회전하기
4. **Part 2-9** 무릎 스트레칭 : 런지 자세에서 무릎 회전하기
5. **Part 3-3** 기본 스트레칭 : 햄스트링 스트레칭
6. **Part 2-13** 전신 스트레칭 : 피겨 에잇

05 균형감각 향상 루틴

균형감각은 나이에 따라 가장 빠르게 저하되는 기능 중 하나입니다. 눈, 귀, 발바닥, 관절, 근육, 뇌까지 모두 동시에 협응해야 유지되는 능력입니다. 균형감각이 무너지면 걷는 동안 몸이 흔들리는 느낌이 들고, 넘어지기도 하고, 낙상 사고로 이어집니다. 또한 계단이나 길에서 심리적으로 자신감이 떨어지고 두려움을 불러일으키게 됩니다. 균형을 되찾는 것은 넘어지지 않는 것을 넘어, '당당하게 한 걸음 내딛는 힘'을 회복시켜 줍니다. 균형감각 향상 루틴은 신체 중심을 회복하는 것, 발바닥부터 몸통까지의 감각 연결을 회복하는 데 중점을 둡니다. 그리고 단순히 '서 있기'보다는 시선, 동작, 무게중심 이동을 활용한 훈련들입니다. 운동 난이도는 쉬운 것부터 어려운 것까지 단계적으로 구성되어 있으니 컨디션에 맞춰 진행하면 됩니다. 단, 주의할 점은 넘어질 위험을 줄이기 위해 벽이나 의자, 손잡이 등을 가까이 두고 진행해야 한다는 것입니다.

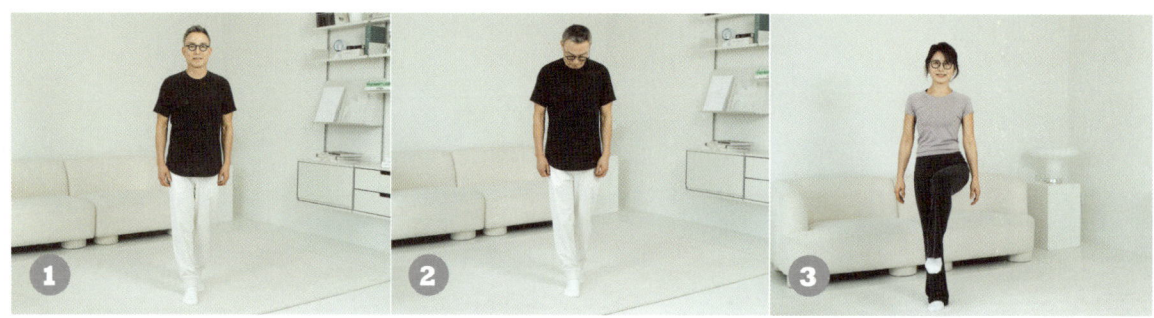

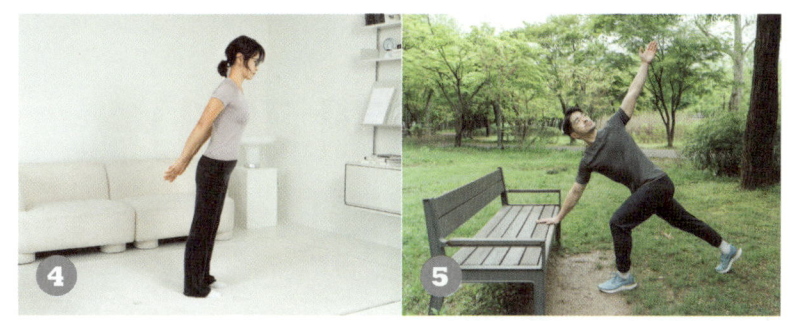

1. **Part 3-15** 균형감각 운동 : 일자 서기
2. **Part 3-15** 균형감각 운동 : 일자 서기
   + **Part 2-7** 경추 스트레칭 : 경추 회전하기
3. **Part 3-16** 균형감각 운동 : 옆으로 걸어 무릎 올리기
4. **Part 3-18** 코어 운동 : 마이클 잭슨
5. **Part 4-12** 벤치 운동 : 리버스 런지

06 | 유산소(심폐 강화) 모듈형 루틴

유산소운동은 짧은 시간을 활용해서 가볍게, 쉽게 시작할 수 있는 운동입니다. 호흡을 정돈하며 몸을 깨우는 저강도 루틴부터, 땀을 살짝 흘리며 심폐를 자극하는 루틴까지 제안해 드립니다.

집에서 하는 홈트레이닝과 헬스장 루틴으로 나누어 제안한 '모듈'들은 상황과 체력에 따라 자율적으로 조합할 수 있습니다. 그리고 스트레칭, 근력운동 모듈과도 연결하여 사용할 수 있습니다. 매일 1~2개의 모듈을 부담 없이 실천하다 보면 심장과 폐, 그리고 일상에 강한 활력을 불어넣어 줄 수 있습니다.

홈트레이닝

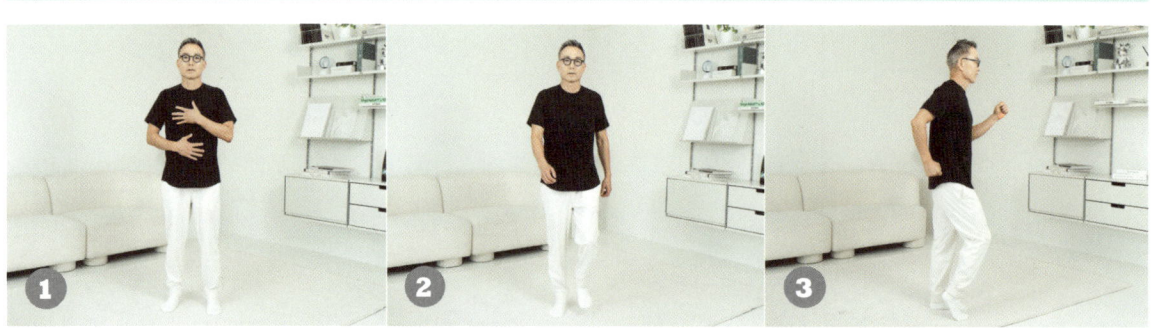

모듈1　1. Part 3-2　숨쉬기 운동 : 5-5-5 호흡법

2. Part 3-2　　　숨쉬기 운동 : 걷기와 함께 하는 호흡법

3. Part 3-20　　유산소운동 : 제자리 달리기

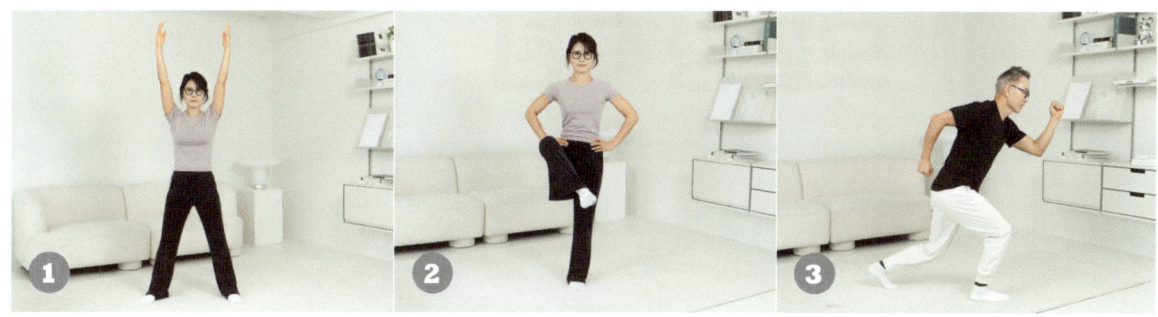

모듈2　1. Part 3-21　　유산소운동 : 발 벌려 걷기

　　　2. Part 3-13　　서서 하는 하체 운동 : 제기차기

　　　3. Part 3-20　　유산소운동 : 런지 달리기

헬스장

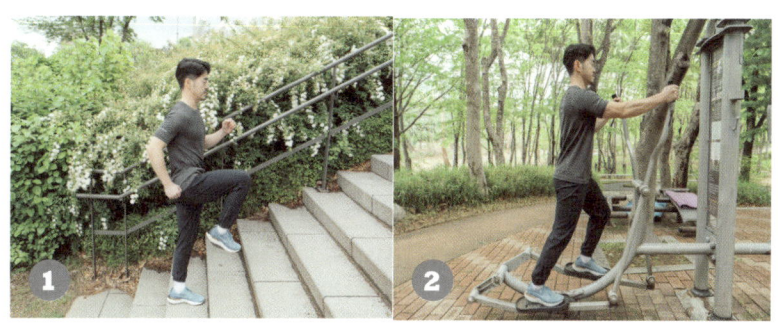

모듈1　1. Part 4-13　　계단 운동 : 니업 (계단 대신 헬스장의 스텝박스 활용)

　　　2. Part 4-8　　 야외 기구운동 : 타원형 걷기

　　　3. 러닝머신(트레드밀) 경사 걷기

모듈2　1. 싸이클

　　　2. 스텝밀(천국의 계단)

　　　3. 러닝머신 인터벌(1분 걷기 + 30초 빠른 걷기 or 조깅 반복)

07 | 근력(상체, 하체, 전신 + 코어) 모듈형 루틴

근력운동은 반드시 긴 시간과 복잡한 루틴이 필요한 것이 아닙니다. 상체, 하체, 전신·코어를 중심으로 부담 없지만 유의미한 '모듈'을 제안해 드립니다. 여러분은 이 모듈들을 마치 레고 블록처럼 하루 2조각씩만 조합하여 일주일 루틴으로 확장하거나, 원하는 부위만 골라 집중 루틴으로 만들어 사용할 수 있습니다.

특히 홈트레이닝 모듈은 수건, 물병, 의자 등 일상 속의 도구로 쉽게 접근할 수 있습니다. 또한 헬스장 모듈도 머신, 케이블, 프리웨이트까지 다양한 강도로 설계해 두었으므로 실전에 쉽게 적용할 수 있습니다. 운동의 시작을 가볍고 똑똑하게 오늘부터 바로 실행해 보시기 바랍니다.

- 예시 1.
  헬스장 상체 모듈 1개씩 + 전신·코어 모듈 1개 번갈아 → 총 4일 루틴 완성
- 예시 2.
  하체 모듈 3개 + 유산소 모듈 1개 → 하체 집중 루틴으로 활용

홈트레이닝 I 상체2+하체2+전신·코어2=총 6모듈

상체 모듈1 기초적이고 부담없는 밀고 당기기

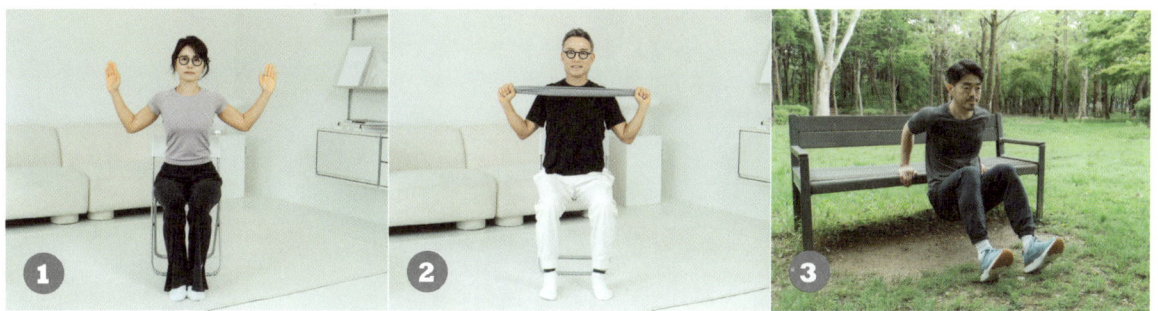

1. **Part 3-4** 앉아서 하는 상체 운동 : 팔꿈치 모았다 펼치기
2. **Part 3-8** 앉아서 하는 수건 운동 : 턱걸이
3. **Part 4-11** 벤치 운동 : 거꾸로 팔 굽혀 펴기

상체 모듈2 덤벨 대신 물병 활용, 어깨와 삼두+등 자극

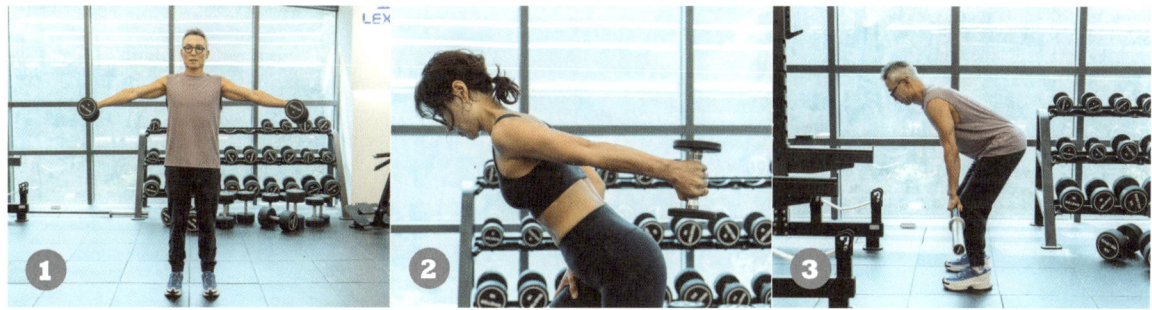

1. **Part 5-19** 덤벨 운동 : 사이드&프론트 레이즈
2. **Part 5-20** 덤벨 운동 : 덤벨 킥백
3. **Part 5-22** 바벨 운동 : 바벨 로우

하체 모듈1 의자 기반으로 안전성 확보 + 근력 강화

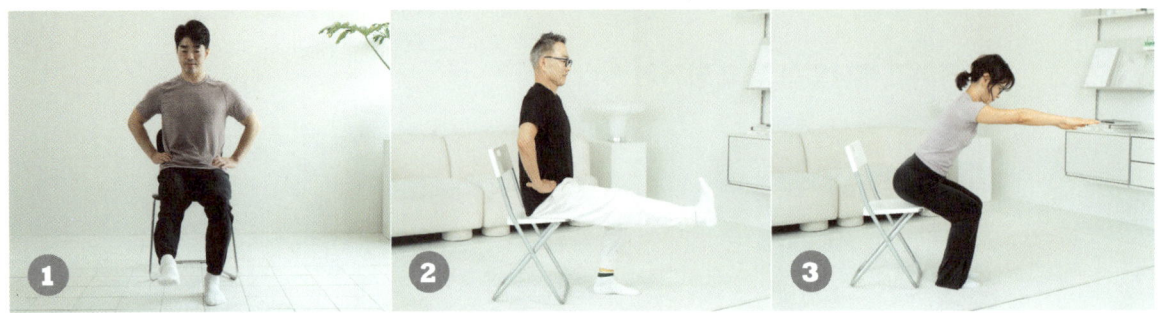

1. **Part 2-10**   발목 스트레칭 : 발목 엑셀 밟기 & 회전하기
2. **Part 3-6**   앉아서 하는 하체 운동 : 무릎 펴기
3. **Part 3-7**   앉아서 하는 하체 운동 : 힙힌지 스쿼트

하체 모듈2 고관절 안정화 및 밸런스 향상용 동작

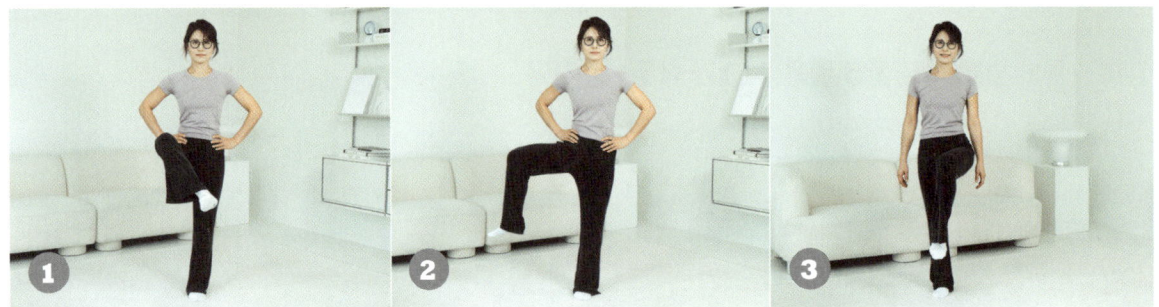

1. **Part 3-13**   서서 하는 하체 운동 : 제기차기
2. **Part 3-14**   서서 하는 하체 운동 : 고관절 열기
3. **Part 3-16**   균형감각 운동 : 옆으로 걸어 무릎 올리기

전신·코어 모듈1 몸통 움직임과 호흡 연계, 코어 자극 중심

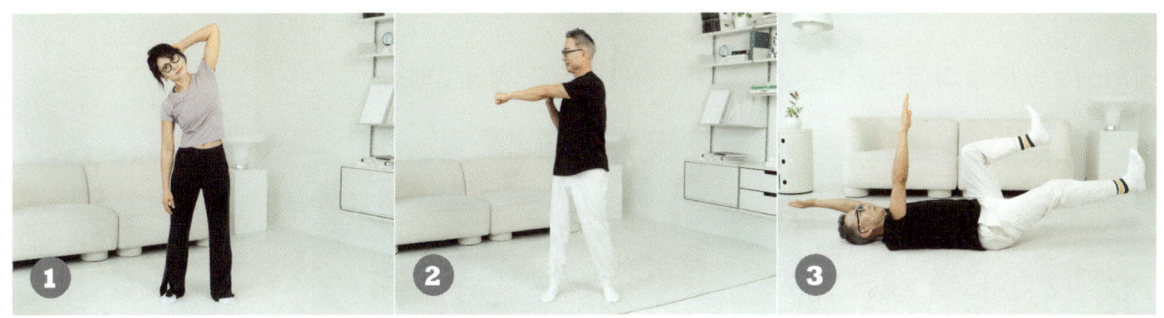

1. **Part 3-10**   서서 하는 상체 운동 : 옆으로 구부리기
2. **Part 3-11**   서서 하는 상체 운동 : 옆으로 치기
3. **Part 3-19**   코어 운동 : 데드벅

전신·코어 모듈2 응용형 동작으로 상·하체 협응

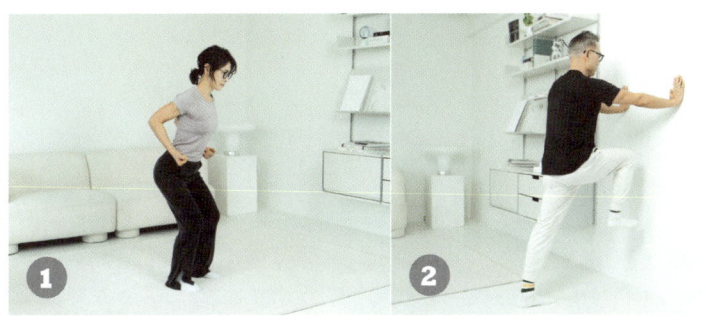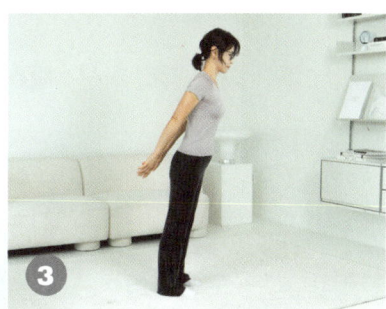

1. **Part 3-12**   서서 하는 상체 운동 : 노 젓기
2. **Part 3-17**   코어 운동 : 벽 밀며 무릎 올리기
3. **Part 3-18**   코어 운동 : 마이클 잭슨

헬스장 I 상체4+하체3+전신·코어1=총 8모듈

상체 모듈1 등 & 어깨 기본 머신 (랫 풀다운, 시티드 로우, 숄더 프레스)

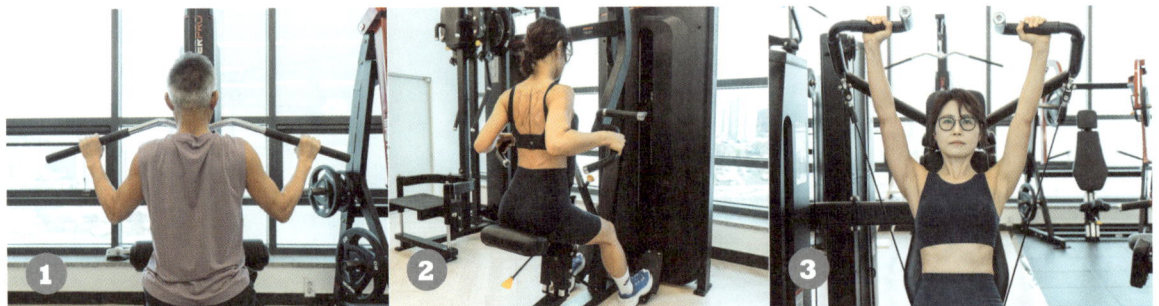

1. **Part 5-5**   등 기구운동 : 랫 풀다운
2. **Part 5-6**   등 기구운동 : 시티드 로우
3. **Part 5-14**   어깨 기구운동 : 숄더 프레스

상체 모듈2 가슴 강화 머신 : 체스트 안정성 + 전면부 강화

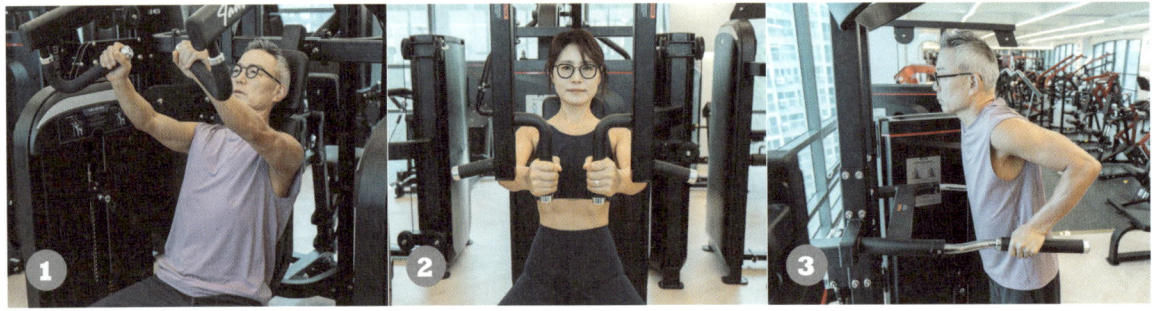

1. **Part 5-12**   가슴 기구운동 : 체스트 프레스
2. **Part 5-13**   가슴 기구운동 : 펙 덱 플라이
3. **Part 5 추가운동**   가슴 기구운동 : 딥스 또는 팔굽혀 펴기

상체 모듈3 팔 운동 집중 조각 (컬+푸시다운) : 근지구력+팔 슈퍼세트

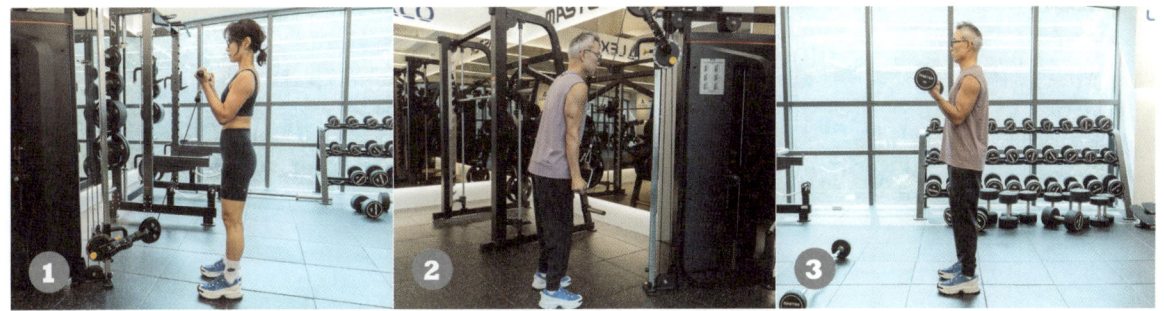

1. **Part 5-15**   팔 기구운동 : 케이블 컬
2. **Part 5-16**   팔 기구운동 : 푸시다운
3. **Part 5-23**   바벨 운동 : 바벨 컬

상체 모듈4 어깨 디테일 조각 (측면, 전면, 삼두) : 상체 실루엣 모듈

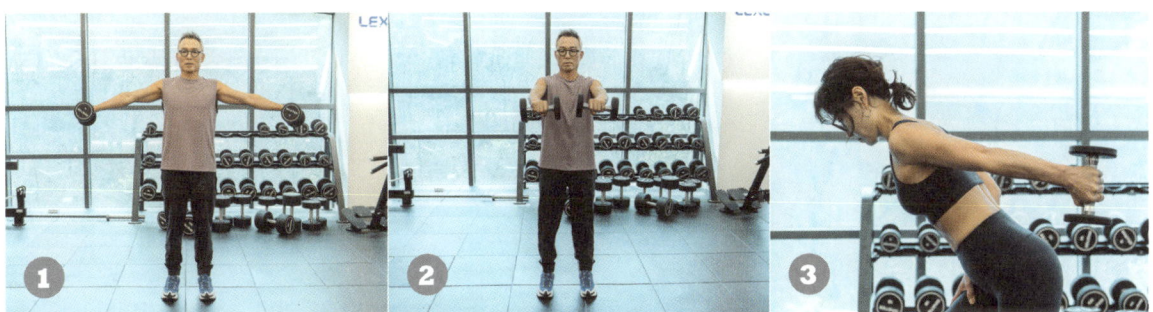

1. **Part 5-19**   덤벨 운동 : 사이드 레터럴 레이즈
2. **Part 5-19**   덤벨 운동 : 프론트 레이즈
3. **Part 5-20**   덤벨 운동 : 덤벨 킥백

하체 모듈1 무릎 부담 적은 고립 루틴 : 입문자, 재활, 여성 등

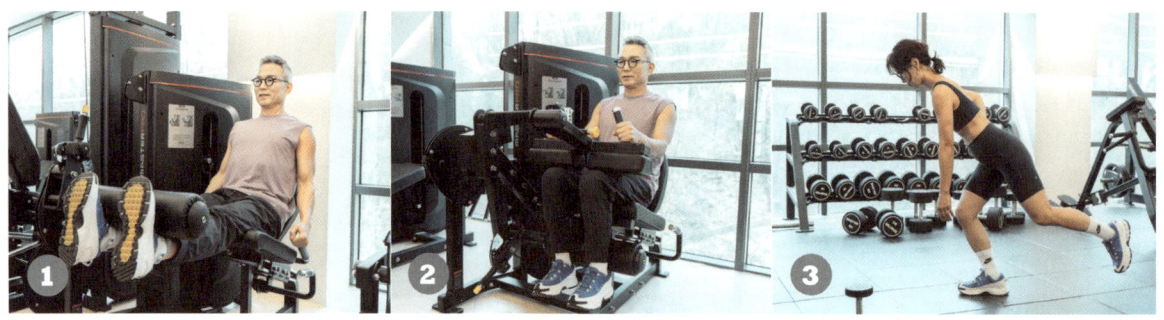

1. **Part 5-7**   하체 기구운동 : 레그 익스텐션
2. **Part 5-8**   하체 기구운동 : 레그 컬
3. **Part 5-18**   덤벨 운동 : 싱글 레그 데드리프트

하체 모듈2 내·외전과 레그 프레스 중심 : 골반/허벅지 안정화

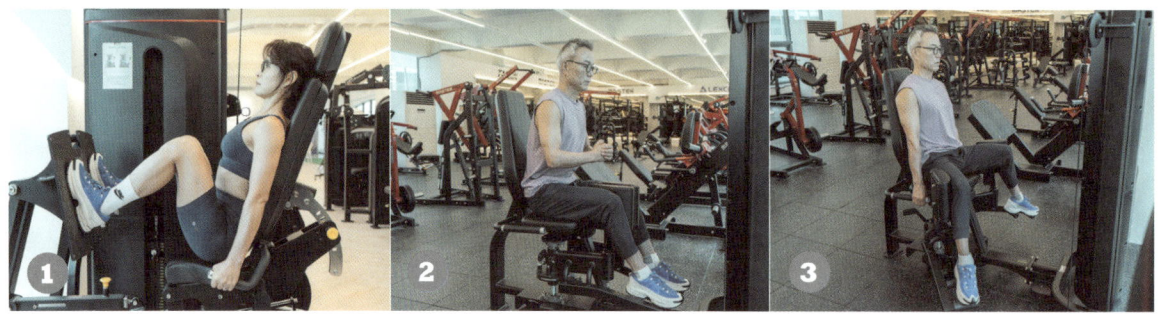

1. **Part 5-9**   하체 기구운동 : 레그 프레스
2. **Part 5-10**   하체&엉덩이 기구운동 : 이너 타이
3. **Part 5-10**   하체&엉덩이 기구운동 : 아웃터 타이

하체 모듈3 스쿼트, 힙강화 : 둔근·하체 파워 강화

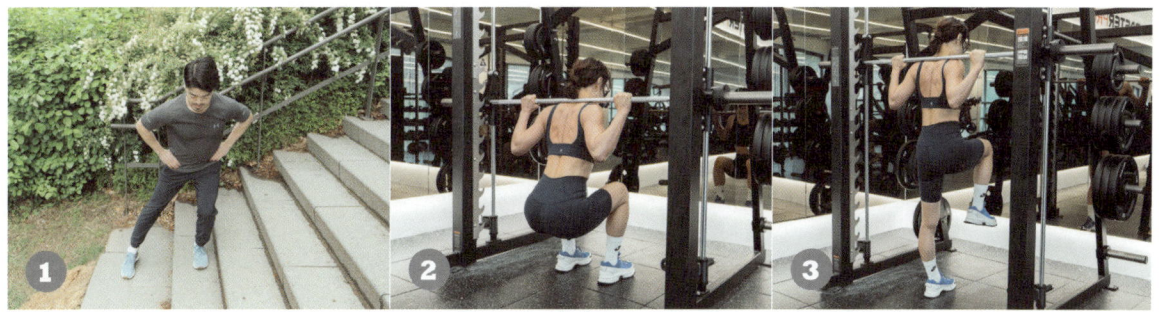

1. **Part 4-14**   계단 운동 : 사이드 스텝업 또는 스텝 박스
2. **Part 5-11**   하체&엉덩이 기구운동 : 스미스 스쿼트
3. **Part 5-11**   하체&엉덩이 기구운동 : 스미스 스플릿 스쿼트

전신·코어 모듈1 어시스트 풀업 + 루마니안 데드리프트 + 바벨 로우 : 등 운동+몸통 안정

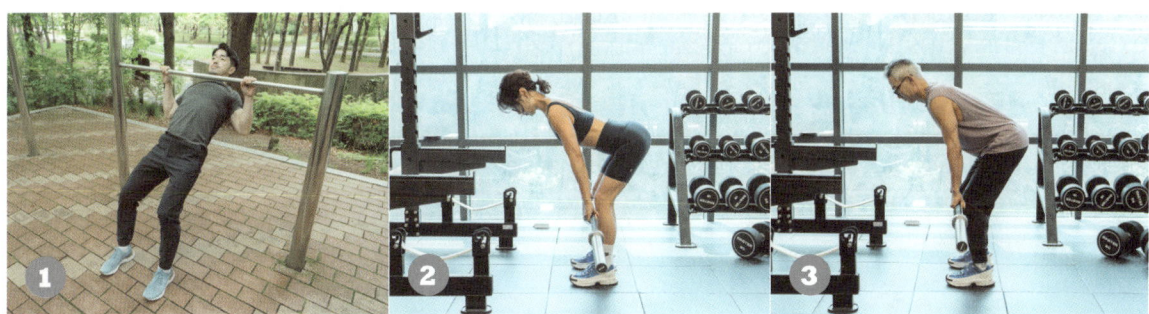

1. **Part 4-16**   철봉 운동 : 어시스트 풀업
2. **Part 5-21**   바벨 운동 : 루마니안 데드리프트
3. **Part 5-22**   바벨 운동 : 바벨 로우

Q&A 단백질 보충제에 대한 이해

"단백질 보충제를 먹으면 근육이 빨리 커지나요?", "보충제는 근육이 커지는 약인데 부작용은 없나요?" 이런 질문은 단백질 보충제에 대해 많은 사람이 가지고 있는 공통적인 의문입니다. 하나씩 사실을 설명해 드릴 예정이지만, 중요한 것은 단백질 보충제만 먹어서는 근육이 자동으로 증가하지 않습니다. 운동을 하고, 적절한 양을 먹고, 충분한 휴식이 조화를 이루어야 보충제의 효과가 발휘됩니다.

연구에 따르면 단백질 섭취는 근육 합성을 촉진합니다. 특히 운동 후 근육 회복을 도와서 근육량 감소를 예방하는 데 효과적입니다. 그래서 근육 유지가 어려운 시니어에게도 단백질 섭취는 필수적입니다. 일반적으로 체중 1kg당 0.8~1.6g의 단백질을 섭취하는 것이 적당합니다. 예를 들어, 체중이 60kg인 사람은 하루에 약 48~96g의 단백질을 섭취하는 것이 적합합니다. 매 끼니 20~30g의 단백질 섭취가 권장되고, 식사를 통해 단백질을 섭취하는 것이 가장 좋습니다. 다양한 식품군에서 단백질을 골고루 섭취하면 몸에 필요한 다른 영양소도 함께 섭취할 수 있기 때문입니다.

대표적인 식품의 단백질 함량			
식품	단백질 함량	식품	단백질 함량
삶은 계란 1개	약 6g	현미밥 150g	약 4.5g
닭가슴살 100g	약 31g	플레인 요거트 100g	약 4g
쌀밥 150g	약 3.75g	아몬드 10개	약 2g
소불고기 100g	약 26g	두유 200ml	약 7g

| 단백질을 포함한 하루 식단 예시 |

구분	식단 예시	단백질 함량
아침	삶은 계란 2개 (12g) + 두유 200ml (7g)	약 19g
점심	쌀밥 150g (3.75g) + 닭가슴살 100g (31g)	약 35g
저녁	현미밥 150g (4.5g) + 소고기 불고기 100g (26g)	약 30g
하루 총합		약 84g

하지만 일상적인 식사에서 충분한 단백질을 섭취하기 어려운 경우에는 단백질 보충제를 활용하는 것이 좋은 방법이 될 수 있습니다. 다만 보충제는 식사를 대신하는 것이 아니라, 부족한 단백질량을 보충하는 용도로 사용해야 합니다. 단백질 보충제를 활용하는 팁은 근력운동(저항 운동) 직후 30분~1시간 이내에 섭취하는 것입니다. 혹은 아침이나 간식 대용으로 활용하여 단백질 섭취량을 보완할 수 있습니다.

● **단백질 보충제를 먹으면 근육이 빨리 커지나요?**
→ 단백질 보충제는 근육을 키우는 '약'이 아닙니다. 운동과 함께 적절히 섭취해야 근육 합성과 회복에 도움을 줄 수 있습니다.

● **보충제는 근육이 커지는 약인데 부작용은 없나요?**
→ 단백질 보충제는 식품으로 분류되지만, 과도한 섭취는 신장에 부담을 줄 수 있습니다. 특히 신장질환이나 특정 약물을 복용 중인 경우, 의료 전문가와 상담 후 섭취해야 합니다.

● **보충제는 건강한 사람이라면 누구나 먹어도 되나요?**
→ 건강한 사람도 과다 섭취 시, 체내에서 지방으로 저장되거나 소화 불편, 탈수 등의 문제가 생길 수 있습니다.

단백질 보충제는 운동 후, 회복과 근육 유지에 도움이 되는 유용한 보조제입니다. 그러나 식품을 통한 단백질 섭취가 항상 우선이라는 것을 잊으면 안 됩니다. 보충제는 말 그대로 부족한 부분을 보충하는 용도로만 사용하는 것이 중요합니다. 과도한 기대나 잘못된 사용은 부작용을 초래할 수 있으므로, 개인의 체중, 활동량, 건강 상태에 맞는 적절한 섭취를 권장합니다.

100세
근력

도움 주신 분들
* 장소 지원 협조 : 렉스코

기적의 저속노화 근력운동 프로그램
100세 근력

1판 1쇄 발행 2025년 11월 26일
1판 2쇄 발행 2025년 12월 15일

지은이 이금호
펴낸이 고병욱

펴낸곳 청림출판(주)
등록 제2023-000081호

본사 04799 서울시 성동구 아차산로17길 49 1010호 청림출판(주)
제2사옥 10881 경기도 파주시 회동길 173 청림아트스페이스
전화 02-546-4341 **팩스** 02-546-8053

홈페이지 www.chungrim.com **이메일** life@chungrim.com
인스타그램 @ch_daily_mom **블로그** blog.naver.com/chungrimlife
페이스북 www.facebook.com/chungrimlife

ⓒ 이금호, 2025

ISBN 979-11-93842-53-9 14590

※ 이 책은 저작권법에 따라 보호를 받는 저작물이므로 무단 전재와 무단 복제를 금합니다.
※ 책값은 뒤표지에 있습니다. 잘못된 책은 구입하신 서점에서 바꾸어 드립니다.
※ 청림Life는 청림출판(주)의 실용 분야 브랜드입니다.